Dicas para otimização da imagem dúplex colorida

Passos para a otimização da imagem

Imagem do modo B
- Passo 1 Angular a sonda em relação ao eixo do vaso
- Passo 2 Colocar apenas uma zona de foco no centro do lúmen do vaso
- Passo 3 Definir o ganho do modo B para um nível baixo

Imagem de fluxo colorido
- Passo 4 Usar a direção do feixe para melhorar o ângulo feixe-vaso (angulado distante de 90°, ver p. 8)
- Passo 5 Ajustar FRP para a velocidade de fluxo predominante
- Passo 6 Aumentar o ganho de cor até a ocorrência de fluorescência, abaixando o ganho em seguida, até que os sinais de cor fiquem confinados ao lúmen do vaso (sem *pixels* de cor extravasculares)

Espectro Doppler
- Passo 7 Posicionar o volume da amostragem (VA) no centro do vaso e definir o tamanho de VA em metade a 2/3 do diâmetro luminar
- Passo 8 Ajustar o nível da linha de base para componentes do espectro acima ou abaixo dessa linha, para eliminar o corte do traçado de onda no topo ou embaixo
- Passo 9 Ajustar a faixa de velocidade (FRP$_{DP}$). Caso ainda ocorra o fenômeno de *aliasing*:
  Traço Doppler muito curto => FRP$_{DP}$ ↓ => para expandir o traço verticalmente
  Traço Doppler muito alto => FRP$_{DP}$ ↑ => para comprimir o traço verticalmente
- Passo 10 Ajustar o ganho de DP para obter uma boa proporção de contraste-ruído: Tentar obter fundo escuro sem *pixels* de ruído, mas não definir o ganho baixo demais (para detecção automática da curva do envelope)
- Passo 11 Lembrar-se de inserir o ângulo de insonação!

Formas de compensar o aliasing

- Aumentar a FRP
- Se a FRP máxima já estiver selecionada:
- Procurar colocar a imagem em uma profundidade menor
- Modificar a linha de base (isto pode dobrar a amplitude das frequências detectáveis)
- Usar um transdutor de menor frequência
- Aumentar o ângulo α do feixe (dentro de limites, uma vez que isto aumenta a amplitude de erro)

Extraído de *Doppler Colorido – Manual Prático de Ensino*
ed. Matthias Hofer
© 2013 by Livraria e Editora Revinter Ltda.
ISBN 978-85-372-0512-9

REVINTER

Sonografia dúplex colorida em obstetrícia

Valores normais de IP na artéria uterina
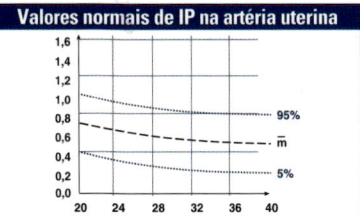

Valores normais de IR na artéria uterina
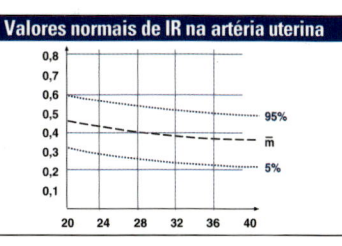

Valores normais de IP na artéria umbilical
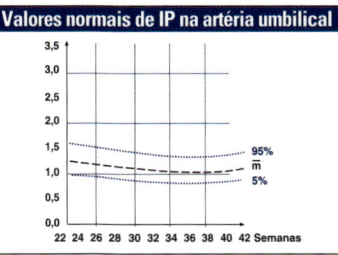

Valores normais de IR na artéria umbilical
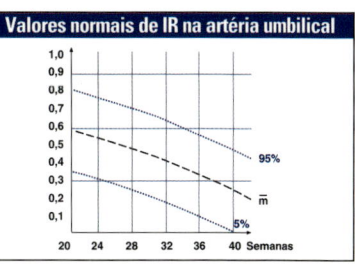

Valores normais de IP na aorta fetal
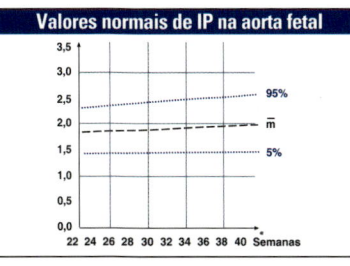

Valores normais de IR na aorta fetal
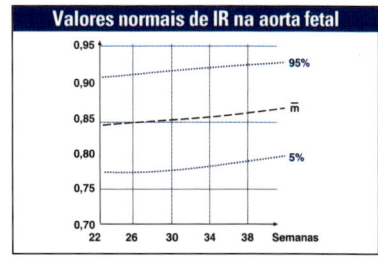

Valores normais na aorta fetal

Velocidade sistólica de pico (VSP)	Valores médios ($\overline{m}$)	Amplitude ($\overline{m} \pm 2$ DP)
25 semanas de gestação	80 cm/s	65-95 cm/s
37 semanas de gestação	100 cm/s	80-130 cm/s
> 39 semanas de gestação	90 cm/s	90-115 cm/s

Checagem das veias periféricas

Checagem para IVC
1. A insuficiência venosa está presente?
2. Quais são os limites distal e proximal da insuficiência venosa?
3. Existe uma junção safeno-femoral ou safeno-poplítea anômala?
4. O sistema venoso profundo está patente e competente?

Checagem para TVP
1. Existe trombose?
2. Qual é a extensão da trombose?
3. Qual é a idade da trombose?
4. O trombo está aderente à parede do vaso?
5. Qual é a causa da trombose?

Diagnóstico diferencial dos linfonodos

Características da linfadenite aguda
Forma ovalada (razão M/T > 2)
Córtex ligeiramente hipoecoico
Eco hilar central
Margens definidas
Hipervascularização
Vaso hilar central
IR intranodal < 0,8

Características da linfadenite crônica
Forma ovalada (razão M/T > 2)
Córtex ligeiramente hipoecoico
Eco hilar central
Margens definidas
Sem vascularização detectável

Características do linfoma maligno
Forma esférica (razão M/T < 2)
Ecogenicidade marcadamente baixa
Ausência frequente de eco hilar
Margens definidas
Hipervascularização marcada
Padrão vascular de arborização intranodal
IR intranodal < 0,8

Características de metástases em linfonodos de carcinoma de células escamosas (CCE)
Forma esférica (razão M/T < 2)
Hipoecoico, mudança regressiva
Sem eco hilar
Possíveis margens mal definidas
Vascularização escassa
Padrão vascular irregular
IR intranodal > 0,8

Extraído de *Doppler Colorido – Manual Prático de Ensino*, ed. Matthias Hofer
© 2013 by Livraria e Editora Revinter Ltda.
ISBN 978-85-372-0512-9

Valores normais em ecocardiografia

Encurtamento fracionário

$$EF = \frac{(VE_{Dd} - VE_{Ds})}{VE_{Dd}} \times 100\%$$

VE_{Dd}, VE_{Ds} = diâmetro interno transversal de VE ao final da diástole e ao final da sístole. A faixa normal de encurtamento fracionário é de 28-35%

Valores normais para $V_{máx}$ (VSP)

Aorta	1,35 ± 0,35 m/s
Artéria pulmonar	0,75 ± 0,15 m/s
Valva mitral	
Onda E	0,72 ± 0,14 m/s
Onda A	0,40 ± 0,10 m/s
Razão E/A	1,90 ± 0,60 m/s
Valva tricúspide	
Onda E	0,51 ± 0,07 m/s
Onda A	0,27 ± 0,08 m/s
Razão E/A	2,00 ± 0,50 m/s

Volume de ejeção do ventrículo esquerdo

$$VE = A \cdot VTI$$

VE = Volume de ejeção (ml)
A = Área de secção transversa da aorta (cm²)
VTI = Velocidade de tempo integral (cm)

Variação fracional da área (VFA) em ecocardiografia

$$VFA = \frac{A_{Df} - A_{Sf}}{A_{Df}} \times 100\%$$

VFA = Variação fracional da área
A_{Df}, A_{Sf} = Áreas no final da diástole e sístole

Extraído de *Doppler Colorido – Manual Prático de Ensino*
ed. Matthias Hofer
© 2013 by Livraria e Editora Revinter Ltda.
ISBN 978-85-372-0512-9

REVINTER

Ultrassonografia dúplex colorida em obstetrícia

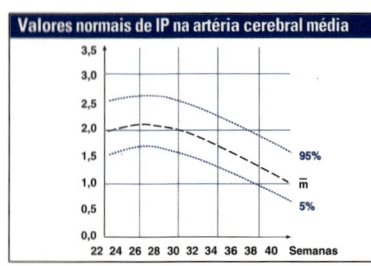
Valores normais de IP na artéria cerebral média

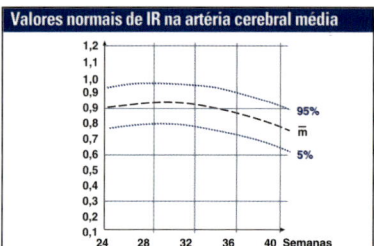
Valores normais de IR na artéria cerebral média

Valor normal da razão umbilicocerebral (RUC)

$$RUC = \frac{IR_{AU}}{IR_{ACM}} < 1$$

Classificação dos padrões de formato de onda em ultrassom obstétrico

Classe 0 — IP < + 2 DP e fluxo diastólico anterógrado contínuo

Classe I — IP ≥ + 2 DP e fluxo anterógrado contínuo

Classe II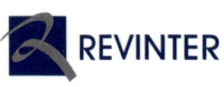

Classe IIIa

Classe IIIb

Extraído de *Doppler Colorido – Manual Prático de Ensino*
ed. Matthias Hofer
© 2013 by Livraria e Editora Revinter Ltda.
ISBN 978-85-372-0512-9

REVINTER

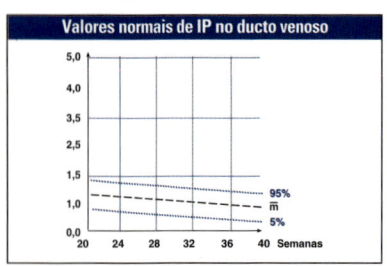
Valores normais de IP no ducto venoso

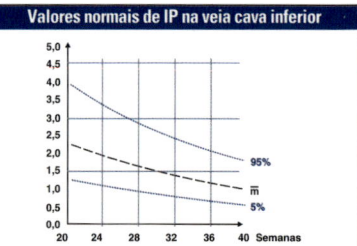
Valores normais de IP na veia cava inferior

Ultrassonografia dúplex colorida em ginecologia

Classificação das massas ovarianas utilizando ultrassonografia modo B

Massa	Fluido		Margem interna		Interpretação
Unilocular	Claro	(0)	Lisa	(0)	**Escore de ultrassom**
	Ecos internos	(1)	Irregular	(2)	
Multilocular	Claro	(1)	Lisa	(1)	
	Ecos internos	(1)	Irregular	(2)	≤ 2 Benigna
Sólido-cística	Claro	(1)	Lisa	(1)	
	Ecos internos	(2)	Irregular	(2)	
Crescimentos papilares	Suspeito	(1)	Definitiva	(2)	3–4 Indeterminada
Área sólida	Homogêneo	(1)	Ecogênica	(2)	
Fluido peritoneal	Não presente	(0)	Presente	(1)	> 4 Suspeita
Unilateral/bilateral	Unilateral	(0)	Bilateral	(1)	

Classificação dúplex colorida das massas ovarianas

Doppler colorido		Índice de resistência		Interpretação
• Vasos não detectáveis	(0)		(0)	
• Vasos uniformes separados	(1)	> 0,40	(1)	**Escore Doppler colorido**
• Distribuição vascular aleatória	(2)	< 0,40	(2)	≤ 2 Benigna
				3–4 Suspeita

Se há suspeita de corpo lúteo:
Repetir o ultrassom **na fase proliferativa** do próximo ciclo menstrual

Valores normais de IR na artéria uterina

Normal	> 0,50
Limítrofe	0,50–0,40
Suspeito	< 0,40

Extraído de *Doppler Colorido – Manual Prático de Ensino*
ed. Matthias Hofer
© 2013 by Livraria e Editora Revinter Ltda.
ISBN 978-85-372-0512-9

REVINTER

Valores dúplex coloridos normais para os rins e abdome

Valores normais de IR nas artérias interlobares de pacientes hipertensos

Idade (anos)	Média	Média ± 2 DP
< 20	0,567	0,523–0,611
21–30	0,573	0,528–0,618
31–40	0,588	0,546–0,630
41–50	0,618	0,561–0,675
51–60	0,668	0,603–0,733
61–70	0,732	0,649–0,815
71–80	0,781	0,707–0,855
> 81	0,832	

Quantificação de EAR

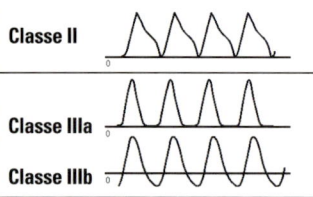

Indicações para IDC renal

- Paciente hipertenso com menos de 30 anos de idade
- Discrepância esquerda/direita no tamanho renal superior a 1,5 cm
- Pressão arterial diastólica > 105 mmHg apesar de regime anti-hipertensivo, especialmente em pacientes com aterosclerose generalizada intensa
- Elevação da creatinina durante tratamento com inibidores de ECA ou antagonistas do receptor de AT-1

Critérios diagnósticos para a EAR

a) Critérios diretos:

$V_{máx}$ > 200 cm/s

b) Critérios indiretos:

Diferença direita-esquerda nos valores IR > 0,05 => EAR no rim com IR mais baixo

IR em cada lado está abaixo da faixa normal para a idade => EAR bilateral

Critérios para estenose da AMS e tronco celíaco (medidos em jejum)

VSP	Tronco celíaco	> 200 cm/s
	AMS	> 270 cm/s
VDP	Tronco celíaco	> 100 cm/s
	AMS	> 70 cm/s
Razão VSP	VSP AMS / VSP Ao	> 3,5

Checagem: hipertensão portal

Sinais sugestivos na IDC:
Velocidade de fluxo diminuída para < 10 cm/s
Trombose
Transformação cavernomatosa da VP

Sinais definitivos na IDC:
Anastomose portocava
Fluxo para fora do fígado

Valores normais de dúplex coloridos para artérias periféricas

Critérios para estenose na análise espectral

Porcentual de estenose	Espectro pré-estenótico	Espectro intraestenótico	Espectro logo após a estenose	Espectro distal à estenose
0-50%	Normal: • Trifásico ou bifásico • Banda de frequência estreita • Janela espectral clara	• Aumento na VSP (de < 100% e/ou < 180 cm/s)	• Sem turbulência significativa • Possível fluxo reverso	• O mesmo que o pré-estenótico
51-75%	Normal	• Aumento na VSP (> 100% e/ou > 180 cm/s) • Ligeira diminuição na pulsatilidade	• Fluxo reverso • Ligeira turbulência possível • Algum enchimento da janela espectral	• Pulsatilidade normal ou ligeiramente reduzida
76-99%	• Velocidade normal ou ligeiramente reduzida • Pulsatilidade aumentada	• Aumento na VSP (> 250% e/ou > 180 cm/s) • Pulsatilidade diminuída	• Turbulência significativa • Enchimento completo da janela espectral	• VSP reduzida • Pulsatilidade reduzida • Pico sistólico achatado
100%	• Baixa velocidade • Pulsatilidade aumentada • Complexo estreito com elevado componente de fluxo reverso	• Sem sinal de fluxo	• Fluxo discreto na conexão distal do vaso devido a colaterais	• Pico sistólico muito achatado

ITB = Pressão do tornozelo/pressão sistólica do braço
GPTB = Pressão sistólica do braço – pressão do tornozelo

ITB	GPTB	Interpretação
> 1,2	< −20 mmHg	Suspeita de esclerose de Mönckeberg (redução na compressibilidade dos vasos)
≥ 0,97	Entre 0 e −20 mmHg	Normal
0,7–0,97	Entre + 5 e + 20 mmHg	Estenose vascular ou oclusões bem "colateralizadas", suspeita de DAOP
< 0,69	> 20 mmHg	Suspeita de oclusões pobremente "colateralizadas" e oclusões em múltiplos níveis

Estadiamento da DAOP crônica (classificação de Fontaine)

Estágio I:	Estenoses ou oclusões sem sintomas clínicos
Estágio II a:	Claudicação intermitente para distância de marcha > 200 m
Estágio II b:	Claudicação intermitente para distância de marcha < 200 m
Estágio III:	Dor ao repouso
Estágio IV a:	Isquemia com distúrbios tróficos e necrose
IV b:	Isquemia com gangrena úmida

Critérios para estenose em *bypass*

VSP ≤ 45 cm/s

VSP > 250 cm/s

Alteração na razão VSP de > 2,5 (parâmetro mais confiável para estenose > 50%)

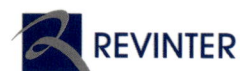
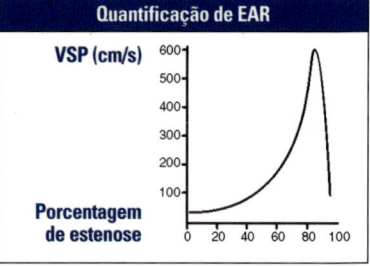

Doppler Colorido – Manual Prático de Ensino

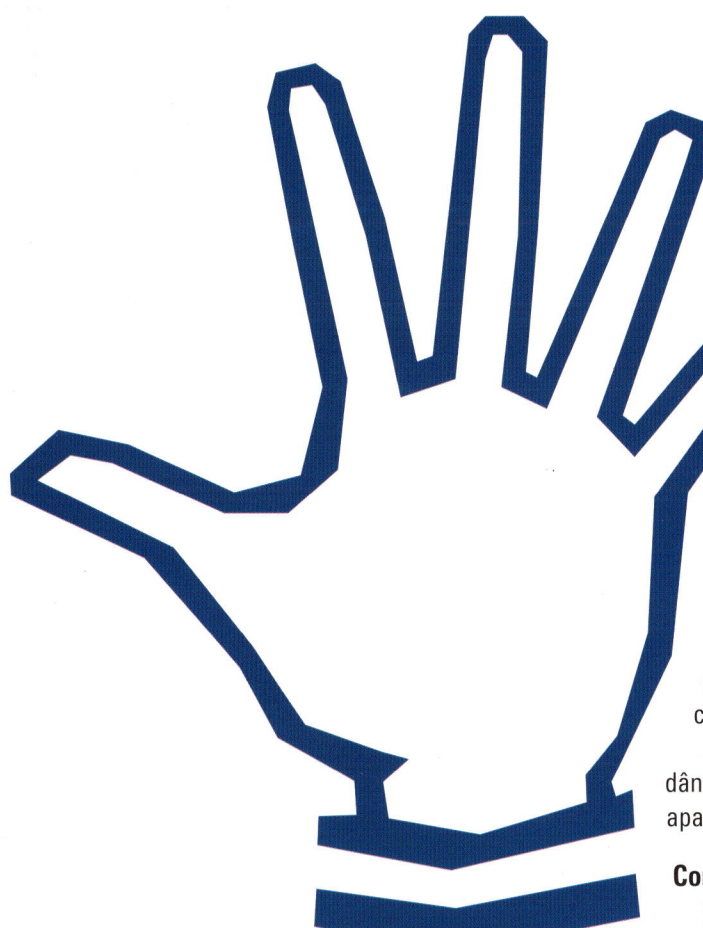

Dicas de como utilizar este livro

Este livro-texto possui diversas características especiais que o tornam mais fácil de ser consultado.

Como eu encontro um assunto em particular?

Um quadro geral de conteúdos é mostrado na p. 5. A primeira página de cada capítulo proporciona informação detalhada sobre o seu conteúdo, e tabelas coloridas numeradas do lado direito da página facilitam a localização de uma página ou capítulo específico. Você também pode utilizar o índice de assuntos ao final do livro. Para acrescentar clareza, palavras-chave e frases de interesse especial estão destacadas no texto.

E sobre a orientação anatômica?

Planos de imagem complexos são pareados com diagramas explanatórios que identificam estruturas-chave. Os números nos diagramas aparecem em destaque no texto que os acompanha na mesma página, ou você pode recorrer à chave numérica no final do livro. Os números da chave aplicam-se a todos os diagramas do livro.

As direções das setas utilizadas nas ilustrações sempre estão em concordância com as setas no texto. Duas setas apontando na mesma direção nunca aparecem na mesma página, eliminando qualquer confusão.

Como eu encontro uma ilustração em particular?

Muito simples: todas as figuras e tabelas são numeradas pela página na qual elas aparecem. Por exemplo, **Fig. 99.2** está na p. 99.

Como me lembrar de todos os valores normais, fórmulas e porcentagens?

Não é necessário. Toda esta informação está impressa em cartões de referência, em formato de bolso, ao final do livro. Simplesmente, corte-os e carregue-os com você.

Posso testar meu conhecimento e revisar pontos essenciais?

Cada capítulo termina com uma avaliação crítica comparando o dúplex colorido com modalidades alternativas, seguida de um desafio de autoavaliação com perguntas de revisão e imagens. Ao responder o desafio, você pode testar o seu progresso e identificar as áreas que precisam de revisão mais aprofundada.

Como funcionam os diagramas?

Tipos particulares de tecido são mostrados nos mesmos tons de cinza e cores por meio do livro:

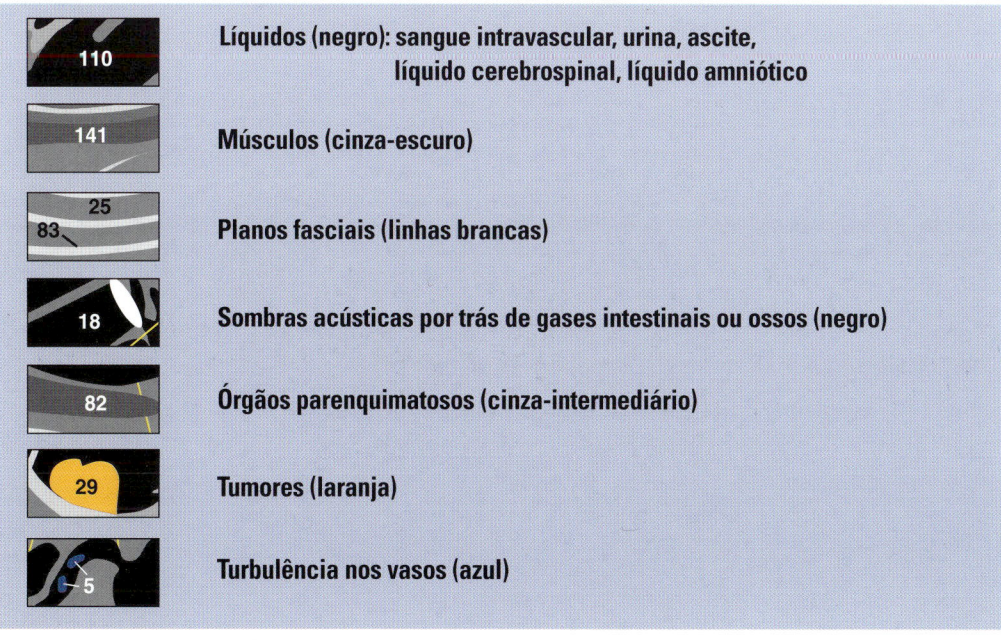

Doppler Colorido – Manual Prático de Ensino, Terceira Edição
Copyright © 2013 by Livraria e Editora Revinter Ltda.

ISBN 978-85-372-0512-9

Todos os direitos reservados.
É expressamente proibida a reprodução deste livro, no seu todo ou em parte, por quaisquer meios, sem o consentimento por escrito da Editora.

Tradução:
LUCIA HELENA DIAS DE OLIVEIRA BASTOS
Fisioterapeuta do Hospital Estadual Getúlio Vargas – HEGV
Fisioterapeuta do Instituto Nacional de Traumato-Ortopedia – INTO
Pós-Graduação em Docência Superior
Mestrado em Psicologia da Saúde
Tradutora, RJ

EDIANEZ CHIMELLO
Tradutora, SP

Revisão Técnica:
FLÁVIA DJAHJAH
Graduada em Medicina pela UFRJ
Residência Médica em Radiologia pela UERJ
Médica-Radiologista da Rede Labs D'Or, Rio de Janeiro

FREDERICO GONÇALVES MENDES
Médico-Radiologista
Ultrassonografista da Medimagem/Hospital Beneficência Portuguesa de São Paulo

LUIZ CARLOS WATANABE
Médico-Ultrassonografista na Medimagem/Hospital Beneficência Portuguesa de São Paulo
Mestrado pelo Departamento de Ginecologia e Obstetrícia da Universidade de São Paulo

CESAR AUGUSTO MASTROFRANCISCO CATTANI
Médico-Cardiologista
Doutorado em Radiologia pela Universidade de São Paulo
Radiologista do Setor de Imageologia Cardiovascular na Medimagem/Hospital Beneficência Portuguesa de São Paulo

Obs.: Esta é uma tradução literal do trabalho do autor, tendo os revisores técnicos se restringido ao texto original deste manual.

> *Nota Importante:* A medicina é uma ciência em constante evolução que sofre um desenvolvimento contínuo. A pesquisa e a experiência clínica estão constantemente expandindo os nossos conhecimentos, em particular os nossos conhecimentos a respeito dos tratamentos apropriados e da terapia medicamentosa. Até onde este livro mencione qualquer dosagem ou aplicação, os leitores podem ficar tranquilos que os autores, editores e publicadores esforçaram-se ao máximo para se assegurarem de que tais referências estejam de acordo com *o estado do conhecimento [médico] no momento da produção desta obra.*
> No entanto, isto não envolve, implica ou expressa qualquer garantia ou responsabilidade da parte dos editores no que diz respeito a quaisquer instruções sobre dosagens ou formas de aplicação descritas. *Todos os usuários são solicitados a examinar cuidadosamente a bula do fabricante [do produto]* que acompanha cada droga e verificar, se necessário em consulta com um médico ou um especialista, se os esquemas de dosagem aqui mencionados ou as contraindicações relatadas pelos fabricantes diferem das citadas. Tal exame é particularmente importante com drogas que são ou raramente usadas ou foram recém-lançadas no mercado. Todos os esquemas de dosagem ou todas as formas de aplicação empregadas são totalmente do risco e responsabilidade do próprio usuário. Os autores e editores solicitam a todos os usuários que relatem aos editores quaisquer discrepâncias ou imprecisões observadas.
> Alguns dos nomes de produtos, patentes e projetos registrados aqui referidos são, de fato, marcas registradas com nomes de propriedade, mesmo que nem sempre sejam feitas referências específicas a este fato no texto. Portanto, o aparecimento de um nome sem a designação da sua propriedade não deve ser interpretado como uma representação, pelo editor, de que ele é de domínio público.
> Este livro, inclusive todas as suas partes, é legalmente protegido pela lei de direitos autorais (copyright). Qualquer uso, exploração ou comercialização fora dos estritos limites impostos pela legislação de direitos autorais (copyright) sem o consentimento do editor é ilegal e passível de um processo legal. Isto se aplica, em particular, a reproduções fotostáticas, cópias, mimeografias, ou duplicação de qualquer forma, tradução, preparo de microfilmes e processamento e armazenagem em dados eletrônicos.

Título original:
Teaching Manual of Color Duplex Sonography – A Workbook on Color Duplex Ultrasound and Echocardiography
Copyright © 2010 by Georg Thieme Verlag

Livraria e Editora REVINTER Ltda.
Rua do Matoso, 170 – Tijuca
20270-135 – Rio de Janeiro – RJ
Tel.: (21) 2563-9700 – Fax: (21) 2563-9701
livraria@revinter.com.br – www.revinter.com.br

Apresentação ■ Abreviaturas

Doppler Colorido – Manual Prático de Ensino é um excelente exemplo de livro-texto compacto, porém abrangente. Como em seus outros livros, o Dr. Hofer criou um texto excepcionalmente bem organizado que começa com uma visão geral dos princípios da imagem de Doppler colorido e prossegue para a aplicação desta importante modalidade através do corpo. Os capítulos ricamente ilustrados demonstram a utilidade do ultrassom dúplex colorido não apenas na doença vascular, mas também na avaliação de sistemas orgânicos múltiplos no pescoço, tórax, abdome e pelve. Cada capítulo começa com a anatomia normal mostrada em imagens de Doppler colorido e *power* Doppler de extraordinária qualidade, que estão bem identificadas e pareadas com desenhos. A aplicação do ultrassom dúplex colorido na detecção e caracterização de vários estados patológicos é, então, associada a descrições concisas e excelentes imagens. Este livro é uma perfeita introdução à imagem por ultrassom dúplex colorido e representa uma aquisição bem-vinda à literatura ultrassonográfica.

Arnost Fronek, M.D., Ph.D.
Prof. of Surgery and Bioengineering
Dept. of Surgery
University of California, San Diego, USA

Abreviaturas Usadas

α	ângulo de insonação (alfa)
AAA	aneurisma de aorta abdominal
ACA	artéria cerebral anterior
ACC	artéria carótida comum
ACE	artéria carótida externa
ACI	artéria carótida interna
ACM	artéria cerebral média
ACP	artéria cerebral posterior
AD	átrio direito
ADF	área diastólica final
A_E	área de lúmen residual intraestenótica
AE_{SP}	artéria esplênica
AE	átrio esquerdo
AHC	artéria hepática comum
AHP	artéria hepática própria
AIT	ataque isquêmico transitório
AMI	artéria mesentérica inferior
AMS	artéria mesentérica superior
A_N	área de lúmen normal do vaso
A_O	aorta
ARM	angiografia por ressonância magnética
A_S	área segmentar
ASD	angiografia por subtração digital
AST ou ASF	área sistólica terminal ou final
ATP	angioplastia transluminal percutânea
AU	artéria umbilical
AV	atrioventricular
β-HCG	gonadotrofina coriônica humana
CCE	carcinoma de células escamosas
CHC	carcinoma hepatocelular
DAPO	doença arterial periférica oclusiva
DSA	defeito do septo atrial
dB	decibéis
DC	débito cardíaco
DOC	Doppler de onda contínua ou Doppler contínuo
DF	diástole final
DP	Doppler pulsado
DSV	defeito do septo ventricular
DVO	doença venoclusiva
EAR	estenose da artéria renal
ECG	eletrocardiografia
EF	encurtamento fracionário
EI	espaço intercostal
EIM	espessura íntima-média
ETE	ecocardiografia transesofágica
F_E	frequência de ecos de retorno
Fístula AV	fístula arteriovenosa
FIV	fertilização *in vitro*
F_0	frequência transmitida
FRP	frequência de repetição de pulso
FRPE	frequência de repetição de pulso elevada
GE	gravidez ectópica
GPTB	gradiente de pressão tornozelo-braço
HNF	hiperplasia nodular focal
IAUM	Instituto Americano para Ultrassom em Medicina (Comitê de Bioefeitos)
IDC	imagem dúplex colorida (ultrassonografia)
IHT	imagem harmônica tecidual
IM	índice mecânico
IP	índice de pulsatilidade
IPD	índice de perfusão no Doppler
IR	índice de resistência
IRM	imagem de ressonância magnética
ITB	índice tornozelo-braquial
IVC	insuficiência venosa crônica
LMC	linha medioclavicular
LN	linfonodo
MAF	modificação na área fracional
MAV	malformação arteriovenosa
MHz	megahertz (1 milhão de ciclos por segundo)
Modo B	modo do ultrassom em escala de cinzas, vem do inglês *brightness* (brilho, claridade)
Modo M	modo de movimento (séries de pontos do modo B dispostos em um gráfico de tempo)
RAT	redução da área transversal
Razão M/T	razão do diâmetro máximo com relação ao diâmetro transverso
RCIU	retardo do crescimento intrauterino
ST ou SF	sistólica terminal ou final
STFF	síndrome de transfusão feto-fetal
TA	tempo de aceleração
TAIC	terapia de autoinjeção intracavernosa
TC	tomografia computadorizada
T_E	tempo de retardo do eco
TIPSS	*stent* para *shunt* portossistêmico intra-hepático por via transjugular
TR	transplante renal
T_{VA}	tempo de transmissão através do VA
TVP	trombose venosa profunda (na extremidade inferior)
V	velocidade do fluxo sanguíneo
VA	volume de amostragem
VCI	veia cava inferior
VD	ventrículo direito
VDF	velocidade diastólica final
VDP	velocidade diastólica de pico
VE	ventrículo esquerdo
VIC	veia ilíaca comum
VMS	veia mesentérica superior
VP	veia porta
VHs	veias hepáticas
VSP	velocidade sistólica de pico
VSVD	via de saída do ventrículo direito
VSVE	via de saída do ventrículo esquerdo
VTI	velocidade de tempo integral
VU	veia umbilical

Autores

Institute of Diagnostic Radiology
(Director: Prof. U. Mödder, M.D.)
Heinrich Heine University
Moorenstrasse 5, 40225 Düsseldorf
Germany

Matthias Hofer, M.D., MPH, MME (Editor)
Andreas Saleh, M.D.
Marco Pieper

Department of Diagnostic and
Interventional Radiology
(Director: Prof. Michael Forsting, M.D.)
University Hospital Essen
Hufelandstr. 55, 54122 Essen
Germany

Prof. Gerald Antoch, M.D.

Vitos Clinic of Neurology Weilmünster GmbH
Weilstraβe 10, 35789 Weilmünster
Germany

Andreas Dietz, M.D.

Department of Nephrology and Rheumatology
Knappschafts-Hospital
Osterfelder-Str. 155a, 46242 Bottrop
Germany

Markus Hollenbeck, M.D., Ph.D.

Pediatric Cardiology and CHD
Heart Center Duisburg
Gerrickstr. 21, 47137 Duisburg
Germany

Otto N. Krogmann, M.D., Ph.D.

Department of Obstetrics and Gynecology
(Director: Prof. Wolfgang Janni, M.D.)
Heinrich Heine University
Moorenstrasse 5, 40225 Düsseldorf
Germany

Tatjana Reihs, M.D.

Head of Department of Neurology
Klinikum Herford
Schwarzmoorstrasse 70, 32049 Herford
Germany

Prof. Matthias Sitzer, M.D.

Department of Neurology
University Hospital Zurich
Frauenklinikstrasse 26, CH - 8091 Zurich
Switzerland

Ghazaleh Tabatabai, M.D., Ph.D.

Sumário

1	**Física básica e princípios técnicos**	Matthias Hofer	7
2	**Imagem cerebrovascular**	Andreas Dietz Matthias Hofer Matthias Sitzer	19
3	**Linfonodos cervicais e tireoide**	Andreas Saleh	29
4	**Abdome**	Ghazaleh Tabatabai Matthias Hofer	35
5	**Nefrologia**	Markus Hollenbeck	49
	Urologia	Gerald Antoch	
6	**Obstetrícia e ginecologia**	Tatjana Reihs Matthias Hofer	63
7	**Artérias periféricas**	Matthias Hofer	75
8	**Veias periféricas**	Andreas Saleh	83
9	**Ecocardiografia**	Otto N. Krogmann Marco Pieper	91
10	**Inovações técnicas**	Matthias Hofer	105
	Respostas do Desafio		113
	Índice Remissivo		116
	Referências Bibliográficas		118

Notas

1 Física básica e princípios técnicos

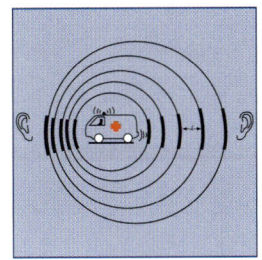

Matthias Hofer

Introdução

Este livro de exercícios se destina aos sonografistas que já tenham experiência com a investigação por imagens de ultrassom de escala de cinza em modo B e que desejam aprender mais sobre ultrassom com Doppler colorido (CDU) ou ecocardiografia. Presume-se que o leitor já conheça os princípios básicos do ultrassom "modo B" e os artefatos comuns. Porém, o *Doppler Colorido – Manual Prático de Ensino* pode ser consultado conforme a necessidade para uma revisão destes pontos (ver a contracapa frontal).

Este capítulo revisa os princípios básicos que são necessários para a compreensão da imagem colorida, dos espectros Doppler e possíveis fontes de interpretação errônea. A seguir, vêm as diretrizes para a escolha dos parâmetros adequados do aparelho para uma aplicação particular.

O capítulo chega ao fim através da revisão de princípios e aplicações de inovações técnicas recentes na imagem dúplex colorida. Faça o questionário ao final do capítulo para testar seu conhecimento antes de prosseguir para o uso prático da IDC em regiões específicas do corpo.

Física básica e princípios técnicos

Princípio de ultrassom com Doppler 8
Efeito piezoelétrico
Dependência do ângulo do desvio de frequência

Função das diferentes técnicas de Doppler 9
Doppler em onda contínua (DOC) e pulsado (DP)
Frequência de repetição de pulso (FRP)
Fluxo colorido, orientação do feixe

Interpretação de traçados de ondas do espectro
A formação bifásica de ondas em artérias centrais 10
A formação trifásica de ondas em artérias periféricas 11
Testes de esforço

Índices de Doppler 12
Índice de pulsatilidade (IP)
Índice de resistência (IR)
Artefato de distorção *(aliasing)*

Hemodinâmica 12
Sinais de estenose no especto Doppler 13

Onze passos para imagens ótimas
Otimização da imagem no "modo B" 15
Otimização da imagem do fluxo colorido 16
Otimização do espectro de Doppler 17
Armadilhas comuns 18
Características do equipamento

Inovações técnicas (por favor, ver Capítulo 10, p. 105 f.)

Física básica e princípios técnicos

Efeito piezoelétrico

Quando uma voltagem alternada é aplicada a elementos de cerâmica, conhecidos no jargão clínico como "cristais", os elementos modificarão sua forma proporcionalmente à alternância cíclica da corrente elétrica. Isto leva as ondas de pressão a uma frequência na gama de megahertz, acima da faixa de audição humana.

Por outro lado, as ondas sonoras que retornam ao transdutor como ecos fazem com que o cristal vibre, induzindo uma voltagem elétrica que pode ser processada para gerar uma imagem ultrassonográfica.

Princípio de ultrassom com Doppler

A base para determinar a velocidade e o sentido do fluxo sanguíneo é o efeito Doppler, descoberto pelo físico Christian Johann Doppler, em 1842. Este efeito estabelece que quando uma fonte sonora e um refletor estão se movendo um em direção ao outro, as ondas sonoras são agrupadas e alcançam o receptor em uma frequência maior (F_E) do que quando foram originalmente emitidas (F_0). Este é o mesmo efeito responsável pelo aumento aparente de uma sirene de ambulância que está se aproximando (**Fig. 8.3a**), e a diminuição da mesma quando a ambulância se afasta (**Fig. 8.3b**).

Efeito do ângulo do feixe

Se nós aplicarmos este fenômeno às células vermelhas que estão se movendo através dos vasos sanguíneos, fatores adicionais entrarão em jogo. O produto final da frequência (**ΔF**) é proporcional não apenas à velocidade do fluxo sanguíneo (**V**) e à frequência original transmitida (F_0), mas também à velocidade do som no tecido humano (**C**) e ao ângulo do feixe do ultrassom (α) relativo ao eixo longo do vaso (**Fig. 8.2**). O examinador precisa sempre medir este ângulo de forma a obter informação acurada sobre a velocidade. Em virtude das ondas sonoras viajarem através do tecido humano em uma velocidade relativamente constante de aproximadamente 1.540 m/s e devido aos outros fatores na equação Doppler (**Tabela 8.1**) serem também predefinidos, o ΔF depende fortemente do cosseno do ângulo feixe-vaso. No caso menos favorável, no qual o feixe está angulado a 90° em relação ao eixo do vaso (**Fig. 8.5**), o ΔF cai a zero – isto é, nenhum sinal é detectado mesmo quando o fluxo está presente.

Equação do Doppler
$\Delta F = F_E - F_0 = 2 \times F_0 \times \dfrac{V}{C} \times \cos \alpha$
F_E = Frequência de eco
F_0 = Frequência transmitida
V = Velocidade do fluxo sanguíneo
C = Velocidade do som no tecido humano (aproximadamente 1.540 m/s)
α = Ângulo feixe-vaso

Tabela 8.1

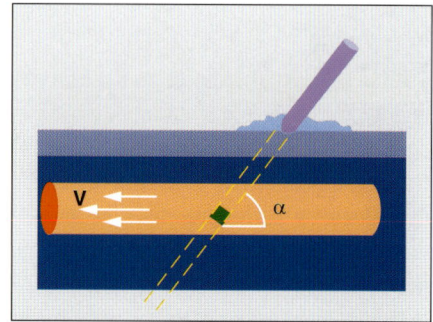

Fig. 8.2

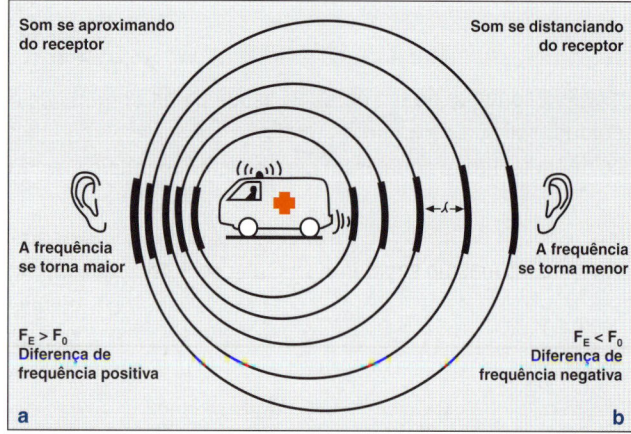

Fig. 8.3

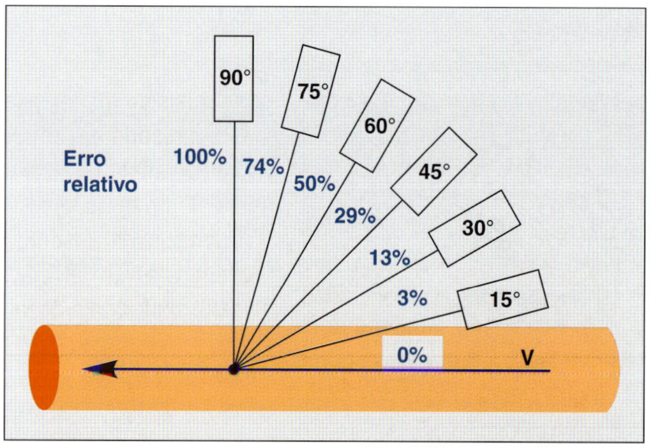

Fig. 8.4

O caso mais favorável, com menor índice de erro, seria um ângulo feixe-vaso de 0° – isto é, um feixe direcionado precisamente ao longo do eixo do vaso. Quanto mais o ângulo se aproximar de 90°, maior o erro relativo (**Fig. 8.4**). Consequentemente, o feixe deve ser angulado não mais que 60° em relação ao eixo do vaso, e um ângulo de 45° ou menos é ainda melhor. Um ângulo Doppler desta magnitude pode minimizar erros na velocidade do fluxo, que é calculada em cm/s a partir do ΔF e do α.

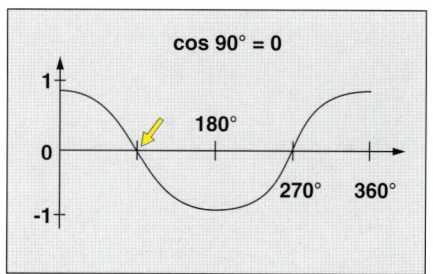

Fig. 8.5

1 Física básica e princípios técnicos

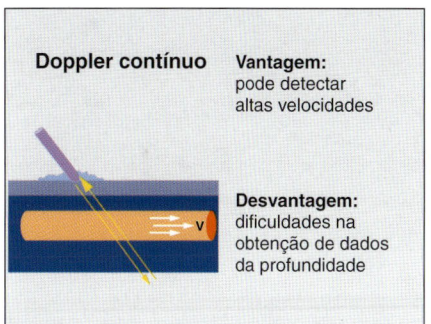

Fig. 9.1

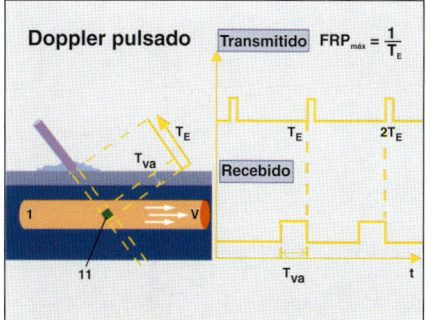

Fig. 9.2

Função das diferentes técnicas de Doppler

No Doppler contínuo (DOC) (Fig. 9.1), o feixe sonoro é continuamente emitido a partir de um cristal piezoelétrico e recebido por um cristal separado. A vantagem do DOC é sua capacidade de detectar e registrar até mesmo frequências muito elevadas. A desvantagem é sua falta de sensibilidade à profundidade da fonte do eco.

No Doppler pulsado (DP) (Fig. 9.2), o feixe sonoro é alternadamente transmitido e recebido utilizando-se apenas um cristal. O tempo de retardo do eco (T_E) pode ser convertido a distância e, assim, a profundidade da fonte do eco poderá ser determinada. Isto é necessário na construção de uma imagem dúplex colorida bidimensional (Fig. 9.3), na qual o ultrassom modo B (escala de cinzas) é combinado a numerosas amostras de DP (11) para gerar uma imagem bidimensional. Quanto menor o *box* de cor (área de imagem selecionada para codificação colorida), mais rapidamente uma nova imagem poderá ser gerada e maior a resolução temporal.

O número de pulsos que são transmitidos por segundo é denominado frequência de repetição de pulso (FRP). A FRP pode ser aumentada apenas até um valor de $1/T_E$. Ela declina à medida em que aumenta a profundidade do rastreamento, uma vez que é necessário mais tempo (T_{VA}) para os ecos retornarem de um volume de amostragem posicionado mais profundamente. Isto impõe um limite superior às velocidades de fluxo para que possam ser acuradamente registradas com o Doppler pulsado. Como resultado, vasos com uma velocidade de fluxo maior precisam ser examinados com FRP mais elevada, enquanto fluxos venosos mais lentos requerem uma FRP menor.

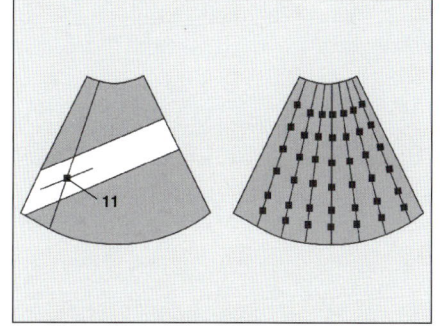

Fig. 9.3

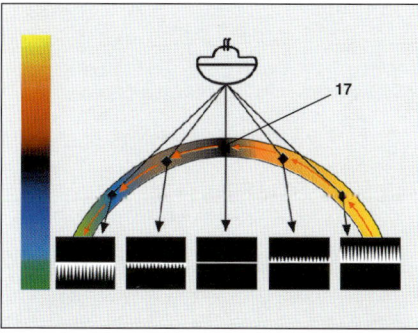

Fig. 9.4

Fluxo colorido

O fluxo dirigido ao transdutor é geralmente codificado em vermelho, enquanto que o fluxo que se afasta do transdutor é codificado em azul. A velocidade do fluxo é representada pela sombra ou brilho da cor: velocidades maiores são exibidas em cores mais brilhantes. Esta relação é importante na avaliação da aceleração do fluxo intraestenótico (ver p. 36) e quando as condições acústicas são deficientes (ver p. 38). O fluxo em um vaso curvo pode ser codificado em vermelho em um segmento e em azul no segmento adjacente, dependendo do sentido do fluxo em relação ao transdutor (Fig. 9.4). O brilho da cor também varia localmente de acordo com as modificações no ângulo feixe-vaso (α) (ver p. 8). O ângulo de 90° do feixe na junção dos segmentos vermelho e azul resulta em uma lacuna sem cor (17), que pode ser erroneamente interpretada como uma trombose parcialmente oclusiva.

O examinador deve estar consciente, entretanto, de que a distribuição das cores nas máquinas comerciais de dúplex pode ser invertida ao toque de um botão. O esquema de cor em uso é geralmente indicado em uma escala colorida exibida no canto da tela: as cores na metade superior da escala codificam o fluxo no sentido do transdutor e aquelas na metade inferior codificam o fluxo que se afasta do transdutor (Fig. 9.4).

Quando um transdutor linear é utilizado, a modificação do ângulo das ondas Doppler através da mudança na orientação do feixe pode fazer o mesmo segmento vascular ser codificado em vermelho ou azul, conforme o desejado (Fig. 9.5a). A angulação do *box* de cor (16) pode corrigir um ângulo feixe-vaso desfavorável, tornando segmentos vasculares que inicialmente mostravam um fluxo colorido fraco (Fig. 9.5b) mais fáceis de avaliar (Fig. 9.5c). Alternativamente, o examinador pode, manualmente, angular o transdutor na pele para insonar o vaso em um ângulo oblíquo.

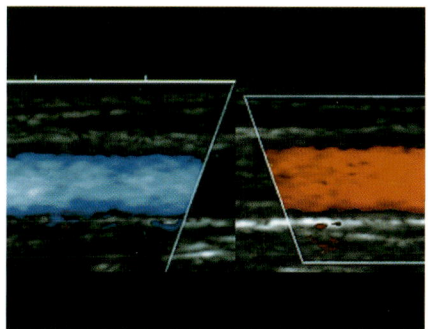

Fig. 9.5a

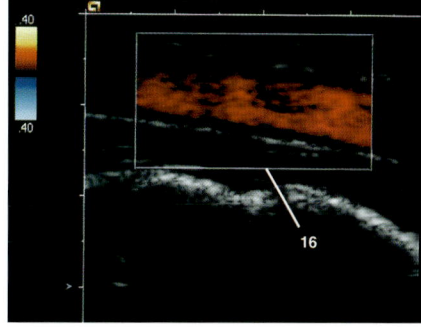

Fig. 9.5b

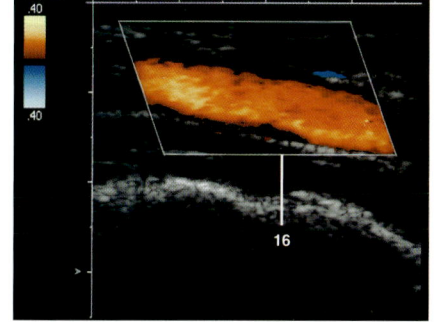

Fig. 9.5c

Física básica e princípios técnicos

Interpretação de traçados de ondas do espectro

Os espectros Doppler são mostrados a partir dos vasos sanguíneos, trocando-se o equipamento para Doppler pulsado (onda pulsada ou DP) (Fig. 10.1) e usando-se uma "trackball" (Fig. 10.2) para posicionar o volume da amostra (11) no centro do lúmen do vaso (1) (Fig. 10.3). As trocas de frequência (ΔF, eixo y) entre o pulso de ultrassom emitido e o eco de retorno são medidas em quilohertz (kHz), e a magnitude das trocas de frequência é gravada com o tempo (eixo x) e exibida como traçado de onda. ΔF é proporcional à velocidade do fluxo de sangue no segmento vascular exposto às ondas de ultrassom. Entretanto, o ângulo de exposição precisa ser inserido antes que os dados de frequência se convertam em uma "velocidade real de fluxo" (veja pp. 8, 17).

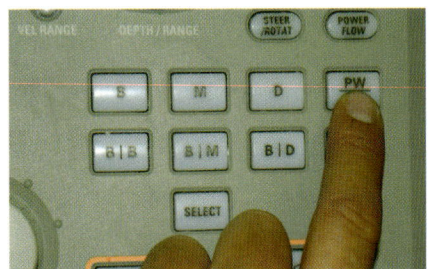

Fig. 10.1 Ativação de Doppler DP.

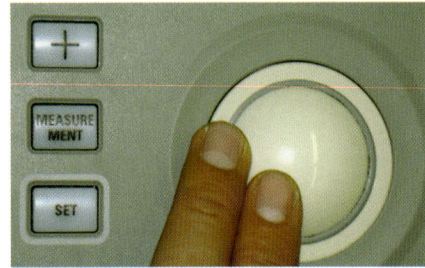

Fig. 10.2 Uso de "Trackball"...

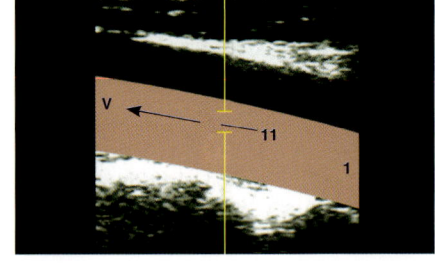

Fig. 10.3 ...para posicionar o volume da amostra.

Para cada ponto de tempo em que os sinais são adquiridos, o *scanner* calcula e exibe uma distribuição de velocidade, consistindo em componentes de fluxo mais lentos e mais rápidos (Fig. 10.4). A Figura 10.5 mostra um traçado de onda típico, registrado de uma artéria central. Quando a onda de pulso sistólico chega ao sítio de amostragem Doppler, a velocidade de fluxo (V) aumenta bruscamente de fluxo baixo ou zero na diástole final para a velocidade máxima de fluxo ($V_{máx}$), também conhecida como velocidade sistólica de pico (VSP) (↓). Observe a inflexão superior (*upstroke*) quase vertical do pico sistólico (↘ na Fig. 10.5), mostrando o pouco tempo decorrido (*time to peak*, TTP) desde o início da sístole até que se atinja a velocidade de pico (12). O atraso nessa inflexão (↔), resultando em um traçado de onda mais oblíquo com TTP prolongado (Fig. 10.6), é sugestivo de estenose proximal ao sítio de amostragem. A estenose pode estar localizada no próprio vaso mostrado ou em uma artéria de nutrição mais proximal (veja p.14).

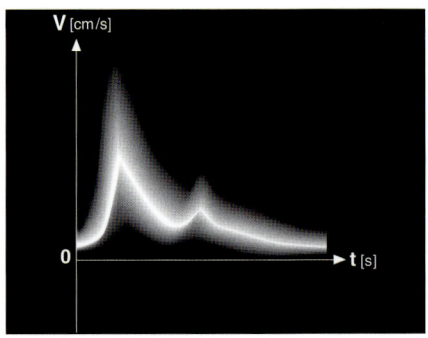

Fig. 10.4 Traçado de onda de velocidade.

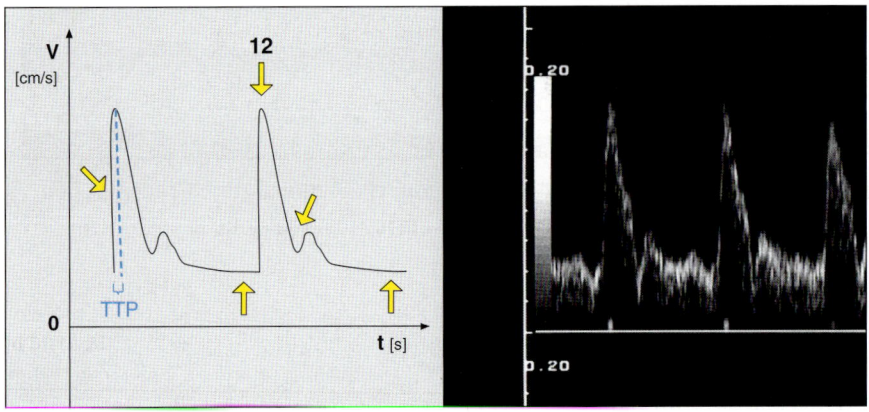

Fig. 10.5 Traçado de onda normal do espectro de artérias centrais.

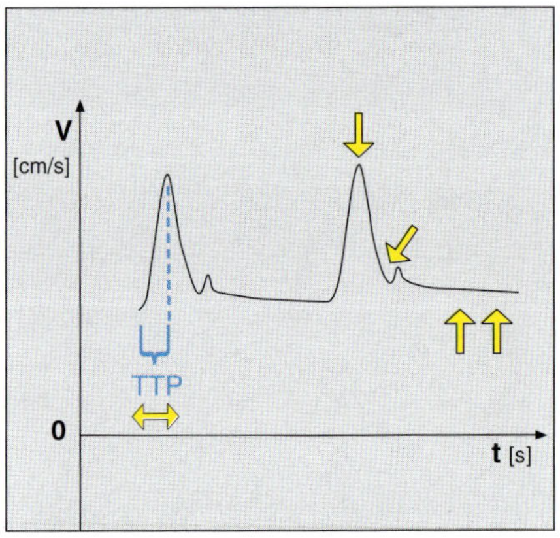

Fig. 10.6 Traçado de onda distal a uma estenose.

Traçado de onda bifásico em artérias centrais

As artérias próximas ao coração normalmente bombeiam sangue contra uma resistência periférica baixa, resultando em um traçado de onda bifásico. O sangue flui do coração para a periferia (fluxo cardiofugal) através de todo o ciclo cardíaco. O fluxo é sempre direcionado para frente, a uma velocidade mais alta em sístole do que em diástole. O pico de velocidade diastólico final menor está geralmente separado do pico sistólico por uma pequena incisura (↙) causada pelo fechamento da valva aórtica.

Quanto mais baixa for a resistência momentânea dos vasos descendentes, mais alto será o nível do fluxo diastólico (final) (↑). Por isso, um traçado de onda diastólico elevado (↑↑) pode significar que a demanda de perfusão das estruturas periféricas supridas por essa artéria está aumentada como resultado do exercício, ou pode significar uma redução patológica no fluxo de sangue (isquemia) (Fig. 10.6).

1 Física básica e princípios técnicos

Traçado de onda trifásico em artérias periféricas

Em sítios mais distantes do coração, os vasos sanguíneos vão perdendo gradativamente sua função de câmara de expansão ou "windkessel"(tradução alemã de cúpula de ar), enquanto a resistência periférica no sítio de amostragem Doppler aumenta. Como resultado, as artérias periféricas exibem um traçado de onda "trifásico" composto de três fases distintas: A sístole fica novamente caracterizada por um fluxo cardiofugal rápido em direção à periferia. Em geral, esse *upstroke* cai rapidamente, como nos vasos mais centrais, e termina, com frequência, em uma pequena incisura (↙) causada pelo fechamento da valva aórtica.

Em virtude de maior resistência nas artérias periféricas, a diástole precoce é normalmente marcada por um breve período de fluxo reverso (13, ↗) direcionado para trás em direção ao coração (cardiopetal, 2ª fase), aparecendo como um desvio abaixo da linha básica. Essa inflexão inferior (*downstroke*) introduz um valor negativo nos índices Doppler calculados (veja p. 12). Esse *downstroke* é seguido de um pequeno *upstroke* que novamente indica fluxo em direção à periferia (3ª fase, **Fig. 11.1**). A diástole final pode mostrar fluxo zero (↓) causado por resistência periférica elevada (p. ex., em repouso ou durante vasoconstrição induzida pelo frio) ou pode demonstrar fluxo cardiofugal lento. Esse último tem mais probabilidade de ocorrer em temperaturas ambientes mais elevadas ou quando houver esforço leve a moderado dos músculos supridos pela artéria.

Os exercícios musculares mais vigorosos estimulam a liberação de mensageiros vasodilatadores que enfraquecem a resistência periférica até o desaparecimento do componente de fluxo reverso. E uma vez que a curva não se inclina mais abaixo da linha de base, o traçado de onda anteriormente trifásico altera-se fisiologicamente para um traçado de onda bifásico com VSP aumentada (↘) e nível elevado de fluxo diastólico (↑↑) (**Fig. 11.2**).

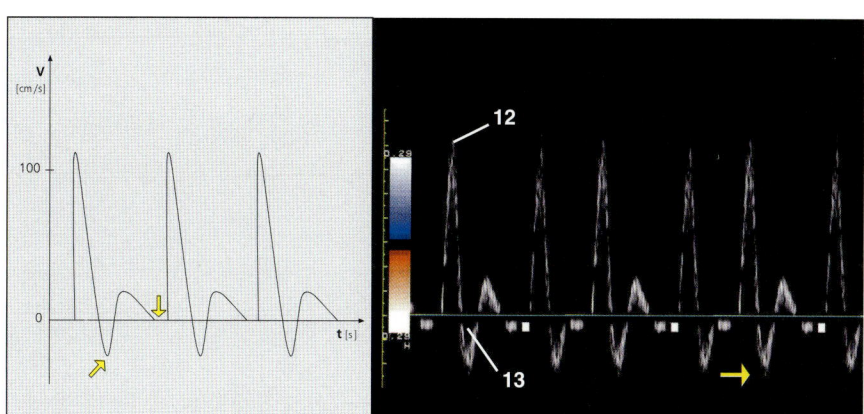

Fig. 11.1 Traçado de onda normal do espectro de artérias periféricas.

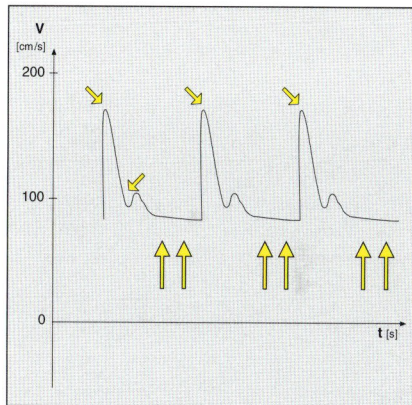

Fig. 11.2 Alteração de traçado de onda em resposta ao exercício.

Em repouso, o limite fisiológico entre os dois padrões de traçado de onda está localizado na aorta, na origem das artérias renais, cada uma das quais alimentando um órgão com baixa resistência de fluxo. A resistência de fluxo mais alta dos músculos da pelve e da extremidade inferior prevalece, com frequência, abaixo desse nível, causando o desenvolvimento de um traçado de onda trifásico na aorta abdominal distal.

Testes de esforço

Os testes de esforço podem ilustrar a rapidez de adaptação do sistema vascular ao aumento da demanda causado pelo exercício. As artérias iliofemorais, por exemplo, podem ser testadas com o paciente em supino e a realização de dorsiflexões e flexões plantares da articulação do tornozelo, alternando-se rapidamente por cerca de 30 a 45 segundos ou por movimentos circulares do pé nas articulações do tornozelo e subtalar. As artérias da extremidade superior podem ser testadas de maneira semelhante com o paciente abrindo e fechando rapidamente o punho durante a investigação por Doppler. Normalmente, o traçado de onda altera-se rapidamente de um padrão trifásico em repouso para bifásico durante o exercício e, então, muda rapidamente de volta, mostrando ausência de estenose no ou próximo ao sítio de amostragem (veja pp. 13, 14).

Índices de Doppler

A **VSP**, a velocidade média de fluxo ($V_{média}$) e a velocidade diastólica ($V_{diást}$) são usadas para calcular índices de avaliação de fluxo arterial que são **in**dependentes do ângulo do vaso-feixe (**Tabela 12.1**). Esses índices não são distorcidos por dados de ângulo imprecisos ou incorretos. Eles demonstraram sua utilidade comprovada especialmente para avaliar artérias pequenas e curtas dentro do parênquima renal, por exemplo, para ajudar na detecção precoce de rejeição a aloenxertos (veja pp. 51-55).

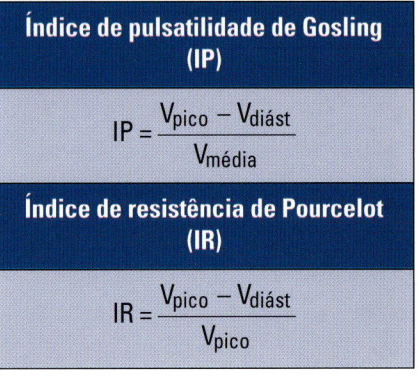

Índice de pulsatilidade de Gosling (IP)
$IP = \dfrac{V_{pico} - V_{diást}}{V_{média}}$
Índice de resistência de Pourcelot (IR)
$IR = \dfrac{V_{pico} - V_{diást}}{V_{pico}}$

Tabela 12.1

Aliasing

Se a mudança de frequência medida exceder o limite de Nyquist da frequência de repetição de pulso (FRP)/2 a velocidades de fluxo muito altas, a porção correspondente do traçado de onda será cortada e exibida no lado oposto do espectro (**Fig. 12.2a**). Esse fenômeno é análogo ao efeito conhecido como "wagon wheel" (roda de vagão) em filmes de faroeste, em que os raios das rodas parecem subitamente girar na direção oposta por causa do índice lento de velocidade dos fotogramas do filme. O fenômeno de *aliasing* (distorção ou serrilhado na largura de banda) nos espectros Doppler pode ser corrigido, aumentando-se a FRP ou mudando-se a linha básica zero (**Fig. 12.2b**).

Na imagem de fluxo colorida, o *aliasing* se manifesta pela reversão de cor no centro do vaso marcado pela predominância de cores brilhantes do espectro. Isso pode ocorrer, por exemplo, em vasos com aceleração de fluxo intra ou pós-estenótica ou se a FRP for definida baixa demais (**Fig. 12.3a**). A **Figura 12.3b** mostra a mesma imagem após o ajuste da FRP. Esse fenômeno difere de um componente real de fluxo reverso, em que predominam as áreas mais escuras do espectro de cor. Outras maneiras de corrigir *aliasings* são encontradas na **Tabela 12.4**.

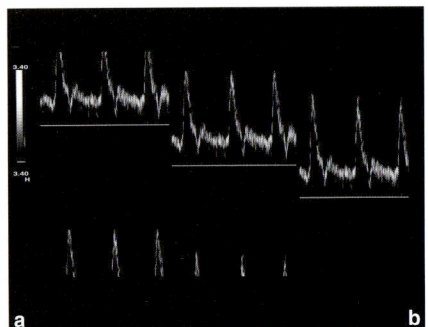

Fig. 12.2 *Aliasing* no espectro Doppler.

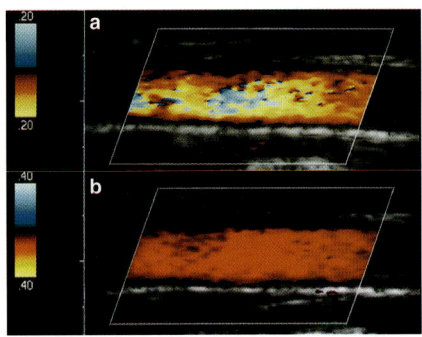

Fig. 12.3 *Aliasing* no fluxo de imagem colorido.

Meios de correção de *aliasing*
• Aumentar a FRP, caso ela já esteja no máximo:
• Reduzir a profundidade de penetração
• Mudar a linha de base (pode dobrar a faixa de frequências mensuráveis)
• Usar um transdutor de frequência mais baixa
• Aumentar o ângulo α de insonação (dentro dos limites, pois isso aumentará a margem de erro)

Tabela 12.4 Compensação para *aliasing*

Teoria hemodinâmica geral

Quando um grande vaso se bifurca, o padrão de fluxo anteriormente laminar (⬇) assume gradativamente uma forma parabólica (⬇), que reflete a diferença maior entre as velocidades mais altas de fluxo no centro do lúmen e o fluxo mais lento ao longo da parede do vaso (**Fig. 12.5**).

Caso coxins de gordura ou calcificações tornem irregular a parede normalmente lisa do vaso, essa distorção perturbará o padrão de fluxo laminar e dará origem a zonas turbulentas (veja **Fig. 13.3**).

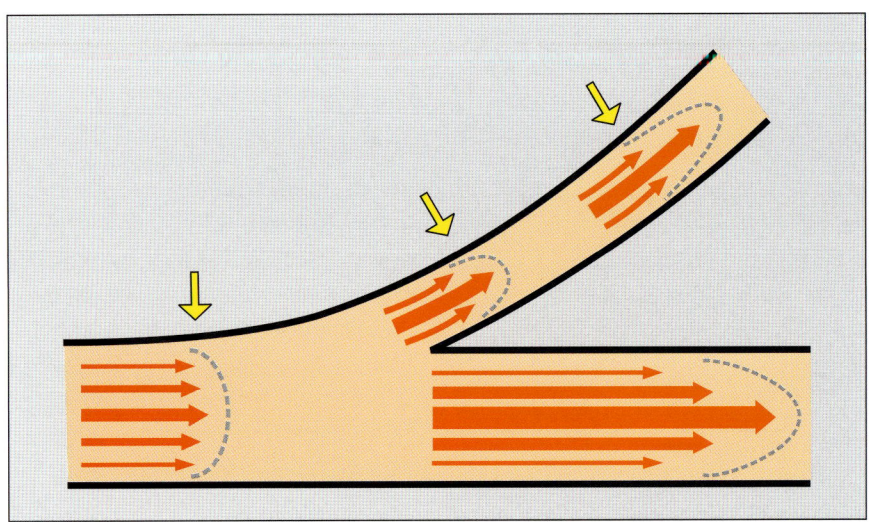

Fig. 12.5

Sinais de estenose no espectro Doppler

Estes sinais dependem não só do grau da estenose, mas também da localização do sítio de amostragem em relação à estenose. Quando a sonda de ultrassom é posicionada proximal a uma estenose arterial, o traçado de onda amostrado é bem diferente daquele registrado dentro da estenose ou em várias distâncias além dela.

Um traçado de onda adquirido proximal à estenose mostrará, com frequência, pouca ou nenhuma alteração, dependendo da disponibilidade de vasos colaterais (**Fig. 13.1**). Já um traçado de onda registrado a curta distância proximal à estenose, sem artérias intervenientes que possam funcionar como colaterais, mostrará tipicamente um padrão "backwash" (retrolavagem), especialmente em sítios bem proximais a uma estenose de grau muito alto (subtotal) ou oclusão. Quando a onda de pulso encontra uma oclusão vascular e é refletida de volta a partir dessa oclusão, o espectro mostra um aumento anormal em fluxo reverso com atraso muito pequeno no TTP e pouca redução em VSP (**Fig. 13.2**).

O componente de fluxo reverso (demonstrado aqui abaixo da linha básica) dura (⟷) mais que o fluxo sistólico de entrada (demonstrado aqui acima da linha básica), mas atinge somente cerca de 1/3 (↑) ou 1/4 da velocidade sistólica de pico, dependendo da elasticidade da parede do segmento vascular afetado. Como resultado, as áreas sombreadas e ligadas pelas deflexões do traçado de onda acima e abaixo da linha básica são de tamanho aproximadamente igual. Por isso, por exemplo, enquanto uma oclusão de artéria carótida na base do crânio ou no sifão carotídeo geralmente não possa ser detectada diretamente, a descoberta de um padrão "backwash" associado à artéria carótida interna (ACI) ipsolateral pode ser muito útil em um diagnóstico complementar ou no planejamento da terapia.

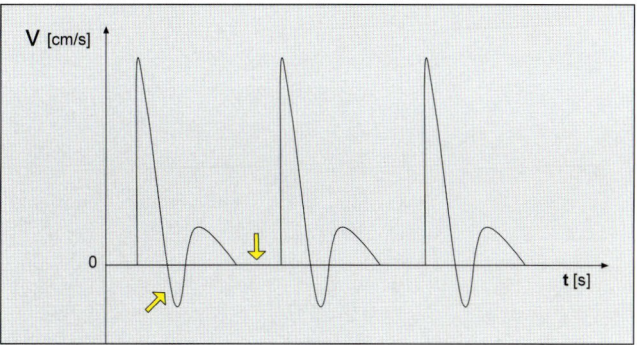

Fig. 13.1 Com frequência, o traçado de onda pré-estenótico não mostra alterações.

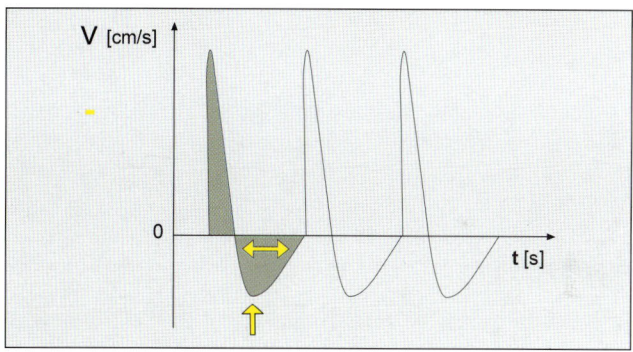

Fig. 13.2 Traçado de onda proximal a uma oclusão.

Ao contrário, um traçado de onda intraestenótico mostra um aumento definitivo em velocidade de fluxo. Quanto menor o lúmen residual da artéria, mais rápido o sangue viajará através do sítio de estreitamento, com aumento correspondente em $V_{máx}$ ou VSP. No caso de estenose de grau relativamente alto (> 75% de estreitamento luminal), a aceleração do fluxo intraestenótico (**15a**) pode atingir valores de vários metros por segundo. Essa aceleração, ainda, é detectável por vários centímetros após a estenose, como "jato pós-estenótico" (**15b**), mas diminui rapidamente à medida que se distancia da estenose (**Fig. 13.3**). Diferentemente de um traçado de onda "normal", o traçado de onda intraestenótico registrado de uma estenose subtotal não volta mais a velocidades lentas, mas permanece alto, interrompido somente por picos sistólicos (↙) que ocorrem acima do traçado de onda elevado (**Fig. 13.4**).

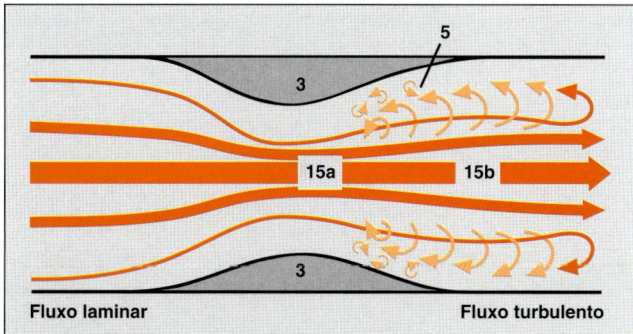

Fig. 13.3 Aceleração de fluxo intraestenótico com zonas turbulentas próximas à parede do vaso (**5**).

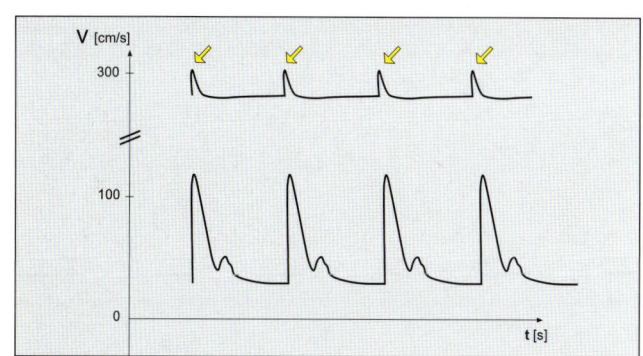

Fig. 13.4 Traçado de onda registrado em estenose de alto grau > 90% (acima) comparado ao traçado de onda normal (abaixo).

Uma vez que, em geral, essa aceleração de fluxo intraestenótico aumenta proporcionalmente ao grau de estreitamento luminal, a VSP intraestenótica pode servir como medida para o grau de estenose (veja Tabela 78.3). A proporção da VSP, que relaciona a VSP intraestenótica com a VSP pré ou pós-estenótica do mesmo segmento arterial, comprovou ser uma medida útil para a quantificação de estenoses múltiplas consecutivas [1.7]. Essa proporção (Tabela 14.1) assegura que o grau estimado da estenose não seja distorcido pela presença de outras estenoses adjacentes.

Outro critério para estenose em traçados de onda intraestenóticos ou imediatamente pós-estenóticos é o preenchimento da janela espectral (12) abaixo do pico sistólico. Isso significa que a turbulência à época da VSP também deu origem a componentes de velocidade surpreendentemente lentos (Fig. 14.2a), os quais normalmente não deveriam existir em fluxo laminar – pelo menos no centro do vaso durante a sístole (Fig. 14.2b).

Quantificação de estenose com a proporção VSP	
Proporção-VSP	Redução em área transversal
< 2,5	0-49%
> 2,5	50-74%
> 5,5	75-99%

Tabela 14.1

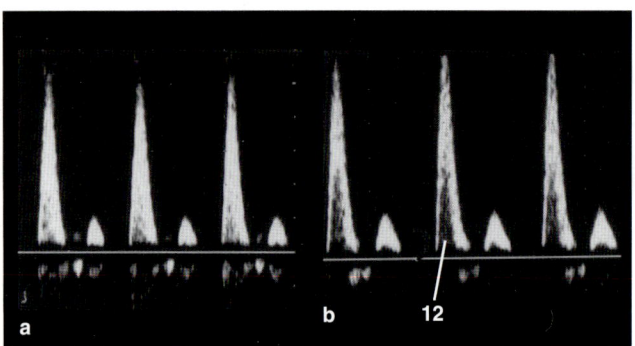

Fig. 14.2 Janela espectral: preenchida (a) e vazia (b).

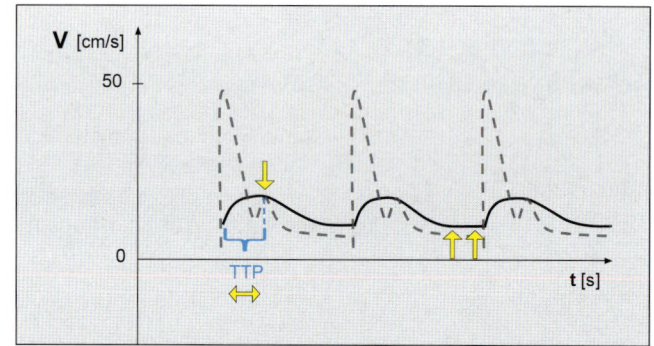

Fig. 14.3 Traçado de onda pós-estenótico registrado bem após uma estenose de alto grau.

Um espectro adquirido bem após a estenose, como o espectro da artéria tibial, obtido distal a uma estenose da artéria femoral ipsilateral, é marcado por um *upstroke* atrasado em relação a uma VSP diminuída (↓) e TTP prolongado (⟷) (veja p. 10). Dependendo do grau da estenose, pode ocorrer, também, uma elevação relativa de velocidades diastólicas (↑) como evidência de isquemia periférica (Fig. 14.3).

Sinais espectrais de estenose proximal
1. Redução pós-estenótica em VSP (depende do grau de colaterização)
2. Alongamento de TTP pós-estenótico
3. Elevação pós-estenótica de traçado de onda diastólico (depende do grau de isquemia)

Tabela 14.4

Considerando-se todos os critérios para doença arterial estenótica juntos, podemos observar os seguintes sinais (Tabela 14.5):

Critério	Sítio de amostragem			
	Pré-estenótico	Intraestenótico	Jato pós-estenótico	Distante da estenose
VSP	normal	↑-↑↑	(↑)	↓
TTP	normal	normal	(↑)	↑
Nível de fluxo diastólico	normal ou possível aumento em fluxo reverso	normal-↑↑ (dependendo do grau da estenose)	↑	↑-↑↑ (dependendo do grau da estenose)
Janela do espectro	vazia	(pode estar preenchida)	preenchida	normal

Tabela 14.5 Critérios qualitativos de espectro para a detecção de estenose (para critérios quantitativos, veja Tabela 78.3)

1 Física básica e princípios técnicos

Onze passos para obtenção da imagem ideal

Os passos necessários para se obter uma imagem de modo B otimizada e impecável, imagem de fluxo colorido e do espectro Doppler estão resumidos na **Tabela 15.1** e detalhados a seguir. Essa tabela está incluída também na página removível de lista de verificação, de modo que possa ser destacada e levada no bolso de seu avental.

Passos para otimização da imagem	
Imagem do modo B	
Passo 1	Angular a sonda em relação ao eixo do vaso
Passo 2	Colocar apenas uma zona de foco no centro do lúmen do vaso
Passo 3	Definir o ganho do modo B para um nível baixo
Imagem de fluxo colorido	
Passo 4	Usar a direção do feixe para melhorar o ângulo feixe-vaso (angulado distante de 90°, ver p. 8)
Passo 5	Ajustar a FRP para a velocidade de fluxo predominante
Passo 6	Aumentar o ganho de cor até a ocorrência de fluorescência, abaixando o ganho em seguida, até que os sinais de cor fiquem confinados ao lúmen do vaso (sem *pixels* de cor extravasculares)
Espectro Doppler	
Passo 7	Posicionar o volume de amostragem (VA) no centro do vaso e definir o tamanho de VA em metade a 2/3 do diâmetro luminar
Passo 8	Ajustar o nível da linha de base para componentes do espectro acima ou abaixo dessa linha, para eliminar o corte do traçado de onda no topo ou embaixo
Passo 9	Ajustar a faixa de velocidade (FRP_{DP}). Caso ainda ocorra o fenômeno de *aliasing*: Traço Doppler muito curto => FRP_{DP} ↓ => para expandir o traço verticalmente Traço Doppler muito alto => FRP_{DP} ↑ => para comprimir o traço verticalmente
Passo 10	Ajustar o ganho de DP para obter uma boa proporção de contraste-ruído: Tentar obter fundo escuro sem *pixels* de ruído, mas não definir o ganho baixo demais (para detecção automática da curva do envelope)
Passo 11	Lembrar-se de inserir o ângulo de insonação!

Tabela 15.1

Otimizando a imagem do modo B

A sonda de ultrassom deverá ser angulada levemente (↗) de modo que a frente da onda de ultrassom colida com a parede do vaso obliquamente e não em um ângulo de 90° **(Fig. 15.2)**. Isso é especialmente importante para a varredura de vasos que correm paralelos à pele, como as artérias carótidas. Todo cuidado deve ser tomado para manter o contato acústico com a pele (⇒) ao angular-se a sonda. O próximo passo é posicionar uma única zona de foco na profundidade correspondendo ao centro do vaso **(Fig. 15.3)**, pois zonas focais múltiplas frequentemente causarão lentidão exagerada da taxa de velocidade dos fotogramas. O passo final é reduzir levemente o ganho do modo B ("um pouco mais escuro") para melhorar a qualidade da investigação por imagens do fluxo colorido subsequente **(Fig. 15.4)**. Em geral, isso é feito ou girando-se um dial em sentido anti-horário (↶) ou diminuindo o interruptor deslizante.

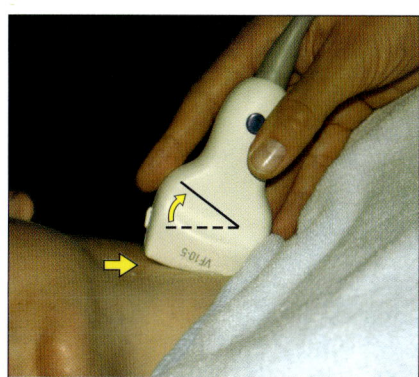

Fig. 15.2 Angulação da sonda.

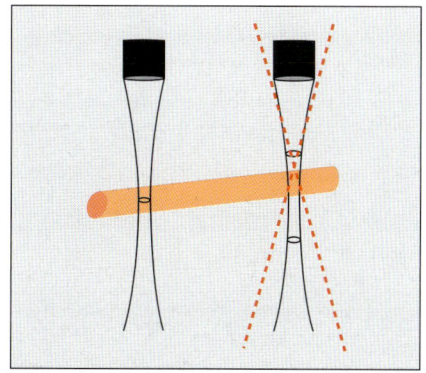

Fig. 15.3 Uma zona de foco é colocada no centro do vaso.

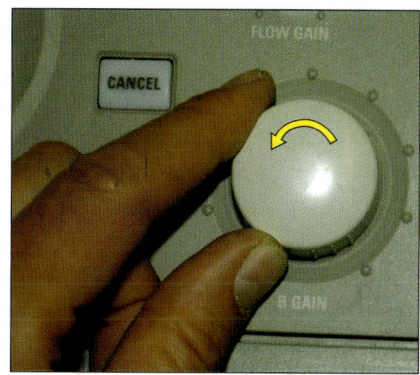

Fig. 15.4 Redução do ganho.

Física básica e princípios técnicos

Otimização da imagem do fluxo colorido

Passo 4: Ao usar-se uma sonda linear, você poderá melhorar o ângulo de insonação (veja **Fig. 8.4**) ativando a direção do feixe para angular a frente da onda de ultrassom em relação ao vaso de interesse. Isso é feito empurrando o botão "de direção" uma ou mais vezes **(Fig. 16.1)** ou girando-se o dial, dependendo do equipamento e do fabricante. Isso deverá melhorar significativamente a codificação de cores, especialmente nas margens do vaso **(Fig. 16.2)**, em comparação às definições regulares **(Fig. 16.3)**.

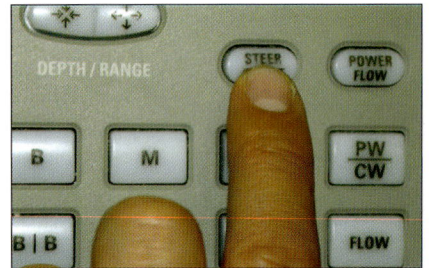

Fig. 16.1 Angulação da direção do feixe.

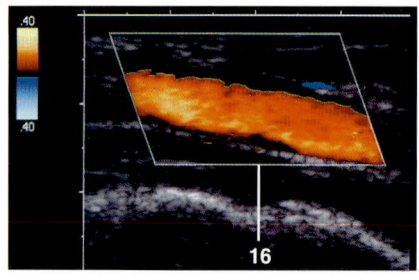

Fig. 16.2 Com a direção do feixe.

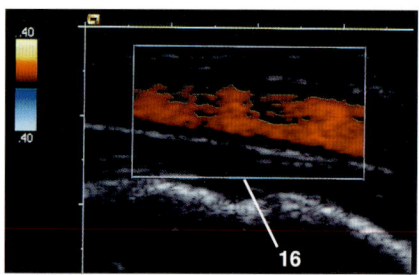

Fig. 16.3 Sem a direção do feixe.

Passo 5: Otimizar a iluminação de cor do lúmen do vaso, ajustando a FRP à velocidade predominante. Se ocorrer reversão da cor **(6)** durante a sístole com predominância de cores brilhantes do espectro (*aliasing*, veja p.12) **(Fig. 16.4)**, ajustar a FRP em incrementos ou o botão de velocidade para aumentar a FRP (nas artérias, mas apenas um passo por duração do pulso), até que a distorção *(aliasing)* desapareça **(Fig. 16.5)**.

Se não houver *aliasing* inicial durante a sístole, ou se anulações de cor aparecerem na parte periférica do lúmen do vaso **(17) (Fig. 16.6)**, reduzir a FRP em incrementos até a ocorrência da reversão de cor, a seguir definir a FRP para apenas um passo mais alto. Não confundir a reversão de cor causada por um fluxo reverso "verdadeiro" (com predominância de escuro = cores espectrais de baixa velocidade) com *aliasing*.

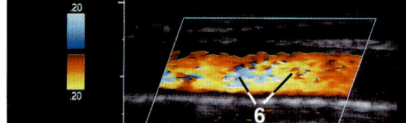

Fig. 16.4 FRP muito baixa = > *aliasing*.

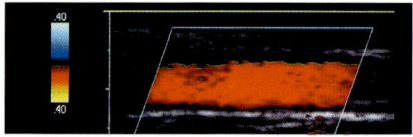

Fig. 16.5 Definição ideal de FRP.

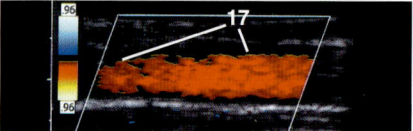

Fig. 16.6 FRP excessivamente alta.

Passo 6: O último passo no ajuste de cor é otimizar o ganho de cor. Verificar se os *pixels* de cor estão superpostos sobre o eco da íntima-média em uma artéria ou sobre a margem de um vaso venoso (artefato de "fluorescência") e verificar a presença de quaisquer sinais extravasculares de cor **(Fig. 16.7)**. A fluorescência indica ganho excessivo de cor que impedirá a identificação de quaisquer trombos que possam estar aderidos à parede do vaso.

Se o ganho for definido alto demais, girar o controle de ganho de cor em sentido anti-horário (ou abaixar o interruptor deslizante), até o ponto em que a distorção *(aliasing)* desapareça **(Fig. 16.8)**.

Por outro lado, se a imagem inicial mostrar preenchimento incompleto de cor do lúmen do vaso **(Fig. 16.9)**, girar novamente o dial de ganho de cor em sentido horário (ou aumentar o interruptor deslizante), até que a fluorescência apareça na sístole, e a seguir diminuir levemente o ganho.

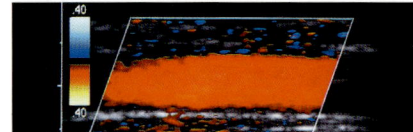

Fig. 16.7 Artefato de fluorescência ("blooming").

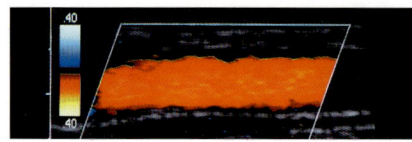

Fig. 16.8 Ganho ideal de cor.

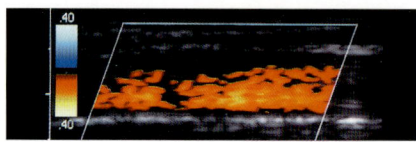

Fig. 16.9 Ganho de cor muito baixo.

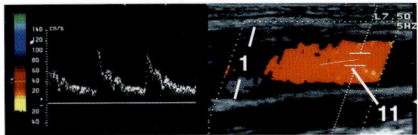

Fig. 17.1 VA na posição correta.

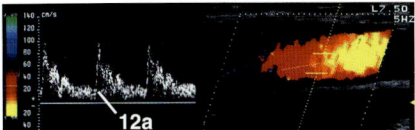

Fig. 17.2 VA fora do centro.

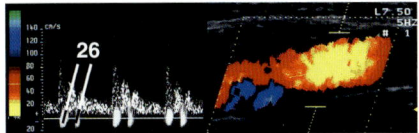

Fig. 17.3 VA muito grande.

Otimização do espectro Doppler

Passo 7: Na maioria dos equipamentos, o Doppler pulsado é ativado pressionando o botão DP ou D. Isso exibe automaticamente um volume de amostragem (VA, **11**) no centro da imagem. Posicionar esse volume de amostragem no centro do lúmen do vaso **(1)**, ajustando a seguir o tamanho para metade ou, no máximo, 2/3 do diâmetro do vaso **(Fig. 17.1)**.

Se o VA for posicionado fora do centro e próximo à margem do vaso, ele também identificará os componentes de baixa velocidade, causando o preenchimento da janela espectral antes vazia **(12a** na **Fig. 17.2)** em relação à definição normal **(Fig. 17.1)**. Essa perda da janela espectral vazia poderá ser confundida com turbulência, criando um sinal falso-positivo de estenose.

Esse efeito é composto com o VA muito grande, de modo a detectar não só velocidades de fluxo lentas, próximas à parede do vaso, mas também os movimentos da parede resultantes das pulsações vasculares. Esses movimentos aparecerão no espectro Doppler, como artefatos brilhantes **(26)**, localizados próximos à linha de base **(Fig. 17.3)**.

Passo 8: Caso partes do espectro apareçam grampeadas, isso pode ser corrigido mudando-se a linha de base. Com um traçado de onda bifásico ou venoso, o espectro será exibido em apenas um lado da linha de base **(Fig. 17.4)**. Com um traçado de onda trifásico, o nível dessa linha deverá ser ajustado para que cerca de 2/3 a 3/4 da altura da imagem sejam exibidos no lado sistólico, e somente 1/4 a 1/3 no lado contendo o componente de fluxo reverso.

Passo 9: Se o espectro ainda aparecer grampeado verticalmente em relação a uma definição normal **(Fig. 17.5)** apesar do ajuste da linha de base **(Fig. 17.6)**, a faixa de velocidade (FRP_{DP}) deverá ser aumentada para comprimir o traçado Doppler. Se o traçado aparecer muito curto **(Fig. 17.7)**, ele poderá ser expandido na vertical, reduzindo-se a FRP_{DP}.

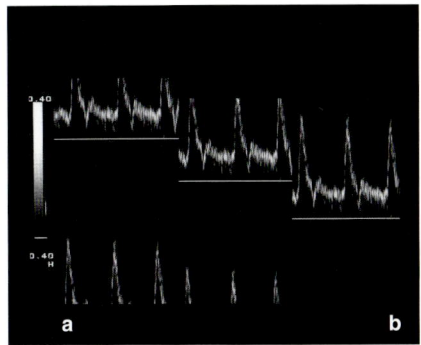

Fig. 17.4 Ajuste para linha de base zero.

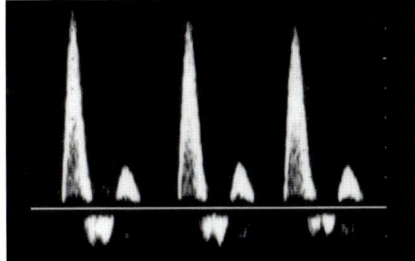

Fig. 17.5 FRP_{DP} correta.

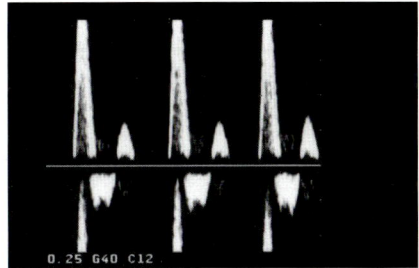

Fig. 17.6 FRP_{DP} muito baixa.

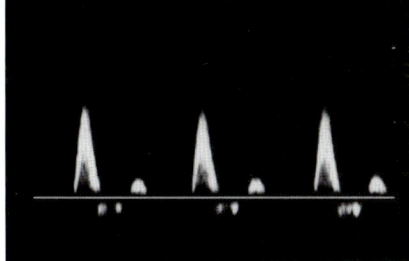

Fig. 17.7 FRP_{DP} muito alta.

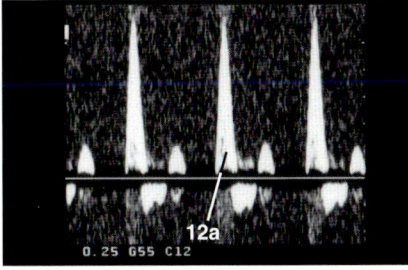

Fig. 17.8 Ganho de DP muito alto.

Passo 10: Agora é preciso ajustar a amplificação do sinal de Doppler (ganho de DP) para exibir o traçado de onda na intensidade máxima, enquanto apenas elimina-se o ruído de fundo não desejado (*pixels* fora do traço espectral "verdadeiro"). Caso contrário, o uso subsequente da detecção automática da curva do envelope pico-velocidade levará a valores falsos, ou perda de tempo, ajustando-se a sensibilidade para o programa de detecção. O ganho excessivo de Doppler também pode causar preenchimento falso **(12a)** da janela espectral **(Fig. 17.8)**.

Passo 11: Por fim, não esquecer de inserir o ângulo de insonação, para que o equipamento exiba informações precisas de velocidade em cm/s (veja p. 8).

Física básica e princípios técnicos

Fontes comuns de erro		
Problema	**Causa**	**Solução**
Amplitudes de sinal baixas ou codificação colorida deficiente	Ângulo do feixe > 60°	Obliquar o transdutor
	Ganho no modo B muito elevado	Reduzir o ganho no modo B
	Ganho de cor muito baixo	Aumentar o ganho do sinal colorido
	FRP muito alta (nas veias)	Diminuir a FRP
	Filtro da parede muito espesso (nas veias)	Reduzir o filtro da cor
Aliasing a despeito de Modo B e Doppler pulsado normais	FRP muito baixa	Aumentar a FRP ou modificar a linha de base
Velocidades baixas a despeito de imagem colorida normal	Correção de ângulo defeituosa	Realinhar a barra de ângulo paralelamente aos eixos do vaso
Janela espectral do Doppler pulsado enche com sinal de áudio e velocidades de fluxo normais	Ganho do DP muito alto	Reduzir o ganho do DP até que a janela espectral fique preta (livre de ruídos)
Traço do Doppler das artérias periféricas mostra padrão trifásico normal, porém está acima da linha de base	Hiperemia após esforço físico, causando diminuição na resistência periférica	Deixar o paciente de repouso no mínimo 10 min e repetir o exame

Tabela 18.1

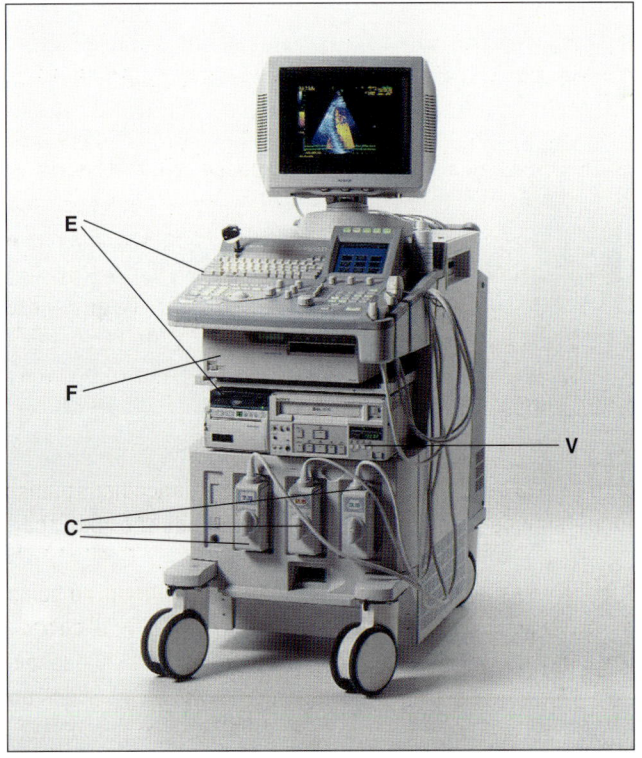

Fig. 18.2

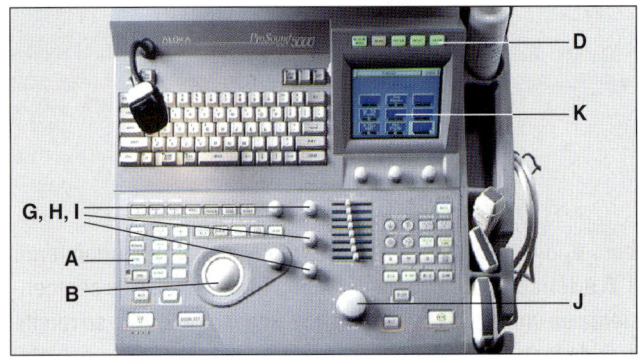

Fig. 18.3

Características do equipamento

Um *scan* conversor de alta capacidade (**A**) é vantajoso para quase todas as aplicações. O *trackball* (**B**) pode ser utilizado para acessar e capturar o ponto ótimo do ciclo cardíaco a partir da memória *cine-loop*. Três entradas para portas separadas (**C**) capacitam o usuário a trocar entre diferentes transdutores ao toque de um botão (**D**), eliminando a necessidade de conectar e desconectar fios de transdutores durante o exame. O arquivo de imagem digital (**E**) e a comunicação entre as redes de dados tornaram-se compatíveis com o DICOM em algumas máquinas (**Fig. 18.2**), embora com alguns fabricantes você ainda tenha que fazer um teste prático com esta característica antes de comprar o dispositivo (ver abaixo). O sistema deve incluir uma impressora colorida (**F**) e um gravador de vídeo (**V**) para tornar os achados disponíveis para os pacientes externos. Os controles para a FRP (**G**), ganho de cor (**H**), ganho de Doppler pulsado (**I**), ganho do modo B (**J**) são mostrados na **Figura 18.3**. Outro aspecto útil é a capacidade para armazenar diversos ajustes definidos pelo usuário (**K**), eliminando a necessidade de reajustar todos os parâmetros em cada exame.

Necessidades relevantes DICOM – ultrassom

Se os dados de imagem dúplex colorida tiverem que ser transferidos entre redes, o sistema ultrassom deverá suportar as seguintes classes de serviço DICOM:

- Armazenamento (de imagem isolada e de *cine-loop* em cores e em escala de cinza)
- Impressão (funções de impressão para escala de cinza e colorida)
- Manuseio da lista de trabalho (transferência de dados do paciente a partir do sistema de informação do hospital)
- Mídia de armazenagem (ou mídia removível)
- Relatório estruturado.

O sistema deve suportar suplementos 1, 2, 3, 5, 10, 29 e 31.

2 Imagem cerebrovascular

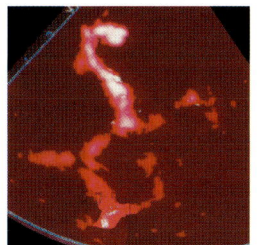

Andreas Dietz
Matthias Hofer
Matthias Sitzer

Artérias cerebrais extracranianas
Vias colaterais	20
Achados normais na circulação anterior	
Orientação anatômica	21
Lesões estenóticas das artérias carótidas internas	
Quantificação da estenose em carótida interna	22
Espessura Íntima-Média (EIM) do sistema carotídeo	23
Circulação posterior	25

Artérias cerebrais intracranianas
Exame transtemporal das artérias intracranianas	26
Achados normais do círculo de Willis	
Exame transnucal da artéria basilar	
Achados na doença vascular intracraniana	27
Circulação colateral	

Avaliação crítica e desafio — 28

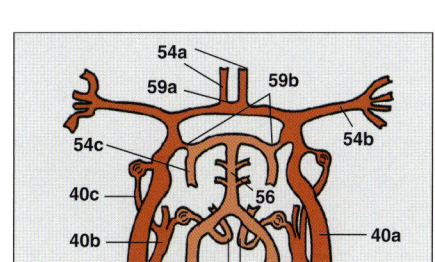

Fig. 19.1

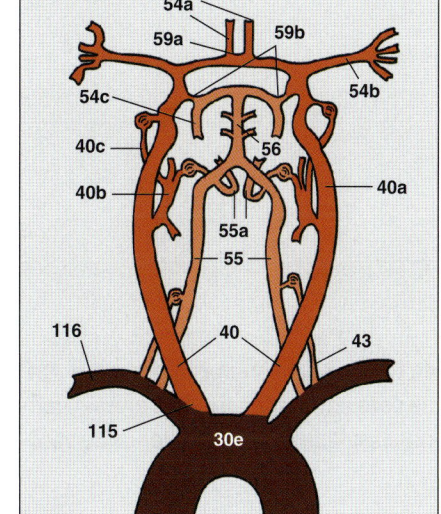

Anatomia segmentar das artérias vertebrais

V_0: Origem na artéria subclávia
V_1: De V_0 até penetrar nos forames transversos
V_2: Segmento no interior do canal costo-transverso (C_2–C_6)
V_3: Segmento ao nível da curva no atlas
V_4: Segmento intracraniano terminal

Tabela 19.2

Introdução

O principal objetivo da avaliação cerebrovascular com IDC é quantificar o grau de estenose causado por doença vascular aterosclerótica nos pacientes sintomáticos que possuem uma história de ataques isquêmicos transitórios ou de acidente vascular cerebral. O estudo deve estabelecer tanto o grau de estenose como a extensão do segmento vascular afetado. A circulação colateral também deve ser avaliada para determinar o risco de complicação pré-operatória ou pré-intervenção. Um estudo acurado requer conhecimento da anatomia cerebrovascular e achados normais, que serão revisados neste capítulo antes de abordar lesões vasculares típicas afetando as circulações anterior e posterior.

Anatomia cerebrovascular

Primeiro, observe o diagrama à esquerda e veja se você pode nomear os vasos sanguíneos numerados. Se houver algum que você não pode identificar, cheque os números destacados no texto abaixo.

O círculo de Willis é normalmente suprido pelas artérias carótidas (**circulação anterior**) e pelas artérias vertebrais (circulação posterior). As origens das artérias carótidas comuns (ACC, **40**) do arco aórtico (**30e**) no lado direito a partir do tronco braquiocefálico (**115**) e no lado esquerdo são locais relativamente incomuns de formação de placa. As estenoses mais comumente se desenvolvem no local onde a ACC se bifurca em artéria carótida interna (ACI, **40a**) e artéria carótida externa (ACE, **40b**). O primeiro ramo intracraniano da ACI é a artéria oftálmica. Logo além dela, a ACI se divide em artéria cerebral média (ACM, **54b**) e artéria cerebral anterior (ACA, **54a**) (**Fig. 19.1**).

A **circulação posterior** é suprida pelas artérias vertebrais (**55**). Em torno de 4% dos casos elas surgem diretamente do arco aórtico (**30e**), porém geralmente elas emergem da artéria subclávia (**116**), frequentemente emergindo em um nível mais proximal no lado esquerdo do que no lado direito. Cada artéria vertebral é subdividida em 5 segmentos (**Tabela 19.2**). O segmento proximal junto à origem é denominado V_0. O segmento V_1 geralmente se estende ao processo transverso da vértebra C_6, porém, ocasionalmente, a artéria penetra no forame na região de C_5. O segmento V_2 é o mais acessível ao exame do ultrassom da metade do pescoço para cima. A curva da artéria vertebral na altura do atlas constitui o segmento V_3. O segmento V_4 é intracraniano, e, a artéria cerebelar posterioinferior (ACPI, **55a**) emerge desta porção distal. A artéria vertebral pode ser hipoplásica em certos segmentos. As artérias vertebrais direita e esquerda se unem para formar a artéria basilar (**56**), que se ramifica em artéria cerebral posterior (**54c**) a cada lado.

Imagem cerebrovascular

Vias colaterais

1. **Estenose grave ou oclusão da ACI:** Na via colateral principal da ACE **(40b)** para o território da ACI **(40a)**, o sangue penetra no crânio por uma rota retrógrada via artéria supratroclear **(164a)** e artéria oftálmica **(164) (Fig. 20.1)**. Alternativamente, a ACI contralateral pode compensar uma estenose de alto grau suprindo, de forma cruzada, o fluxo através da artéria comunicante anterior **(59a) (Fig. 19.1)**. O cirurgião precisa estar ciente de qualquer hipoplasia ou aplasia do segmento proximal A_1, de forma a avaliar o risco cirúrgico. Finalmente, a circulação posterior pode suprir o fluxo colateral via artéria comunicante posterior **(59b)**, se o segmento ipsilateral P_1 não for aplásico.

2. **Estenose grave ou oclusão da artéria vertebral:** Uma estenose proximal da artéria vertebral pode ser colateralizada pela artéria cervical profunda a partir do tronco tireocervical **(43)** ou por ramos da artéria occipital **(40c)** a partir do território da ACE **(Fig. 19.1)**. Em uma estenose da artéria basilar, as artérias comunicantes posteriores **(59b)** ou anastomoses leptomeníngeas a partir do território da ACM formam os únicos canais colaterais disponíveis. A aplasia do segmento P_1 com uma origem direta da ACP a partir da ACI pode ter um efeito benéfico nestes casos.

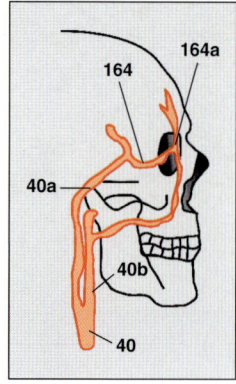

Fig. 20.1

Achados normais na circulação anterior

Muitos examinadores preferem assumir uma posição sentada por trás da cabeça do paciente reclinado **(Fig. 20.2a)**. O exame pode ser iniciado a partir da frente colocando-se o transdutor próximo à linha média e visibilizando-se a ACC **(40)** na seção tranVAersa **(Fig. 20.2b)**. Geralmente, este vaso está localizado posteromedial à veia jugular interna **(41a)**. Variações respiratórias normais no calibre da veia jugular podem ser acentuadas fazendo o paciente realizar a manobra de Valsalva; frequentemente isto permite a identificação imediata do vaso na imagem de modo B. Normalmente, o plano transverso está disposto como se fosse visto a partir de baixo, causando uma aparente reversão da direita para a esquerda.

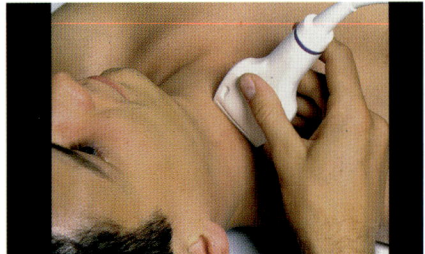
Fig. 20.2a

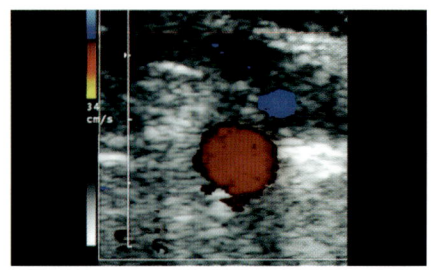
Fig. 20.2b

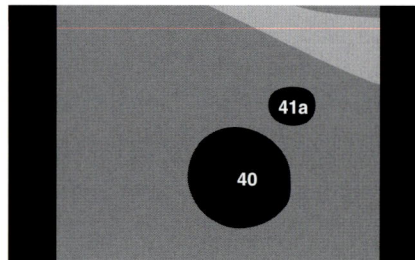
Fig. 20.2c

Quando o transdutor é rodado 90° para o eixo longitudinal **(Fig. 20.3a)**, o lado direito da imagem é o inferior e o lado esquerdo é o superior, como no ultrassom abdominal [2.1]. Veja a separação fisiológica do fluxo **(7)** que ocorre onde a ACC se bifurca e se abre no bulbo carotídeo no lado da ACI **(40a, Fig. 20.3b)**. Esta expansão abrupta normalmente cria um vórtice circunscrito, que não deve ser confundido com fluxo reverso pós-estenótico patológico, turbulência ou *aliasing*.

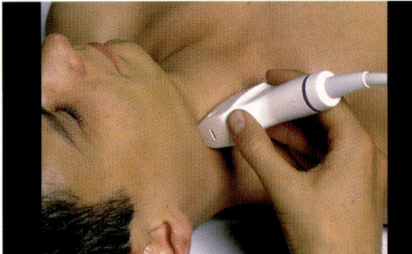
Fig. 20.3a

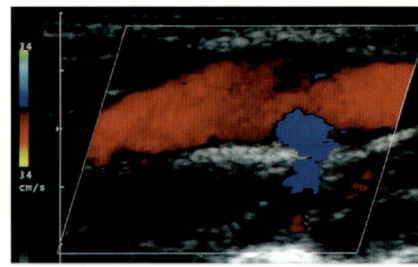
Fig. 20.3b

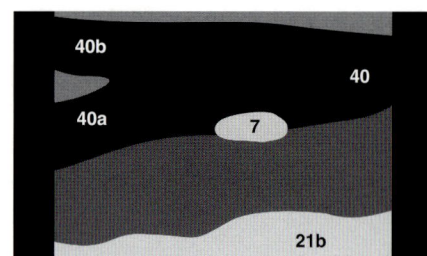
Fig. 20.3c

O espectro Doppler da ACC **(Fig. 20.4)** geralmente mostra uma velocidade sistólica de pico algo mais elevada (VSP) do que a da ACI. A ACI **(Fig. 20.5)** mostra um nível mais elevado de fluxo diastólico (⬇) devido à resistência periférica intracraniana relativamente baixa. Isto contrasta com a ACE **(40b)**, que tipicamente produz um sinal de áudio "sibilante" com velocidades sistólicas relativamente altas e velocidades diastólicas baixas. A ACE pode mostrar um espectro trifásico, que inclui um componente de fluxo reverso (↩) **(Fig. 20.6)**. Aqui a artéria tireóidea superior **(43a)** está visível no *display* colorido.

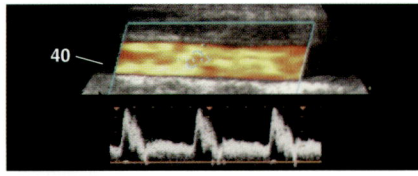
Fig. 20.4

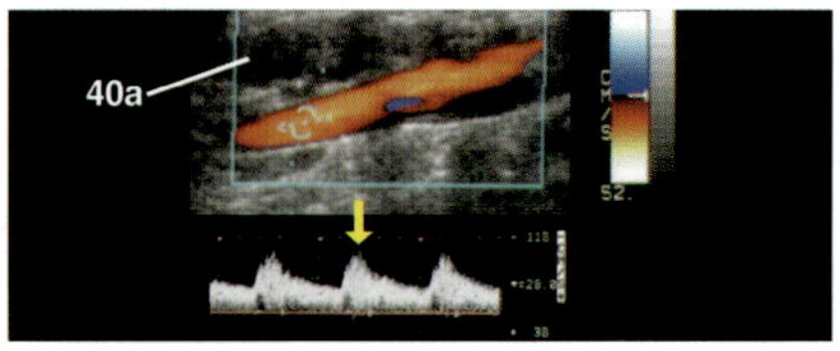

Fig. 20.5

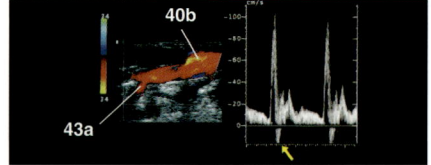
Fig. 20.6

Imagem cerebrovascular

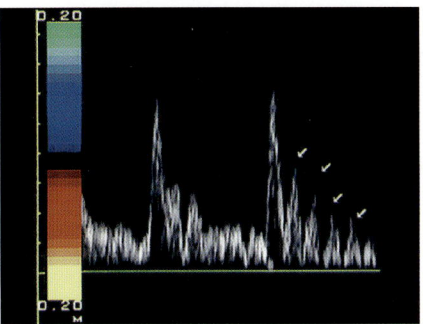

Fig. 21.1

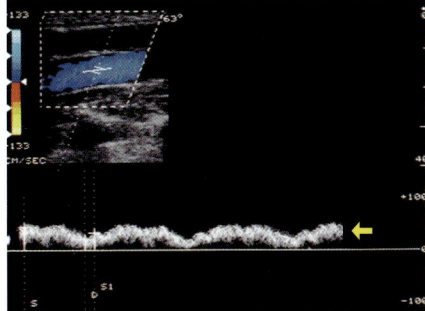

Fig. 21.2

Orientação anatômica

Quando visibilizada no eixo longo, a ACI normalmente corre posterolateralmente, movendo-se para longe do transdutor, enquanto a ACE permanece próxima do transdutor durante uma distância mais longa. Se a identificação do vaso deixar dúvida, a compressão repetitiva da artéria temporal superficial produzirá uma oscilação (🖊) na onda espectral da ACE **(Fig. 21.1)**. A veia jugular interna **(41a)** é facilmente distinguida da ACI pelo sentido do seu fluxo (⇐) e pelo seu traçado espectral achatado **(Fig. 21.2)**.

Lesões estenóticas das artérias carótidas internas

Depósitos ateroscleróticos nem sempre contêm calcificações com sombra acústica. "Placas moles" (🖊) **(3)** aparecem como lacunas hipoecoicas, em formato crescente ou circunferenciais no lúmen colorido **(1)** ao longo da parede do vaso **(Fig. 21.3a)**. A extensão craniocaudal (⬉⬊) da placa pode ser acuradamente documentada com IDC **(Fig. 21.3b)**. A **Figura 21.4a** mostra uma estenose calcificada grave de ACI **(10)** com turbulência intraestenótica e pós-estenótica **(5)** e com sombra acústica **(18)**. O lúmen residual **(1)** é frequentemente definido mais claramente ao *power* Doppler (ver p. 106) **(Fig. 21.4b)**. Também é comum encontrar uma aceleração excêntrica do fluxo **(15a)**, neste caso de 290 cm/s. O aliasing **(6)** (mudança da cor de amarelo a verde) está presente na parede do vaso em oposição à placa **(Fig. 21.5)**. No caso de uma oclusão **(22)**, mesmo o ajuste de fluxo colorido mais sensível mostrará apenas uma placa hipoecoica **(4)** no lugar do sinal de fluxo intraluminal **(Fig. 21.6)**. O *display* mostra oclusão da ACI em seção longitudinal **(a)** e seção transversa **(b)** com a ACE adjacente **(40b)** e um sinal de oclusão típico **(c)** com ausência de fluxo diastólico final (⇩). O fluxo reverso no coto vascular produz um padrão de cor característico causado pelo fluxo colidindo com a obstrução na sístole e revertendo na diástole.

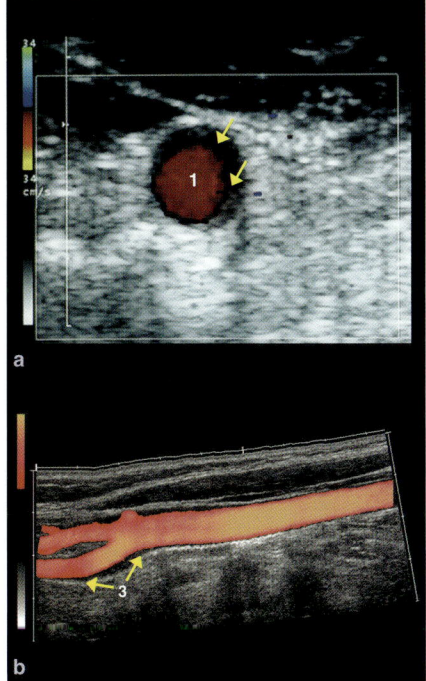

Fig. 21.3

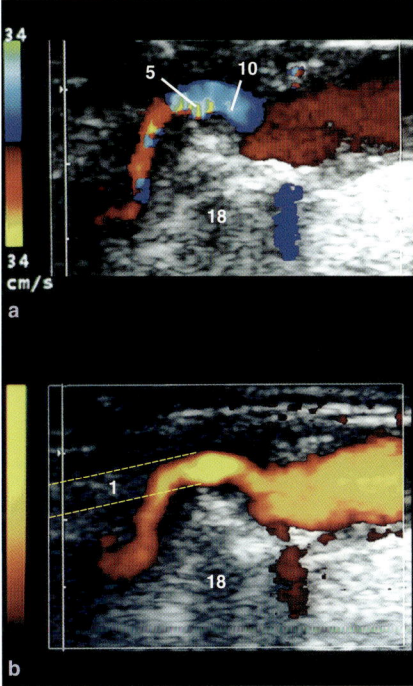

Fig. 21.4

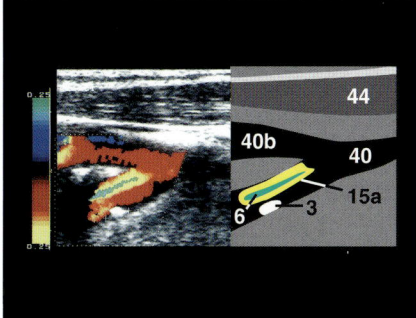

Fig. 21.5

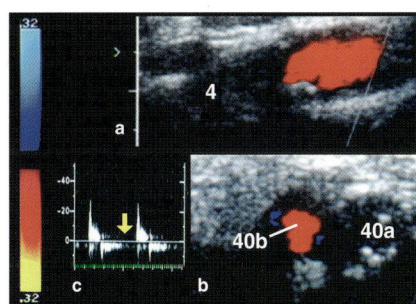

Fig. 21.6

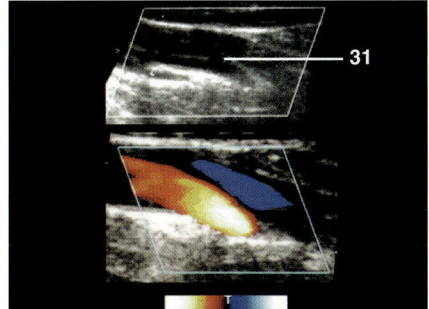

Fig. 21.7

Dissecção da parede do vaso

Uma membrana de dissecção **(31)**, com sangue entre as camadas da parede do vaso **(Fig. 21.7)**, é uma condição especial que é geralmente espontânea, porém pode resultar de uma lesão traumática no pescoço ou de atividade atlética em qualquer idade. Caracteriza-se pela formação de um hematoma intramural hipoecoico que causa distúrbio significativo do fluxo.

Um aneurisma mural ocasionalmente se desenvolve como complicação. A membrana intimal dissecada pode ocluir o canal vascular primário, que gradualmente se afunila tornando-se um ponto na imagem do ultrassom. A recanalização pode ocorrer durante um período de semanas e pode ser acuradamente documentada com IDC.

Imagem cerebrovascular

Quantificação da estenose em carótida interna

O grau de estenose local pode ser calculado medindo-se a área de seção transversal do lúmen residual intraestenótico preenchido pela cor (A_E) e relacionando-a com a seção transversal vascular original no local da doença (A_N) (Fig. 22.1) utilizando a fórmula para redução da área transversal (RAT) na Figura 22.2. O modo angioDoppler é frequentemente melhor para fazer uma determinação acurada da área de seção transversal no lúmen residual perfundido (Fig. 22.3).

Em ambas as imagens mostradas, a placa intraluminal hipoecoica (4) é claramente distinguível de calcificações hiperecoicas (3).

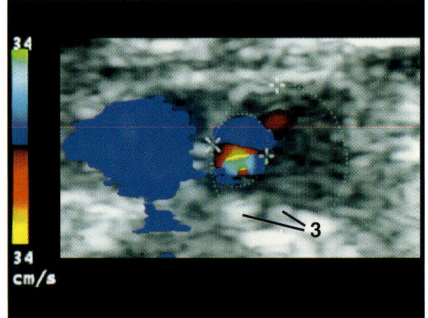

Fig. 22.1

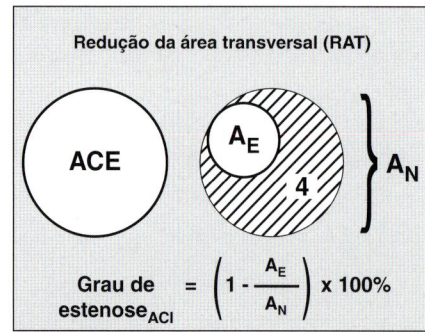

Fig. 22.2

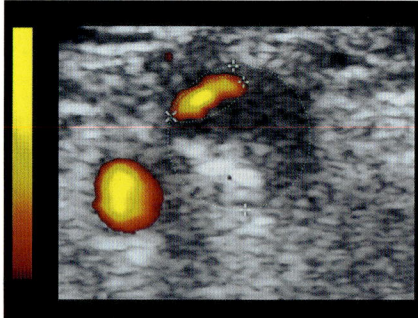

Fig. 22.3

O grau de estenose também pode ser avaliado em uma imagem longitudinal medindo-se as velocidades sistólica de pico com ângulo corrigido (Fig. 22.4). A ASD intra-arterial, por contraste, não proporciona dados de velocidade de fluxo ou imagens de seção transversal. O método utilizado no maior estudo multicêntrico até hoje (North American Symptomatic Carotid Endarterectomy Trial: NASCET) mediu a estenose carotídea relacionando o diâmetro luminal na parte mais estreita da estenose (d_S) com a largura normal da ACI distal à estenose (d_{ACI}) [2.2].

Em relação ao uso da IDC para avaliar a estenose, demonstrou-se que esta técnica pode predizer o grau angiográfico da estenose com um alto grau de acurácia. A Tabela 22.5 revisa as características espectrais que estão associadas a vários graus de estenoses [2.3, 2.4]. Para planejar o tratamento apropriado, é importante diferenciar uma "pseudo-oclusão" pré-oclusiva, de uma oclusão completa. Um lúmen residual filiforme que não está visível em imagens sem contraste pode, às vezes, ser identificado após a administração intravenosa de um agente de contraste (ver p. 107) [2.5, 2.6]. Deve-se observar que uma **VSP** mais alta pode ser detectada após a introdução do contraste intravenoso (Fig. 22.6). A IDC também é excelente para o seguimento não invasivo da tromboendarterectomia da carótida (TEC) ou pós-implantação de *stent* para excluir estenose recorrente (Fig. 22.7). Diversos estudos multicêntricos demonstraram que a TEC da carótida pode reduzir o risco individual de acidente vascular cerebral nos pacientes com uma estenose sintomática de alto grau (> 70%) da ACI [2.7].

Fig. 22.4

Estenose da carótida interna					
Critérios: % de estenose	VSP intra-estenótica	ΔF intra-estenótico	Espectro intra-estenótico	Espectro pós-estenótico	Fluxo reverso na artéria oftálmica?
< 40% (não estenótica por definição)	< 120 cm/s	< 4 KHz	Normal	Normal	Não
40-50% (leve)	~ 120 cm/s	~ 4 KHz	Ligeiro	Alongamento Normal	Não
51-70% (moderada)	~ 200 cm/s	4-7 KHz	Alargamento	VSP ↓ $V_{diást}$ ↑	Não
71-90% (grau elevado)	~ 300 cm/s	> 7 KHz	Componentes de fluxo reverso	VSP ↓ $V_{diást}$ ↑	Fluxo ↓, fluxo zero ou fluxo reverso
91-99% (pré-oclusiva)	Variável	Variável	Amplitude ↓	Variável	Frequente

Tabela 22.5

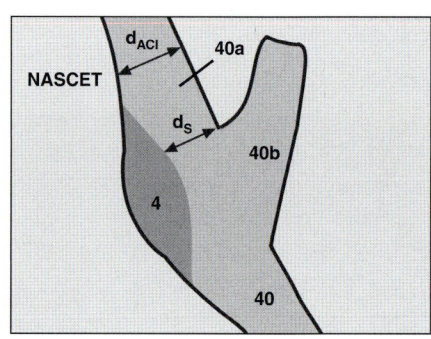

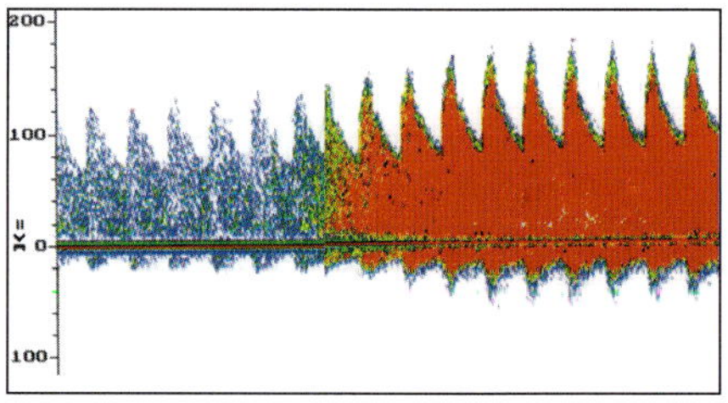

Fig. 22.6

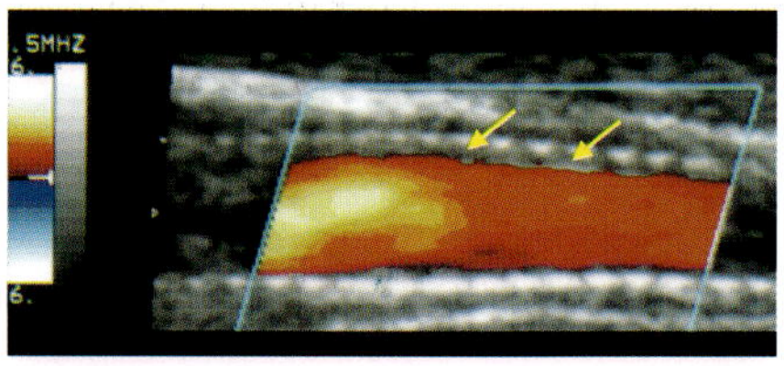

Fig. 22.7

Espessura íntima-média (EIM) ou médio-intimal do sistema carotídeo

Estudos epidemiológicos de longo prazo demonstraram convincentemente que a espessura da íntima-média (EIM) da artéria carótida é um preditor independente de acidente vascular cerebral subsequente ou de infarto miocárdico após ajuste para fatores de risco tradicionais (hipercolesterolemia, hipertensão arterial, fumo etc.) [2.9–2.13]. Como pode ser determinada a EIM?

Os requisitos técnicos incluem um transdutor linear > 7,5 MHz, registro de imagem à compressão de 60 dB log e medida vascular durante a sístole. Não devem ser utilizados componentes harmônicos ou agentes de contraste artificiais. Iniciando pelo lúmen carotídeo, a primeira camada que pode ser definida ultrassonograficamente é a interface ecogênica sangue-íntima, seguida pela interface hipoecoica íntima-média e, finalmente, pela interface ecogênica média-adventícia. Por razões físicas, a EIM carotídea pode ser medida muito mais acuradamente na parede distal (⇐) do que na parede proximal (⇙), onde as interfaces são menos claramente definidas **(Fig. 23.1)**. A EIM da parede distal é geralmente medida como a espessura combinada do complexo médio-intimal, uma vez que a realização de medidas separadas da íntima e da média não conduziriam a um resultado válido.

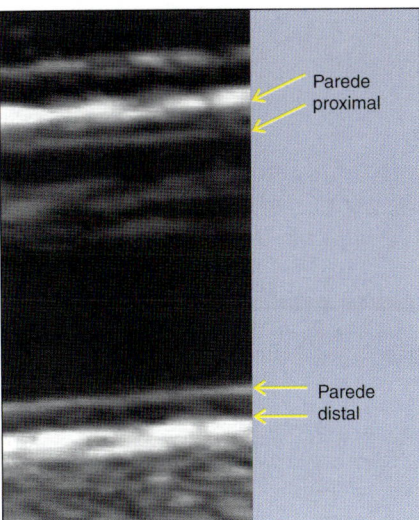

Fig. 23.1

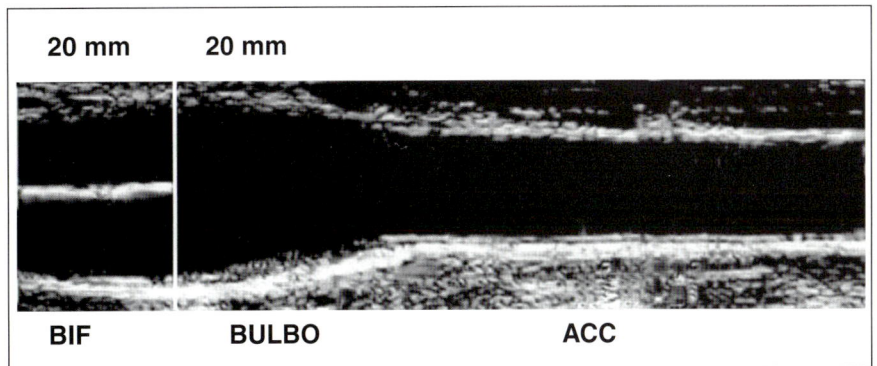

Fig. 23.2

A prática usual nos estudos científicos é realizar de 5 a 10 medidas separadas nos 3 segmentos carotídeos – a ACC, a bifurcação carotídea e o bulbo carotídeo – e calcular um valor médio para os 3 segmentos **(Fig. 23.2)**. Estes estudos frequentemente empregam módulos de processamento semiautomáticos de imagem, que registram continuamente numerosos valores de EIM utilizando um processo com uma escala de cinzas, aumentando enormemente a reprodutibilidade das medidas **(Fig. 23.3)**.

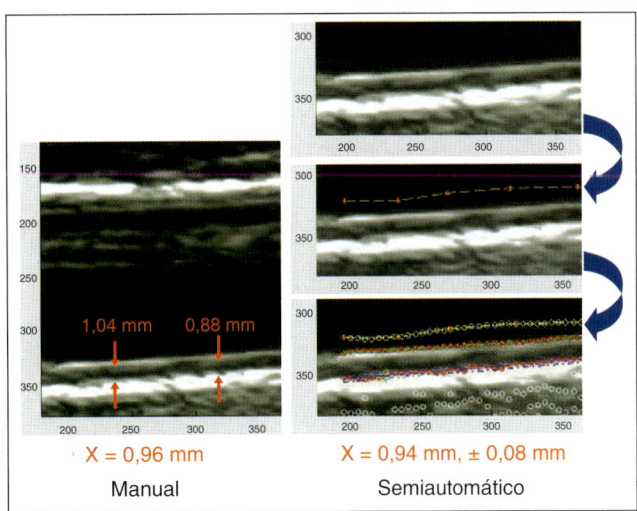

Fig. 23.3

Idade (anos) Homens	ACC esquerda			ACC direita		
	50° perc.	75° perc.	95° perc.	50° perc.	75° perc.	95° perc.
< 35	0,61	0,67	0,78	0,59	0,66	0,75
35-44	0,67	0,74	0,86	0,64	0,71	0,85
45-54	0,72	0,81	1,03	0,68	0,75	0,96
55-64	0,77	0,89	1,15	0,74	0,84	1,05
65-74	0,86	0,96	1,39	0,85	0,95	1,20
≥ 75	0,91	1,05	2,17	0,88	1,01	1,85
Mulheres	50° perc.	75° perc.	95° perc.	50° perc.	75° perc.	95° perc.
< 35	0,59	0,65	0,72	0,58	0,63	0,73
35-44	0,64	0,69	0,80	0,63	0,68	0,78
45-54	0,69	0,75	0,90	0,66	0,73	0,86
55-64	0,74	0,83	1,02	0,71	0,80	0,97
65-74	0,81	0,91	1,14	0,80	0,87	1,04
≥ 75	0,85	0,99	1,28	0,82	0,91	1,16

Tabela 24.1 Valores de EIM medidos em ACC [2.14]

Para a aplicação prática deste teste fora dos estudos científicos, é conveniente limitar as medidas à ACC. Um protocolo consiste em localizar um segmento representativo de 10 mm de comprimento, realizando 5 a 10 medidas separadas e, então, obter o valor médio. Os valores da EIM resultantes para a ACC são dependentes da idade (**Tabela 24.1**) e correlacionam-se com fatores de risco vasculares estabelecidos (ver acima). Os valores na tabela são fundamentados em 7.000 exames de rastreamento em pacientes de vários centros sem história anterior de doença neurológica [2.14] e constitui, assim, uma amostra representativa da população germânica normal. São demonstrados os percentis 50°, 75° e 95°. A **Figura 24.2** contrasta uma EIM anormal em um homem de aproximadamente 50 anos de idade **(a)** com uma EIM normal **(b)**. Interessantemente, observou-se no estudo que o tratamento efetivo dos fatores de risco cardiovasculares poderia diminuir a EIM em um período de 1 a 2 anos.

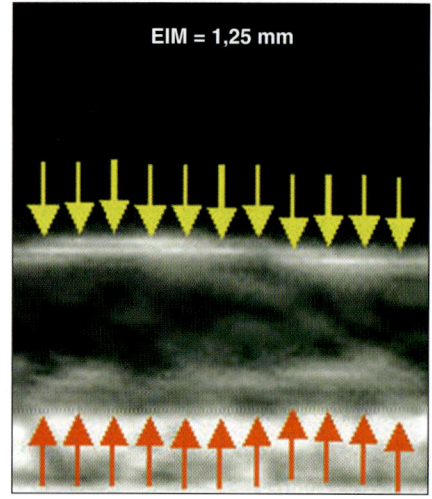

Fig. 24.2a

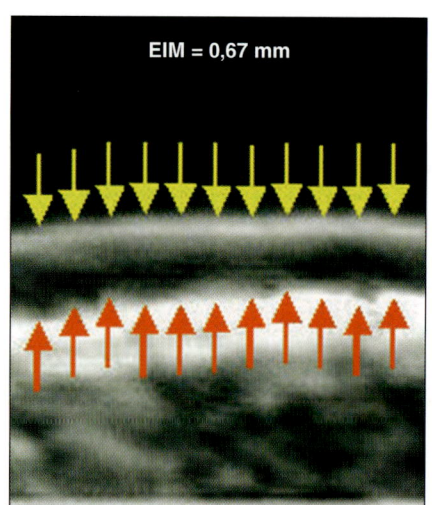

Fig. 24.2b

Para medições automatizadas de EIM e de rigidez das paredes dos vasos, veja a página 110.

Imagem cerebrovascular

Circulação posterior

A artéria vertebral (55) é escaneada na secção longitudinal no aspecto anterolateral no paciente em supino, iniciando a partir da origem da artéria vertebral (V_0) e prosseguindo até um ponto imediatamente antes da alça do atlas (incluindo V_2, ver p. 19) (Fig. 25.1a). É melhor utilizar um transdutor linear de frequência variável operando em frequências de 5,0-7,5 MHz. O segmento V_2 intraforaminal é mais acessível para o exame dúplex. Juntamente com a veia que o acompanha (55b), este segmento pode ser claramente visibilizado entre as sombras acústicas (18) dos corpos vertebrais cervicais (21b) (Fig. 25.1b).

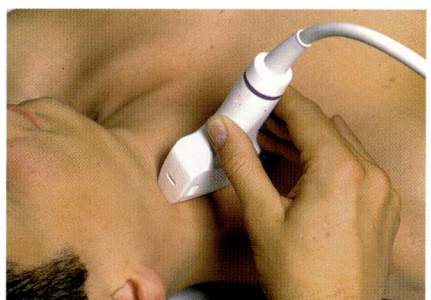
Fig. 25.1a

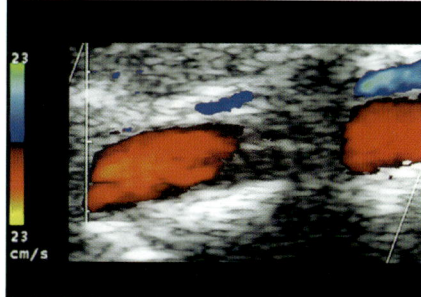
Fig. 25.1b

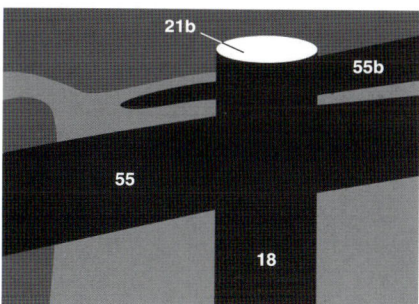
Fig. 25.1c

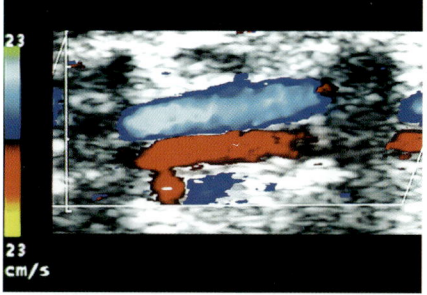
Fig. 25.2

No padrão mais comum de hipoplasia de artéria vertebral (Fig. 25.2), uma artéria vertebral (geralmente a direita) é menor do que 2,5 mm de diâmetro, enquanto a artéria contralateral está aumentada para mais de 4 mm de diâmetro (discrepância direita-esquerda maior do que 1: 1,7) [2.4]. O diâmetro normal da artéria vertebral é de aproximadamente $3,8 \pm 0,5$ mm [2.8]. Artérias vertebrais hipoplásticas mostram uma redução marcada no componente de fluxo diastólico final ($V_{diást}$). É difícil distinguir a hipoplasia vertebral de uma estenose distal ou oclusão, estando ambas associadas à redução na $V_{diást}$. A origem da artéria vertebral (55) a partir da artéria subclávia (116, Fig. 25.3) é um local de predileção para a estenose. Um outro lugar comum é a área da alça do atlas (Fig. 25.4b), que é escaneada a partir do aspecto posterior abaixo do processo mastoide. É melhor utilizar um transdutor de 5,0 MHz, colocando-o imediatamente abaixo e atrás do processo mastoide e angulando-o em direção à órbita contralateral com a cabeça ligeiramente rodada para o lado oposto (Fig. 25.4a).

O segmento V_4 é escaneado transnucalmente com um transdutor setorial de 2,5 MHz ou 2,0 MHz (Fig. 25.5a). O transdutor é aplicado imediatamente abaixo da protuberância occipital e angulado em direção à órbita. A junção das artérias vertebrais (55) na artéria basilar (56) é mostrada na Figura 25.5b.

As características espectrais de estenose arterial em geral são descritas nas páginas 13 e 78. A origem da artéria vertebral (segmento-V_0) é o sítio predileto para o desenvolvimento de estenose extracraniana da artéria vertebral. Para determinar o grau de estreitamento do lúmen do vaso, os valores ótimos de ponto de corte da velocidade sistólica máxima de pico e da proporção de velocidade sistólica de pico da origem vertebral (V_0) versus segmento intravertebral (V_2) também foram determinados (Tabela 25.6) [2.15].

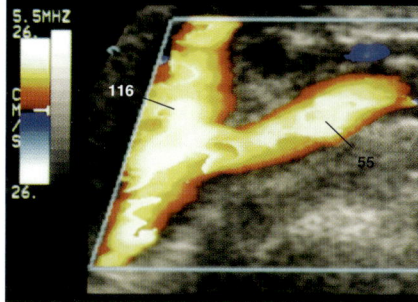
Fig. 25.3

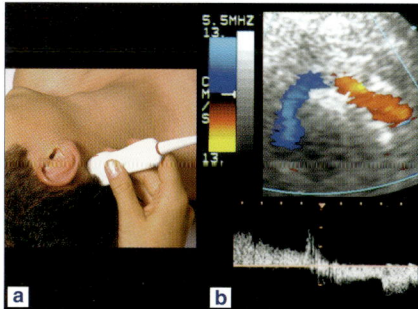
Fig. 25.4

A artéria vertebral normal (Fig. 25.7a) exibe um espectro bifásico com uma janela espectral limpa (◤), enquanto uma estenose é caracterizada por aceleração marcada do fluxo (→) com preenchimento da janela espectral. A Figura 25.7b ilustra uma estenose de alto grau do segmento V_4 da artéria vertebral esquerda na sua junção com a artéria basilar em uma mulher com hemiataxia esquerda em um caso de AIT.

A dissecção da artéria vertebral após trauma no pescoço pode levar à isquemia cerebral embólica, culminando em um acidente vascular cerebral. Os achados do dúplex colorido podem variar de um hematoma intramural à oclusão do segmento arterial afetado. O retalho da íntima propriamente dito pode, ocasionalmente, ser visto.

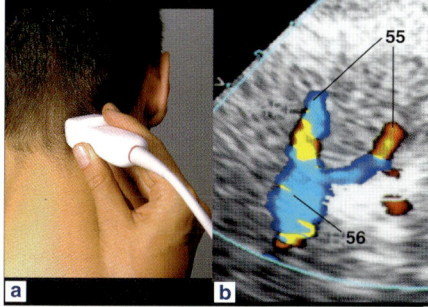
Fig. 25.5

Grau estenótico	VSP intraestenótica	Proporção de VSP de V_0/V_2
< 50%	≥ 85 cm/s	≥ 1,3
50-69%	≥ 140 cm/s	≥ 2,1
70-99%	≥ 210 cm/s	≥ 4,0

Tabela 25.6 Valores de corte para artéria vertebral

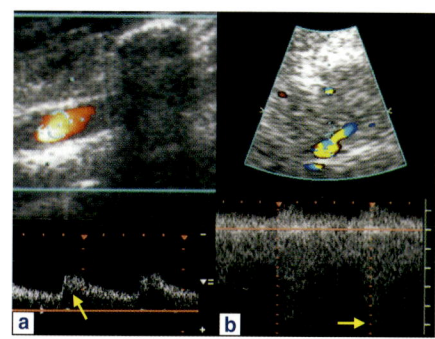
Fig. 25.7

Imagem cerebrovascular

Exame transtemporal das artérias intracranianas

A fina porção escamosa do osso temporal proporciona a melhor janela acústica para o estudo do círculo de Willis com um transdutor de 2,0 MHz (Fig. 26.1a). A imagem axial na Figura 26.1b + c demonstra a artéria cerebral média direita (ACM, 54b), a artéria cerebral anterior (ACA, 54a), a porção terminal distal da ACI (40a), a artéria comunicante posterior (59b) e as artérias cerebrais posteriores (ACP, 54c). Ambos os segmentos P_1 e P_2 da ACP direita podem ser identificados.

O espectro normal de Doppler da ACM (Fig. 26.3) mostra um padrão de baixa resistência com um fluxo diastólico elevado (⬇). Uma determinação acurada das velocidades de fluxo requer o estudo de um segmento vascular longo para permitir uma correção apropriada do ângulo. Geralmente isto pode ser feito na ACM, fazendo-se uma imagem ao longo do vaso em um ângulo agudo. Isto é mais difícil com a ACP e a ACA por causa de seu curso curvado. Os espectros típicos registrados da ACP e ACA são mostrados nas Figuras 26.4 e 26.5. A Tabela 26..2 mostra valores normais (média ± desvio-padrão) para as velocidades de fluxo nas artérias do círculo de Willis, ângulos de incidência de Doppler e erros de medida associados [2.3].

Valores normais para as artérias do círculo de Willis				
Critérios	ACM	ACA	ACP	AB
VSP [cm/s]	107 ± 14	98 ± 15	75 ± 17	58 ± 14
Ângulo do *scan* [°]	33 ± 15	35 ± 17	45 ± 18	15 ± 14
Erro [%]	15	18	30	3

Tabela 26.2

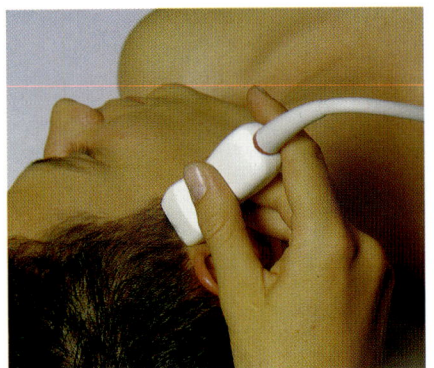
Fig. 26.1a

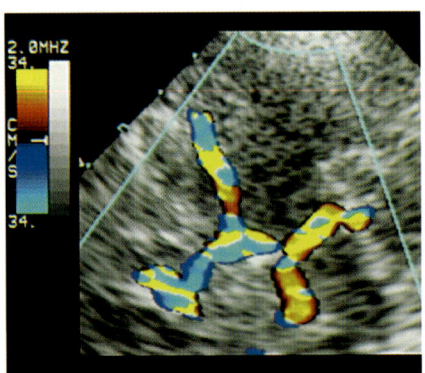
Fig. 26.1b

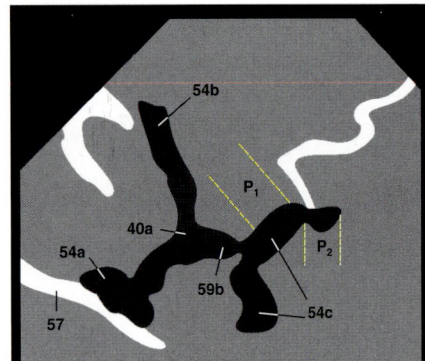
Fig. 26.1c

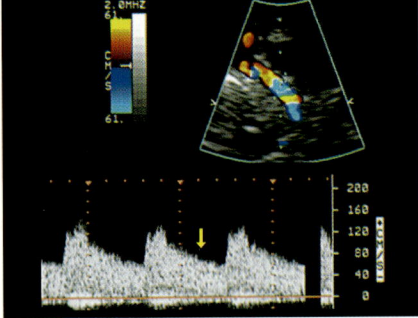
Fig. 26.3

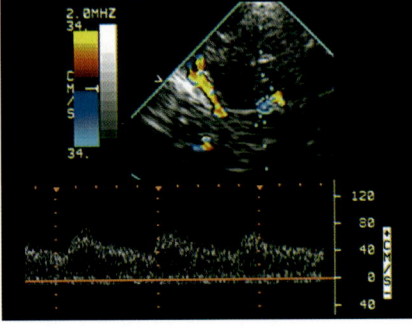
Fig. 26.4

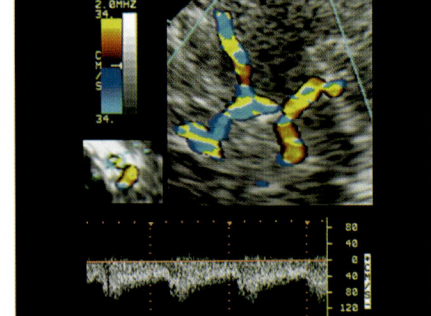
Fig. 26.5

Exame transnucal da artéria basilar

O estudo transnucal pode ser realizado na posição sentada, com a cabeça do paciente flexionada para frente (Fig. 25.5a) ou com o paciente em supino e a cabeça girada para o lado. Isto pode demonstrar ambos os segmentos V_4 (55) na sua junção com a artéria basilar (56). A Figura 26.6a + b mostra um *display* dúplex típico, que aqui inclui uma porção da artéria cerebelar posterioinferior direita (ACPI, 55a).

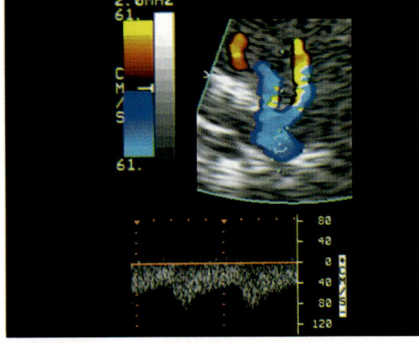
Fig. 26.6a

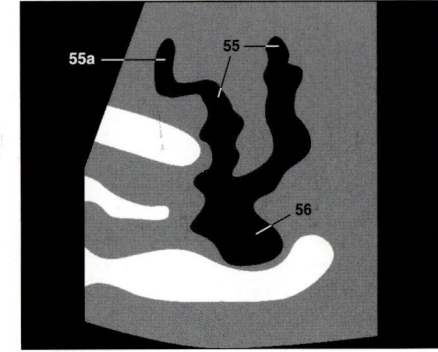
Fig. 26.6b

Imagem cerebrovascular

Achados na doença vascular intracraniana

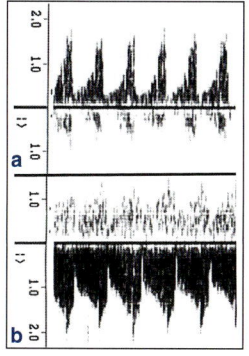

Fig. 27.1

Em nossa discussão sobre lesões vasculares extracranianas ressaltamos a importância das vias colaterais intactas para avaliação do risco pré-operatório e do risco de acidente vascular cerebral (ver p. 20). Nos pacientes com uma estenose de alto grau da carótida interna ou oclusão unilateral da carótida interna, também é importante determinar se existe fluxo colateral retrógrado através da artéria oftálmica a partir do território da ACE (Fig. 27.1b), em oposição ao fluxo de velocidade zero ou ao fluxo normal (Fig. 27.1a). O padrão de colateralização intracraniana pode ser apreciado comparando-se os espectros de Doppler de artérias específicas. A Figura 27.2, obtida de um paciente com uma ACI direita ocluída, mostra uma VSP diminuída (↘) e um nível de fluxo diastólico (↓) aumentado na ACM ipsolateral (a) em comparação com a ACM esquerda (b). A ACM direita está perfundida por um fluxo cruzado a partir da artéria comunicante anterior (c) com fluxo retrógrado no segmento A_1 direito (d).

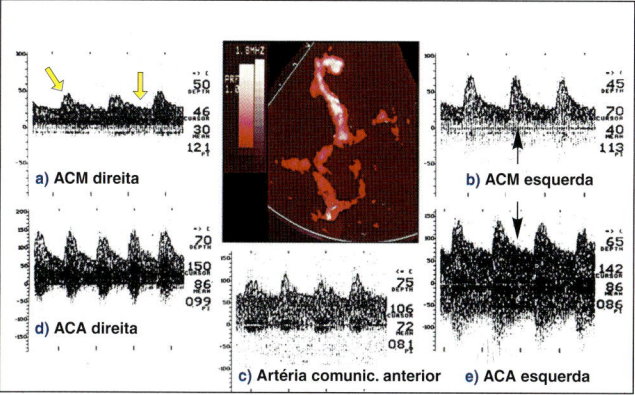

Fig. 27.2

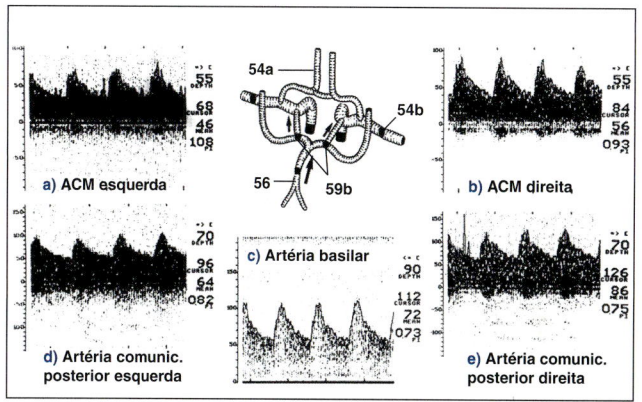

Fig. 27.3

No caso de uma oclusão bilateral da carótida interna (Fig. 27.3), o fluxo colateral é geralmente derivado da circulação posterior com um círculo de Willis intacto ou através das colaterais oftálmicas (Fig. 27.1b). No caso ilustrado, o fluxo aumentado é detectado na artéria basilar (Fig. 27.3c), em ambas as artérias comunicantes posteriores (d, e), e em ambas as artérias cerebrais médias (a, b). Isto reflete um aumento compensatório de fluxo que não deve ser erroneamente interpretado como aceleração de fluxo devido a estenose. Para evitar interpretação inadequada, é sempre prudente ter uma amostragem de todas as principais artérias do círculo de Willis que são acessíveis ao exame de Doppler.

A aceleração do fluxo pode ter outras causas além da estenose. A anemia, por exemplo, pode induzir uma aceleração funcional do fluxo (↖) na ACI (Fig. 27.4), como mostrado aqui para um paciente com uma hemoglobina de apenas 6,2 g/dl. Aneurismas também podem causar aceleração do fluxo e podem ser detectados com IDC, quando maiores que 5-10 mm e em um local acessível. A Figura 27.5 mostra um aneurisma de aproximadamente 1 cm de tamanho (8) localizado no segmento M_1 distal da artéria cerebral média direita (54b).

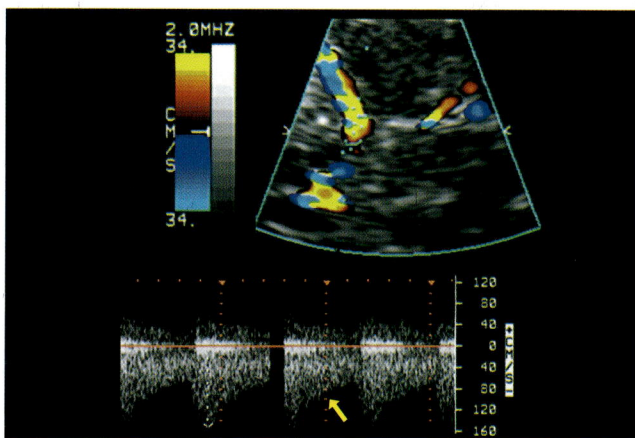

Fig. 27.4

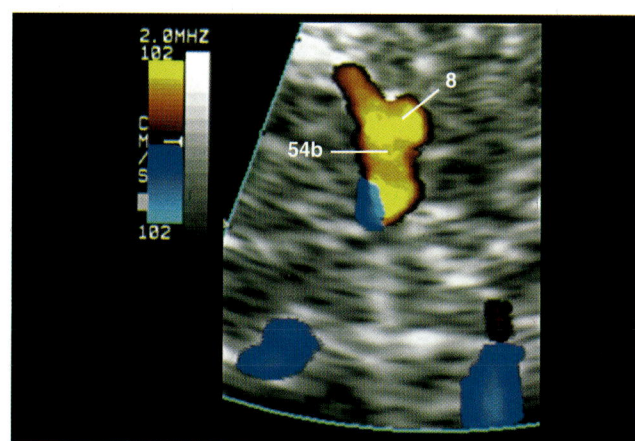

Fig. 27.5

28 Imagem cerebrovascular 2

Avaliação crítica

As artérias carótidas são ideais para a avaliação não invasiva por dúplex colorido devido à sua localização superficial e em função da capacidade de resolução do método nas altas frequências. Até um determinado grau, isto também se aplica às artérias vertebrais. A origem da artéria vertebral esquerda, frequentemente em um local relativamente baixo, pode ser particularmente difícil de avaliar com IDC. Existe um problema similar em aproximadamente 4% dos casos onde a artéria vertebral surge diretamente do arco aórtico. Uma técnica alternativa não invasiva para excluir dissecção de artéria vertebral ou carótida é a angiografia por RM (ARM), que pode ser realizada utilizando o método de tempo de voo (TOF – ARM) ou com a administração de contraste. A **Figura 28.1** demonstra uma oclusão da ACI esquerda com canais colaterais associados. É importante avaliar as imagens axiais individuais e não apenas as reconstruções 3D para excluir de forma confiável um retalho da íntima.

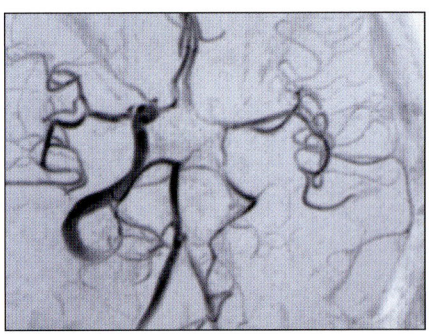

Fig. 28.1

Uma outra opção mais invasiva é a ASD (**Fig. 28.2**), cujas vantagens principais são a sua capacidade de detectar fluxo residual lento em estenoses muito graves e definir os lumens de pequenos vasos intracranianos. Este caso ilustra um pequeno aneurisma (↖). A ASD também pode demonstrar colaterais e drenagem venosa para exclusão de trombose de seios durais.

Em até 15% dos casos a penetração craniana pelo ultrassom com Doppler é muito gravemente comprometida (p. ex., por uma calota craniana espessa), de forma que agentes de contraste devem ser utilizados. Compare a aparente interrupção da ACM (↙) sem a administração de contraste na **Figura 28.3a**, com melhora da razão sinal-ruído após a administração de Levovist na **Figura 28.3b**. O *scan* pós-contraste mostra que a lesão não é uma oclusão, mas uma estenose de alto grau da ACM com a aceleração associada do fluxo (←).

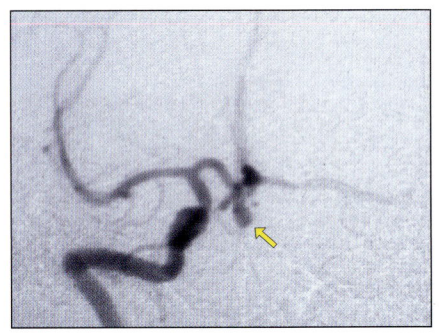

Fig. 28.2

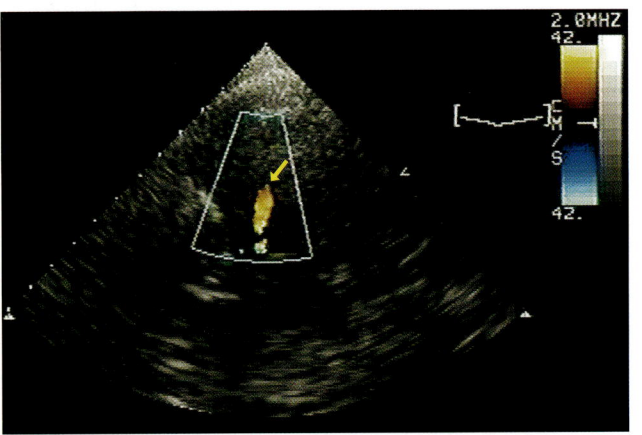

Fig. 28.3a

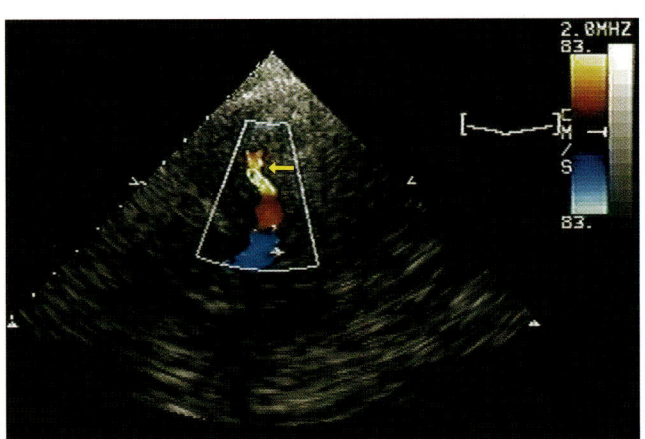

Fig. 28.3b

Desafio – Faça o seguinte desafio para testar o seu conhecimento:

1. Nomeie 3 vias colaterais que podem ser utilizadas em caso de estenose da carótida interna ou estenose da artéria vertebral. Cheque suas respostas na página 18.

2. Desenhe, de memória, as ondas espectrais normais da ACC, ACI e ACE. Compare seus desenhos com os das **Figuras 20.4-20.6**.

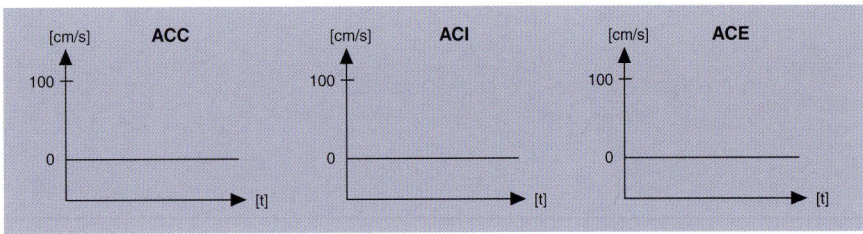

3 Linfonodos cervicais ▪ Tireoide

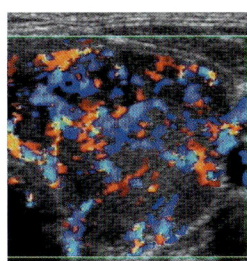

Andreas Saleh

Linfonodos cervicais
Anatomia	29
Técnica de exame	30
Critérios analíticos	30
Achados patológicos	31

Tireoide
Técnica de exame por Doppler	32
Achados patológicos	33

Avaliação crítica e desafio 34

Introdução

Os linfonodos cervicais são tão superficiais que sua imagem pode ser feita com transdutor linear de alta frequência (5–10 MHz). Sua acessibilidade à imagem detalhada expande significativamente o espectro dos critérios analíticos (ver p. 30) comparada com o exame ultrassonográfico dos linfonodos abdominais. A presença de linfonodos metastáticos é um fator prognóstico crítico nos pacientes com tumores da cabeça e pescoço e o estadiamento nodal influencia significativamente a tomada de decisão terapêutica. Tumores torácicos também podem metastatizar para os linfonodos cervicais e, frequentemente, afetam o estadiamento. O estadiamento do linfoma maligno envolve todas as estações nodais no corpo, incluindo os nodos cervicais.

Doenças da tireoide são muito comuns nas regiões geográficas com deficiência endêmica de iodo. A ultrassonografia é o estudo de imagem inicial realizado nos pacientes com suspeita de doença da tireoide. No bócio endêmico difuso, a glândula tireoide está aumentada, porém mostra ecogenicidade e características normais no dúplex colorido. Nos pacientes com uma nova ocorrência da doença de Graves, o hipertireoidismo está presente como sintoma clínico dominante. Frequentemente, a baixa ecogenicidade difusa da tireoide é tão típica que a imagem no modo B por si só irá sugerir o diagnóstico correto. A IDC quase sempre mostra um grau de hipervascularização que é suficiente para confirmar a doença de Graves. A aparência ultrassonográfica da tireoidite é menos específica. Áreas de infiltração inflamatória são hipoecoicas e mostram hipervascularização central ou periférica, porém estas modificações são menos pronunciadas que na doença de Graves. Toda lesão focal da tireoide deve ser investigada como um possível adenoma autônomo ou malignidade da tireoide. Atualmente, a IDC não proporciona critérios confiáveis, seja para avaliação funcional ou diferenciação benignidade-malignidade de um nódulo da tireoide.

Anatomia

A busca por linfonodos cervicais é auxiliada pela subdivisão do pescoço em regiões que podem ser sistematicamente rastreadas com ultrassom (**Fig. 29.1**). O trígono submentoniano se estende ao longo da linha média cervical, do osso hioide (**21d**) ao queixo, e é delimitado lateralmente pelos ventres anteriores dos músculos digástricos (**47a**). Adjacente a este trígono está o trígono submandibular, que é delimitado pelo ventre anterior (**47a**) e ventre posterior (**47b**) do digástrico e pela mandíbula. Os linfonodos em ambas as regiões são denominados nível I na terminologia cirúrgica de dissecção do pescoço. Os próximos a serem examinados são os linfonodos ao longo da veia jugular interna (**41a**), que são designados como níveis II–IV no sentido craniocaudal. O triângulo cervical lateral é delimitado pela borda posterior do músculo esternocleidomastóideo (**44**), a borda anterior do músculo trapézio e pela clavícula (**21c**) (nível V) e inclui a fossa supraclavicular. O triângulo cervical anterior se estende do osso hioide (**21d**) à fossa infraclavicular e é delimitado lateralmente pelo músculo esternocleidomastóideo (**44**) (nível VI). A visibilização dos linfonodos nucais e mastóideos completa o protocolo de rastreamento.

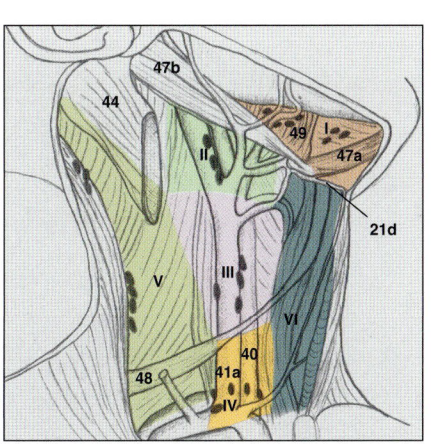

Fig. 29.1

30 Linfonodos cervicais

Técnica de exame

Uma vez que os linfonodos são encontrados durante o exame, eles são avaliados individualmente. Isto é feito rodando-se o transdutor para mostrar o linfonodo no seu eixo mais longo (Fig. 30.1). Este diâmetro longitudinal máximo é atravessado pelo diâmetro perpendicular transverso. A razão resultante de M/T (razão entre o maior diâmetro e o diâmetro transverso) caracteriza a forma do linfonodo. Um nodo com uma razão M/T < 2 tem um formato aproximadamente esférico, levantando a suspeita de envolvimento metastático. Este critério não é confiável para linfonodos menores do que 1 cm porque o erro de medida é muito grande. Adicionalmente, linfonodos metastáticos menores do que 1 cm ou maiores do que 4 cm são frequentemente não esféricos. Linfonodos maiores do que 4 cm são suspeitos por seu diâmetro máximo isolado. Assim, a razão M/T é melhor para linfonodos com diâmetro máximo de 1-2 cm, onde existe uma ampla superposição entre nodos malignos e benignos [3.5]. Linfo-

Critérios do modo B para avaliação de linfonodo

Tamanho
Forma (razão M/T)
Eco hilar central
Ecogenicidade
Margens

Tabela 30.1

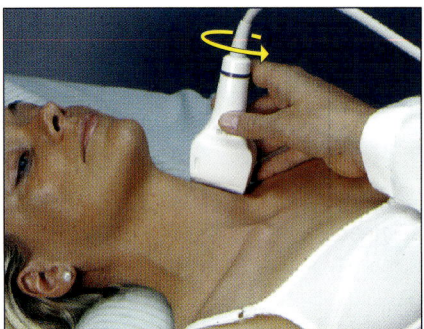

Fig. 30.1a

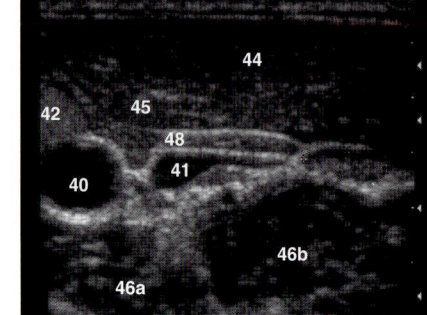

Fig. 30.1b

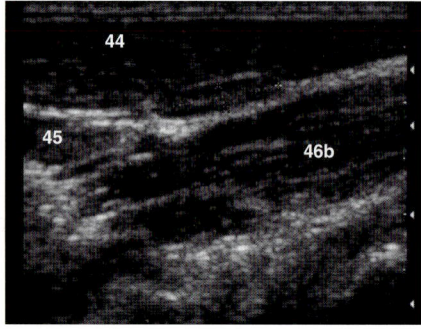

Fig. 30.1c

nodos normais e nodos afetados por linfadenite não específica exibem córtex hipoecoico (50b) com eco hilar central brilhante (50a) (Fig. 30.5). Em metástases nodais e linfomas malignos, o eco hilar está ausente em 50-80% dos casos. O linfoma maligno é geralmente associado a um córtex muito hipoecoico, que pode mesmo parecer pseudocístico. Metástases nodais frequentemente exibem uma ecoestrutura complexa devido a alterações regressivas. Linfonodos têm quase sempre margens bem definidas, porém metástases podem, ocasionalmente, possuir margens mal definidas.

Critérios do dúplex colorido para avaliação de linfonodo

Grau de vascularização
Padrão de distribuição vascular
Pulsatilidade do fluxo sanguíneo intranodal

Tabela 30.2

Para a avaliação dúplex colorida de um linfonodo, visibilize os vasos intranodais no modo Doppler colorido. Avalie tanto o grau como o padrão de vascularização. Então, coloque o volume de amostragem nos maiores vasos (51a) e registre um espectro de frequência Doppler (Fig. 30.4). A correção do ângulo é desnecessária porque apenas os parâmetros de pulsatilidade IR e IP são de interesse. Linfonodos metastáticos de carcinoma de células escamosas (CCE) têm índice de resistência maior do que os linfonodos benignos. Com IR > 0,8 e IP > 1,6, linfonodos metastáticos podem ser diagnosticados com sensibilidade de aproximadamente 55%, e especificidade de aproximadamente 95% [3.3]. A maior resistência nos linfonodos metastáticos resulta de obstrução dos canais vasculares periféricos pela invasão de células tumorais. Tanto o linfoma maligno, quanto a linfadenite são caracterizados por um índice de resistência baixo (IR < 0,8).

Características dos linfonodos normais

Tamanho < 1,5 cm
Forma ovalada (razão M/T > 2)
Eco hilar brilhante
Margens definidas
Ausência de vascularização detectável na imagem de Doppler colorido

Tabela 30.3

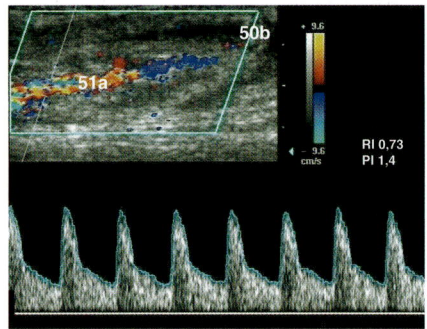

Fig. 30.4

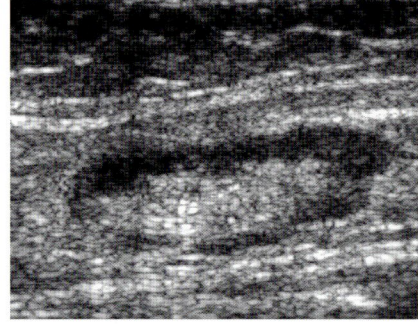

Fig. 30.5a

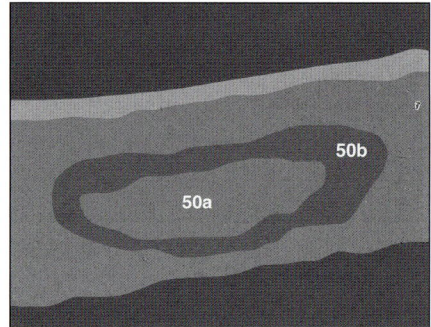

Fig. 30.5b

3 Linfonodos cervicais

A **Figura 31.1a** mostra um linfonodo cervical de 3,5 cm na doença de Hodgkin. O nodo é tão sonolucente que causa um reforço acústico posterior marcado **(20)**. O eco hilar não é visto. A **Figura 31.1b** mostra uma reconstrução em 3D dos vasos sanguíneos intranodais. O nodo é marcadamente hipervascular, com vasos se estendendo até a periferia nodal e mostrando um padrão arborizado ordenado.

Características do linfoma maligno
Forma esférica (razão M/T < 2)
Ecogenicidade marcadamente baixa
Ausência frequente de eco hilar
Margens definidas
Hipervascularização marcada
Padrão vascular de arborização intranodal
IR intranodal < 0,8

Tabela 31.1

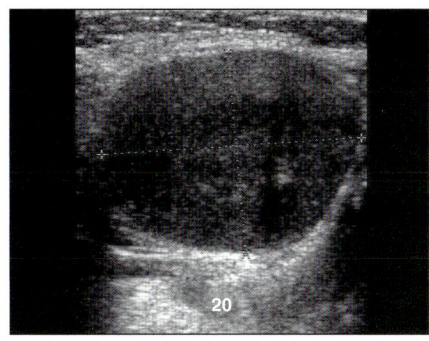
Fig. 31.1a

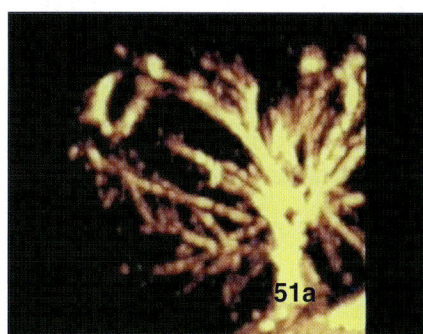
Fig. 31.1b

A **Figura 31.2** mostra uma metástase nodal cervical de 5,5 cm por CCE. A lesão possui margens mal definidas e mescla-se imperceptivelmente com o tecido saudável na porção inferior direita da imagem (compare com o linfonodo de margens bem delineadas na **Fig. 31.1**). A lesão é apenas moderadamente vascularizada em relação ao seu tamanho, e os vasos se irradiam da periferia do nodo em direção ao centro. Este padrão radiado de vascularização é sempre patológico. O eco hilar **(50a)** não é visível.

Características de metástases em linfonodos de carcinoma de células escamosas (CCE)
Forma esférica (razão M/T < 2)
Hipoecoico, mudança regressiva
Sem eco hilar
Possíveis margens mal definidas
Vascularização escassa
Padrão vascular irregular
IR intranodal > 0,8

Tabela 31.2

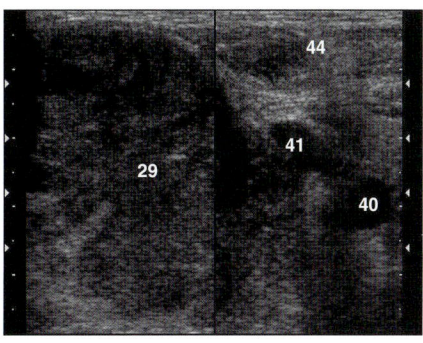
Fig. 31.2a

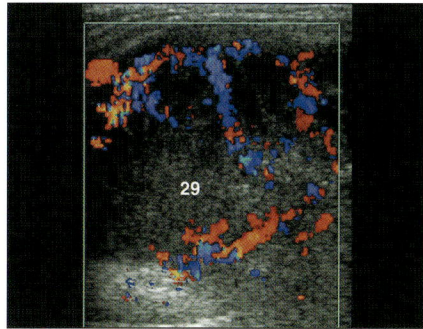
Fig. 31.2b

A **Figura 31.3** mostra um linfonodo com linfadenite aguda. A maior vascularização da linfadenite aguda é a única característica que a distingue da linfadenite crônica (**Fig. 31.4**). Um linfonodo com linfadenite crônica difere de um linfonodo normal (**Tabela 30.3**) apenas por seu tamanho.

Características da linfadenite aguda
Forma ovalada (razão M/T > 2)
Córtex ligeiramente hipoecoico
Eco hilar central
Margens definidas
Hipervascularização
Vaso hilar central
IR intranodal < 0,8

Tabela 31.3

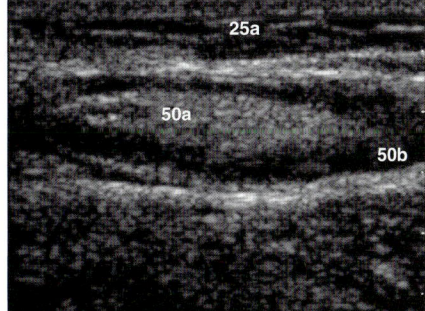
Fig. 31.3a

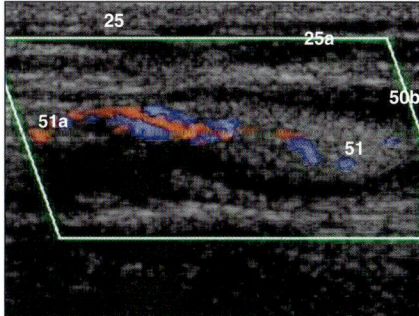
Fig. 31.3b

Características da linfadenite crônica
Forma ovalada (razão M/T > 2)
Córtex ligeiramente hipoecoico
Eco hilar central
Margens definidas
Sem vascularização detectável

Tabela 31.4

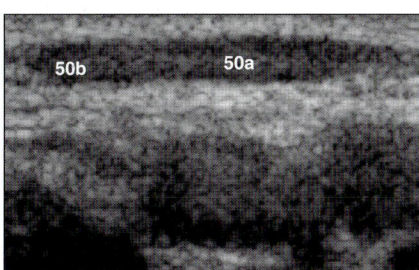
Fig. 31.4a

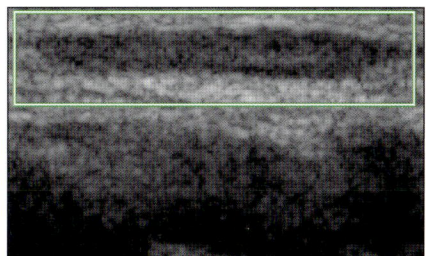
Fig. 31.4b

32 Tireoide

Técnica de exame por Doppler

A vascularização da glândula tireoide **(42)** pode ser avaliada com fluxo colorido e Doppler pulsado. Dependendo do problema clínico (doença tireoideana difusa ou focal), o objetivo do exame pode ser quantificar a vascularização da tireoide ou demonstrar sua arquitetura vascular.

O Doppler pulsado é utilizado para medir a velocidade sistólica de pico e o volume de fluxo nas artérias tireóideas. A artéria tireóidea inferior **(43b)** faz uma curva posterior à artéria carótida comum (ACC, **40**). O ápice da curva aparece consistentemente como uma secção transversa vascular (↑) em um corte longitudinal da ACC **(Fig. 32.1)**. O transdutor agora pode ser ligeiramente rodado para obter a imagem da porção descendente da artéria tireóidea inferior, e a amostra de volume Doppler é posicionada naquele segmento **(Fig. 32.3)**. A imagem da artéria tireóidea superior **(43a)**, localizada imediatamente medial à ACC no polo superior da glândula tireóidea, é obtida com um corte longitudinal ligeiramente oblíquo **(Fig. 32.4)**. Ela é facilmente identificada pelo sentido oposto de seu fluxo em relação à ACC adjacente. Os vasos tireóideos normalmente possuem uma velocidade sistólica de pico de 25 cm/s e um volume de fluxo de 6 mL/min por vaso [3.1].

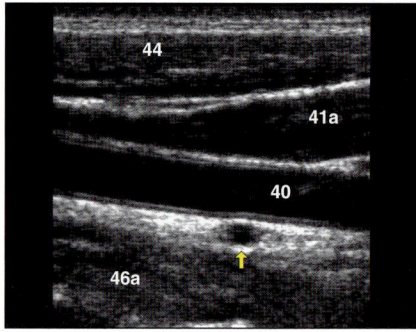

Fig. 32.1

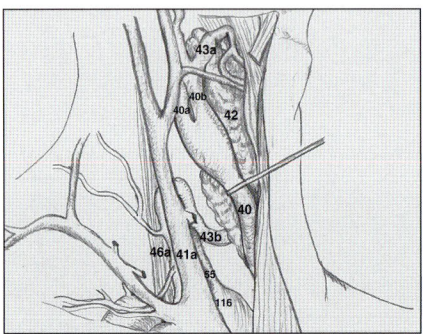

Fig. 32.2

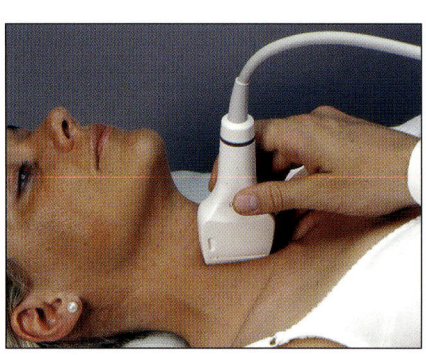

Fig. 32.3a

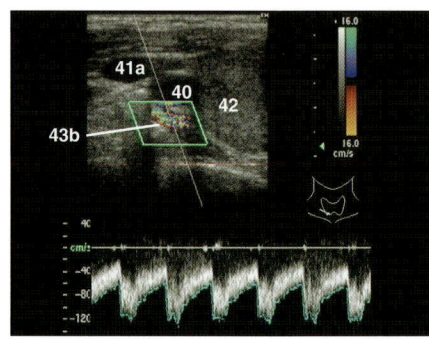

Fig. 32.3b

A doença difusa da tireoide pode ser avaliada colocando a caixa colorida sobre uma secção representativa da glândula tireóidea **(42)**. Isto permite uma avaliação semiquantitativa do fluxo sanguíneo do parênquima. A padronização nos ajustes instrumentais irá assegurar a consistência inter e intraindividual dos exames. Isto não pode ser obtido se máquinas diferentes ou ajustes diferentes são utilizados. Todo examinador, portanto, deve tornar-se experiente com uma determinada máquina antes de tentar avaliar o grau de aumento do fluxo sanguíneo.

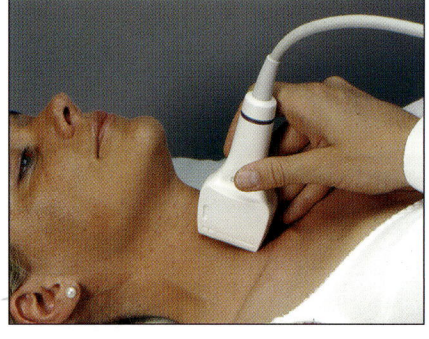

Fig. 32.4a

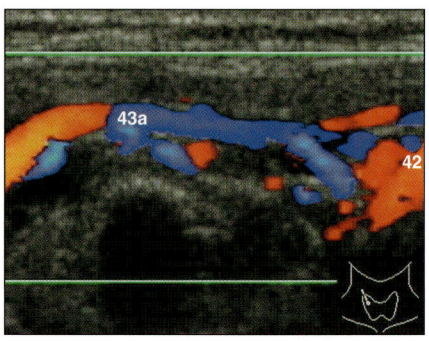

Fig. 32.4b

Todas as imagens neste capítulo foram obtidas através de ajuste com sensibilidade para fluxo (FRP 1.000 Hz, ganho de cor de 78%) ou de ajuste pouco sensível (FRP 2.500 Hz, ganho de cor de 60%). Todas as imagens para uma categoria particular podem ser, portanto, comparadas. A **Figura 32.5** mostra os achados de dúplex colorido normais obtidos nos ajustes sensível **(b)** e pouco sensível **(c)**.

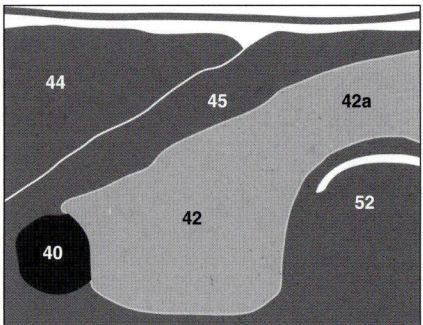

Fig. 32.5a

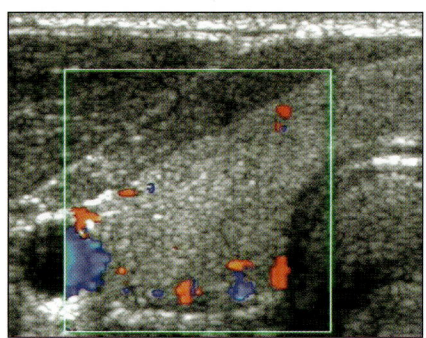

Fig. 32.5b

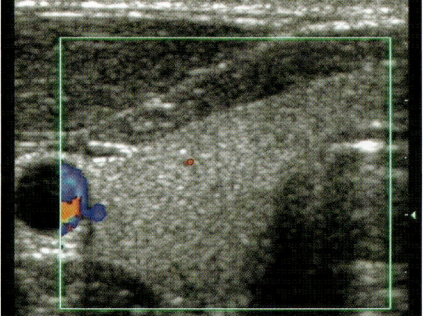

Fig. 32.5c

Tireoide

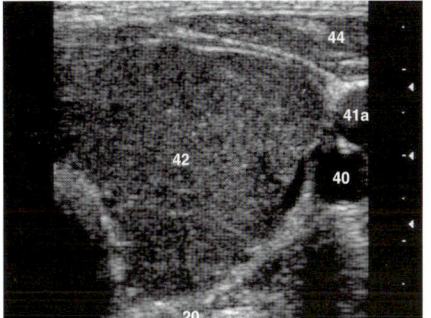

Fig. 33.1a

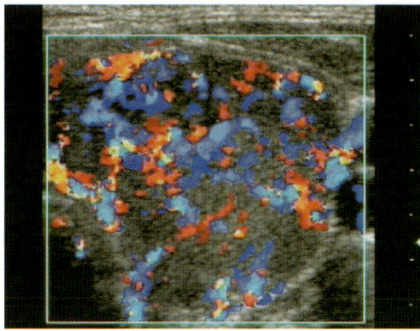

Fig. 33.1b

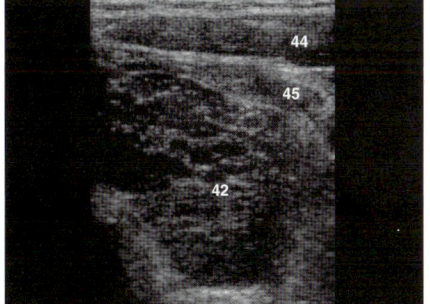

Fig. 33.2a

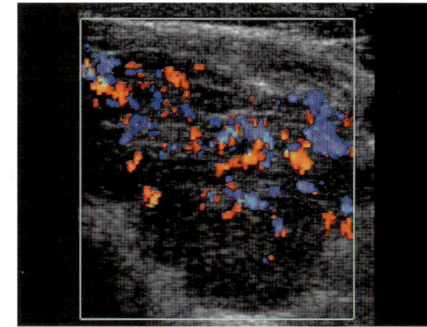

Fig. 33.2b

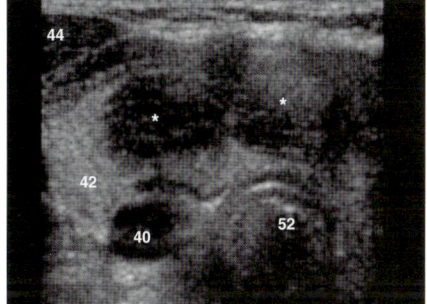

Fig. 33.3a

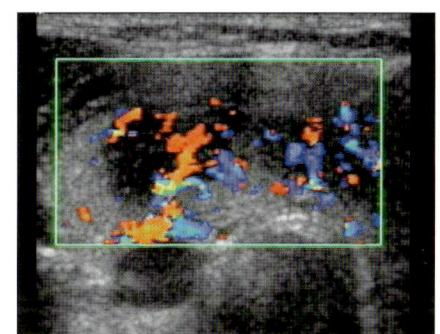

Fig. 33.3b

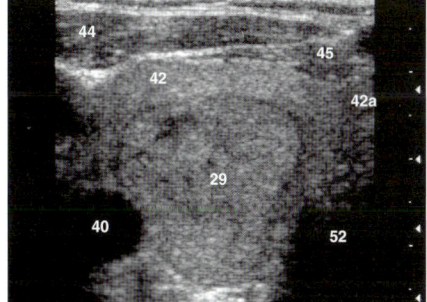

Fig. 33.4a

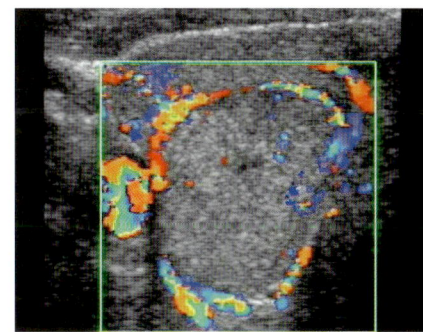

Fig. 33.4b

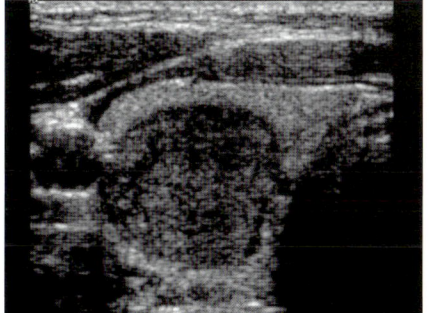

Fig. 33.5a

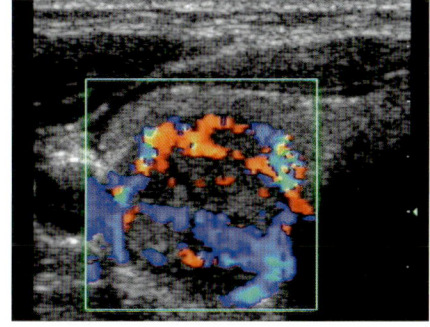

Fig. 33.5b

A hipervascularização difusa na doença de Graves florida é tão pronunciada que pode ser considerada patognomônica para a doença [3.4]. As velocidades sistólicas de pico têm, em média, mais de 100 cm/s, com volume de fluxo maior que 150 ml/min. A **Figura 33.1** mostra as características típicas do modo B e do fluxo colorido na doença de Graves com ajuste colorido pouco sensível (ver **Fig. 32.5c**). Mesmo quando um estado eutireóideo foi estabelecido através de tratamento medicamentoso, o fluxo sanguíneo aumentado na glândula tireoide inicialmente persiste e declinará apenas com a passagem do tempo.

A tireoidite de Hashimoto (**Fig. 33.2**) possui uma aparência similar no modo B. O fluxo colorido no ajuste sensível mostra um aumento definido no fluxo sanguíneo (ver **Fig. 32.5b**), porém o aumento é menos pronunciado do que na doença de Graves florida.

Na tireoidite de Quervain (**Fig. 33.3**), a inflamação geralmente não envolve a glândula inteira, mas infiltra a glândula em um padrão não homogêneo. A correlação ultrassonográfica é um padrão desordenado de áreas hipoecoicas e hipervasculares (*).

A hiperplasia nodular geralmente se apresenta com nódulos hiper e isoecoicos. Uma borda hipoecoica (halo) está frequentemente presente, porém em contraste com lesões hepáticas focais ela não implica em malignidade. O halo nem sempre corresponde a um padrão hipervascular semelhanto a um anol, como mostrado na **Figura 33.4b**. Em alguns casos, este padrão pode ocorrer na ausência de um halo no modo B. Embora a maior parte dos adenomas autônomos (**Fig. 33.4**) mostre uma hipervascularização semelhante a um anel, este sinal não é específico e também é visto no carcinoma e na hiperplasia nodular.

A maior parte dos carcinomas tireóideos é hipoecoica com hipervascularização periférica e central (**Fig. 33.5**). Para justificar uma suspeita de malignidade, os critérios ultrassonográficos para malignidade precisam ser interpretados em relação aos achados de medicina nuclear (nódulo frio) e parâmetros clínicos.

34 Linfonodos cervicais ▪ Tireoide

Avaliação crítica

A modalidade de imagem-padrão para tumores de cabeça e pescoço é a TC, que permite o exame simultâneo do tumor primário e dos linfonodos regionais. Na TC, entretanto, o tamanho nodal e o possível destaque das bordas após a administração de contraste são os únicos critérios que podem ser utilizados para a diferenciação benignidade-malignidade. Se os tamanhos nodais estão na "área indefinida", a TC deve ser suplementada por ultrassom devido aos numerosos critérios analíticos que estão disponíveis com esta modalidade.

O ultrassom no linfoma maligno é uma modalidade efetiva para o estadiamento da doença no pescoço. Uma desvantagem é que os resultados não são tão facilmente documentados como na TC. Além disso, o ultrassom não avalia o tecido linfático no anel de Waldeyer, que pode aumentar em doenças linfáticas sistêmicas e causar constrição faríngea potencialmente perigosa (**Fig. 34.1**, pontas de setas).

A IDC não proporciona informação definitiva sobre o estado funcional dos nódulos tireóideos ou sua diferenciação benignidade-malignidade. Desta maneira, o Doppler e o ultrassom não competem com a biópsia por aspiração com agulha fina ou com a imagem de medicina nuclear. Nas doenças tireoideanas difusas e especialmente na doença de Graves, a IDC pode ajudar a avaliar a atividade inflamatória da doença e, quando combinada com achados laboratoriais, é útil para o diagnóstico e acompanhamento.

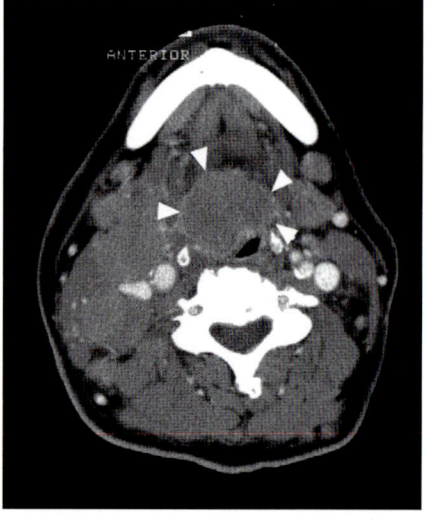

Fig. 34.1

Desafio – Faça o desafio seguinte para testar seu conhecimento:

1. Descreva as características ultrassonográficas de:
   a) um linfonodo normal
   b) um linfonodo envolvido por linfoma maligno
   c) um linfonodo metastático de CCE
   d) linfadenite aguda
   e) linfadenite crônica

2. Descreva as características ultrassonográficas de:
   a) doença de Graves
   b) tireoidite de Hashimoto
   c) tireoidite de de Quervain
   d) hiperplasia nodular

3. Em uma mulher com manifestações clínicas de hipertireoidismo, examinando-se com ajuste de fluxo colorido pouco sensível, chegou-se aos achados exibidos abaixo (**Fig. 34.2**). Descreva os achados. Qual é o seu diagnóstico?

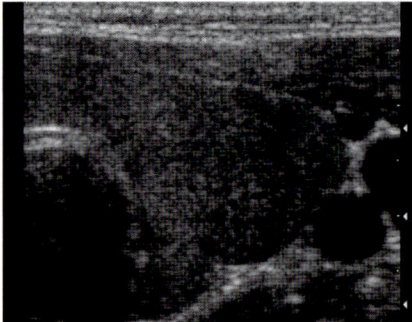

Fig. 34.2a

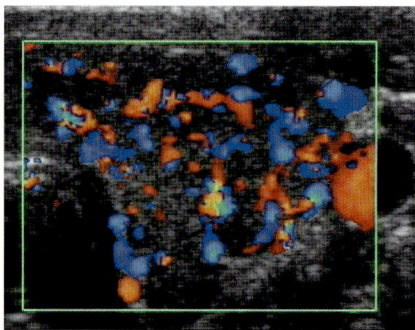

Fig. 34.2b

4. A **Figura 34.3** mostra um linfonodo inguinal em um paciente com úlcera diabética no pé. A **Figura 34.4** mostra linfonodos cervicais em um paciente com massas clinicamente indeterminadas no pescoço. Descreva ambos os achados, utilizando todos os critérios analíticos. Quais são os seus diagnósticos?

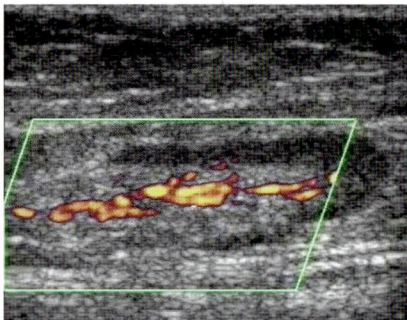

Fig. 34.3

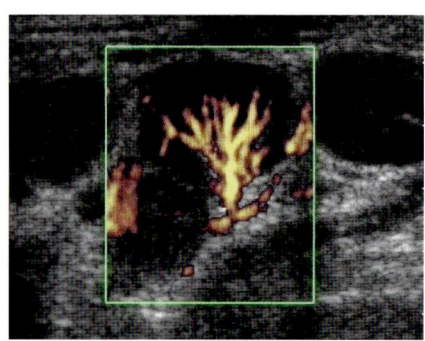

Fig. 33.4

As respostas estão nas páginas 31, 33 e no final do livro.

4 Abdome

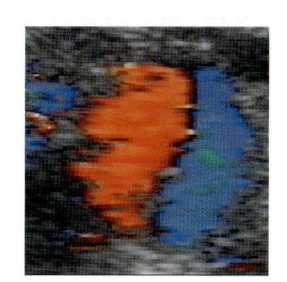

Ghazaleh Tabatabai
Matthias Hofer

Introdução

A detecção de fluxo por IDC tem expandido as potencialidades do ultrassom abdominal. O uso da IDC é fundamentado em indicações clínicas estabelecidas que requeiram um protocolo de exame específico e quantificação do fluxo, como no segmento pós-colocação de TIPSS (p. 41). Além disso, o fluxo colorido pode ser ativado a qualquer momento durante o exame de ultrassonografia para avaliar a natureza vascular de estruturas hipoecoicas ou anecoicas indeterminadas.

Na ultrassonografia abdominal, o examinador se confronta com uma grande variedade de problemas clínicos e territórios vasculares. Os ajustes dos controles devem sempre ser cuidadosamente regulados para otimizar a imagem. Os planos de rotina conhecidos são frequentemente variados de forma que vasos tortuosos possam ser escaneados em um ângulo Doppler favorável.

Este capítulo lida com o aspecto de ultrassom normal dos territórios vasculares abdominais, assim como com achados patológicos com base em casos ilustrativos selecionados. O diagnóstico de doença parenquimatosa está limitado às lesões hepáticas por causa de sua importância clínica. Nosso objetivo não é cobrir completamente a IDC abdominal, mas revisar seus aspectos-chave e proporcionar, assim, uma introdução a este campo complexo.

Aorta abdominal 36
Anatomia ultrassonográfica da aorta
Técnica de exame, achados normais
Checagem: dilatação da aorta

Aneurismas: classificações de Crawford, Stanford e De Bakey 37
Aneurisma da aorta abdominal, aneurisma dissecante
Aneurisma toracoabdominal
Síndrome de Leriche

Artérias esplâncnicas
Técnica de exame, achados normais 38

Isquemia intestinal, aguda e crônica 39
Estenose, oclusão
Síndrome de compressão do ligamento arqueado
Aneurismas
Próteses vasculares
Checagem: critérios para estenose do tronco celíaco e AMS

VCI e veias hepáticas
Anatomia ultrassonográfica 40
Técnica de exame, achados normais
Modificações espectrais na cirrose hepática, falência cardíaca direita e insuficiência tricúspide

Trombose, doença venoclusiva, síndrome de Budd-Chiari 41
Estenose, compressão tumoral, *stent*
Segmentos hepáticos

Veia porta
Anatomia ultrassonográfica 41
Técnica de exame, achados normais 42
Hipertensão portal

Shunt esplenorrenal espontâneo, varizes 43
Estenose e oclusão de TIPSS

Tumores intra-hepáticos 44
O uso de agentes de contraste
Lesões hepáticas benignas: HNF e adenoma
Hemangiomas hepáticos 45
Carcinoma hepatocelular

Metástases hepáticas 46
Técnicas especiais de exame

Doenças inflamatórias intestinais 47
Diverticulite, doença de Crohn, apendicite, enterite de radiação
Colecistite

Avaliação crítica e desafio 48

Abdome

Anatomia ultrassonográfica da aorta e seus ramos

A aorta abdominal **(AA, 30)** desce no lado esquerdo da coluna vertebral a partir da abertura aórtica do diafragma até o nível da vértebra L4, onde se bifurca em artérias ilíacas comuns **(127)**. Seu diâmetro diminui de 25 mm, na região subdiafragmática, até menos de 20 mm na região da bifurcação [4.1].

O primeiro ramo visceral da aorta abdominal, o tronco celíaco **(71)**, geralmente emerge à esquerda da linha média **(Fig. 38.2)**. Ele curva-se ligeiramente para a direita antes de se dividir em artéria hepática comum **(AHC, 67a)** de calibre aproximadamente igual à esplênica, artéria esplênica **(AE, 71c)** e artéria gástrica esquerda, de pequeno calibre **(71a)**. A AHC toma um curso adjacente ao ligamento hepatoduodenal do fígado, passando diante da veia porta **(VP, 62)**. A artéria esplênica, acompanhada pela veia homônima, corre ao longo da borda posterior do pâncreas até o hilo do baço.

A artéria mesentérica superior **(AMS, 72a)** geralmente emerge da AA a cerca de 1 cm distal ao tronco celíaco. Seu tronco principal corre paralelo à AA e pode ser traçado com ultrassom por uma distância considerável **(Fig. 36.2)**, enquanto as arcadas mesentéricas vasculares não são vistas.

A artéria mesentérica inferior **(AMI, 72b)** emerge cerca de 4 cm acima da bifurcação aórtica **(30d)** e corre por um pequeno trajeto para a esquerda da AA antes de se dividir em seus ramos **(Fig. 38.4)**. A anastomose de Bühler une o tronco celíaco com a AMS via artérias pancreatoduodenais. A AMS e a AMI se anastomosam via artérias cólicas média e esquerda (anastomose de Riolan).

Fig. 36.1

Técnica de exame

O paciente é examinado em supino com transdutor convexo em uma frequência intermediária (geralmente 3,5 MHz). Um rolo sob os joelhos aumenta o conforto do paciente e melhora as condições de exame ao relaxar a parede abdominal. Toda a imagem da AA é feita, inicialmente, em secções longitudinais e transversais no modo B e, então, com fluxo colorido. Finalmente, os espectros Doppler são adquiridos para a quantificação de estenoses. Uma imagem longitudinal típica do abdome superior na **Figura 36.2a** demonstra a AA proximal **(30)**, a origem do tronco celíaco **(71)** e a AMS **(72a)**.

Fig. 36.2a

Achados normais

O padrão de fluxo na AA não é uniforme. Ao nível suprarrenal **(Fig. 36.3a)** o pico sistólico (→) é seguido por um fluxo anterógrado constante na diástole (↑). Porém o gráfico ao nível infrarrenal **(Fig. 36.3b)** normalmente mostra um fluxo reverso diastólico precoce (↙), como nas artérias periféricas. Isto não deve ser confundido com um fluxo reverso patológico ou *aliasing*.

As velocidades de fluxo na AA são aproximadamente 50 cm/s mais lentas do que nas artérias periféricas por causa do grande calibre aórtico. As velocidades e o componente de fluxo reverso estão sujeitos a grandes variações interindividuais [4.1].

A imagem longitudinal de fluxo colorido da aorta infrarrenal é frequentemente mal sucedida pelo *scan* abdominal superior (↘, **Fig. 36.3a**), uma vez que o ângulo entre o feixe sonoro (↘) e a direção do fluxo (↗) é desfavorável (90°) quando um transdutor convexo é utilizado. Neste caso, a inclinação do transdutor pode melhorar a situação. A colocação do transdutor mais caudalmente proporciona um ângulo de Doppler mais favorável **(Fig. 36.3b)**, porém o cólon transverso preenchido com gás frequentemente interfere com o exame no nível abdominal médio.

Fig. 36.2b

A lesão aórtica mais comum é a aterosclerose. A IDC pode demonstrar a hemodinâmica de alterações associadas como estenose, oclusão e aneurismas.

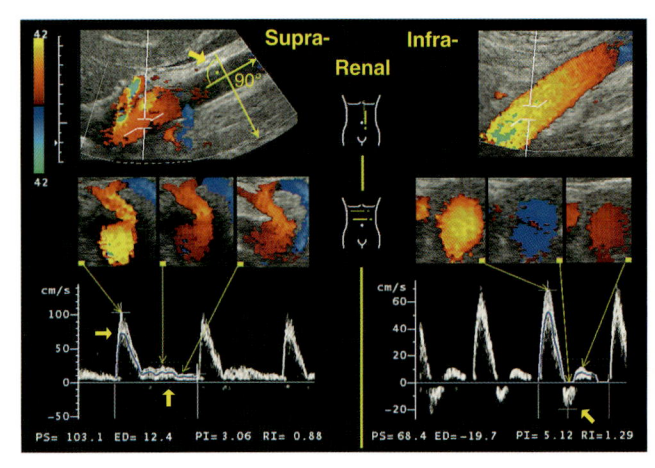

Fig. 36.3a   Fig. 36.3b

Critérios para dilatação aórtica (tipo evidente: risco de ruptura)
1. Fluxo laminar ou **turbulento**
2. Diâmetro máx. da AA: < 2,5 cm   Indicação para cirurgia: **> 5 cm, progressão de > 0,5 cm/ano**
3. Largura e localização de lúmen: perfundido, trombosado ou falso: **localização excêntrica**
4. Envolvimento das artérias renais, viscerais ou ilíacas? (estratégia cirúrgica e seleção de implante)
5. Aneurismas periféricos? (ver Cap. 8)
6. Espectros nos lumens verdadeiro e falso? (ameaça de isquemia, indicação para cirurgia)

Tabela 36.4

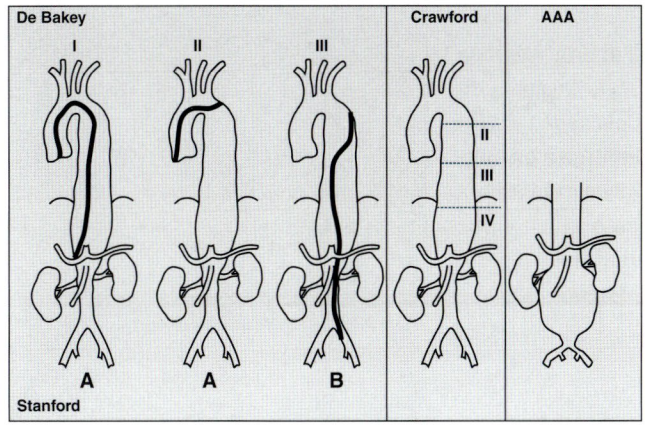

Fig. 37.1a   b   c

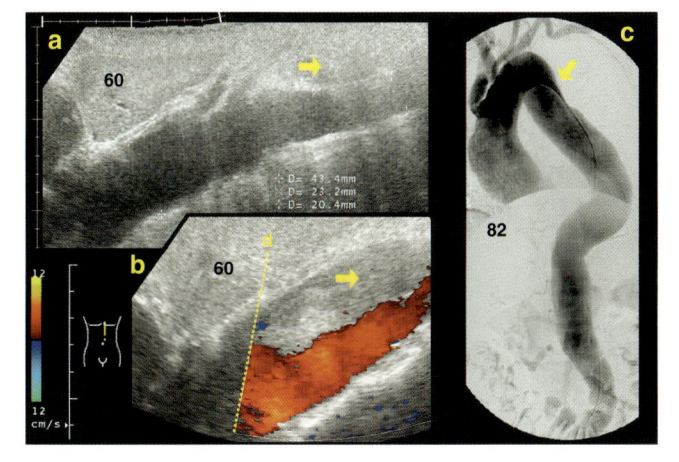

Fig. 37.2a-2c

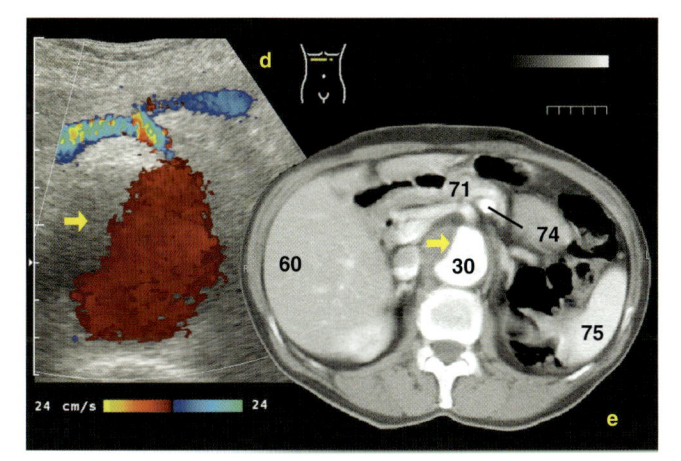

Fig. 37.2d, 2e

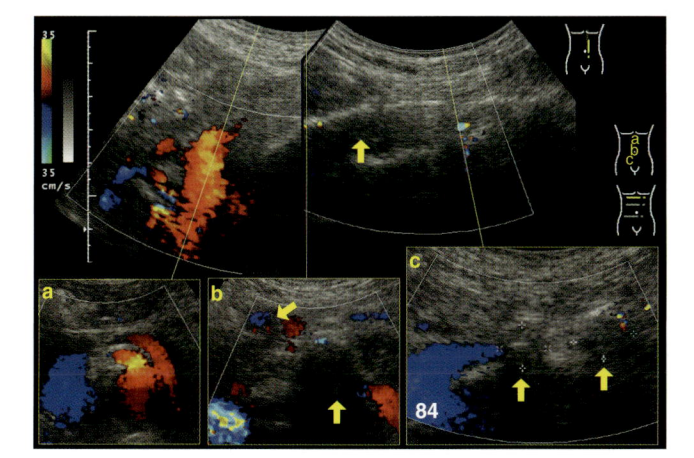

Fig. 37.3

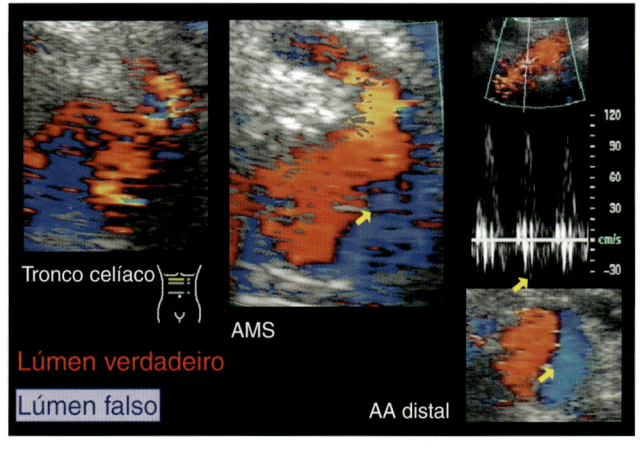

Fig. 37.4

Aneurismas

Um aneurisma da aorta abdominal (AAA) é, de forma frequente, clinicamente silencioso. O maior alargamento e êmbolos periféricos levam a sintomas não específicos como dores nas costas ou dores abdominais. Se um AAA é detectado incidentalmente ao ultrassom ou é investigado eletivamente, os critérios listados na **Tabela 36.4** são documentados para proporcionar uma base para a monitorização da tendência de crescimento, do risco de ruptura e para avaliar a necessidade de tratamento cirúrgico.

Classificação

Um AAA isolado é comum e geralmente está localizado na região infrarrenal. Pode haver envolvimento concomitante da circulação ilíaca. A extensão espacial dos aneurismas toracoabdominais (menos comuns) forma a base da classificação dos quatro estágios de Crawford (**Fig. 37.1b**). Um aneurisma tipo I (não mostrado) não envolve a aorta infrarrenal. Os estágios II a IV definem o nível (---) do envolvimento torácico de um aneurisma com extensão infrarrenal.

A **Figura 37.2** mostra a aparência de um aneurisma toracoabdominal com trombose marginal parcial na ASD (c), TC (e), *SieScape* (a) e em imagens de fluxo colorido longitudinais (b) e transversais (d). O aneurisma da AA e a trombose marginal (⇒) são claramente definidos com o ultrassom. A informação quanto à extensão do envolvimento ao tórax e as relações espaciais para o planejamento pré-operatório são fornecidas pelo Doppler espectral (c, ↙ = catéter) e TC (e).

Em um aneurisma dissecante (**Fig. 37.4**), o sangue disseca entre a íntima e a média através de uma laceração na parede do vaso. Um retalho da íntima (↗) separa os lumens verdadeiro e falso e flutua na corrente sanguínea (↗ sinal de Doppler). A extensão do aneurisma pode ser definida por TC ou ASD, utilizando-se as classificações de Stanford ou De Bakey (**Fig. 37.1a**) A IDC pode fornecer informação adicional sobre o envolvimento de artérias esplâncnicas e pélvicas e também pode ser utilizada para acompanhamento em curto intervalo.

Síndrome de Leriche

Síndrome de Leriche refere-se a uma oclusão da AA que envolve a bifurcação ilíaca (**Fig. 37.3**). Cortes longitudinais e transversos (a) na região da origem da AMS ainda demonstram fluxo. Mais distalmente, entretanto, uma ausência de sinais de fluxo (⇑) é encontrada nos cortes transversos na região da raiz mesentérica (↙ b) e caudal à bifurcação (c, com marcas de referência). Observe que lacunas focais de cor podem resultar de um ângulo desfavorável de incidência sonora ou de placas anteriores com sombra acústica. Ajustes inadequados no aparelho podem levar a achados falso positivos. A colateralização para a perna através de vasos epigástricos é mostrada na **Figura 78.5** (Capítulo 7).

Abdome

Exame das artérias esplâncnicas

As artérias esplâncnicas devem ser examinadas com o paciente em jejum (ver abaixo). O estudo ao final da expiração, ao invés de durante o final da inspiração, frequentemente proporciona boa visibilização. Achados patológicos são documentados com traçados espectrais, e as velocidades de fluxo medidas são interpretadas em relação ao fluxo aórtico. A imagem de fluxo colorido direta, ocasionalmente, facilitará a localização de pequenos vasos. Porém, o fluxo colorido também lentifica a visão em tempo real (você sabe por quê? Veja o capítulo introdutório), e mover o transdutor para buscar os vasos aumenta os artefatos. A **Figura 38.2a** ilustra a busca de planos transversos corretos, a localização dos quais é marcada com linhas no corte longitudinal do abdome superior (**Fig. 38.1**).

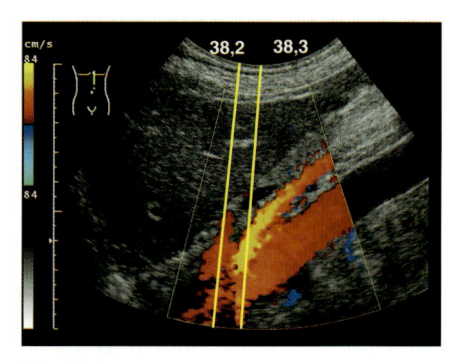

Fig. 38.1

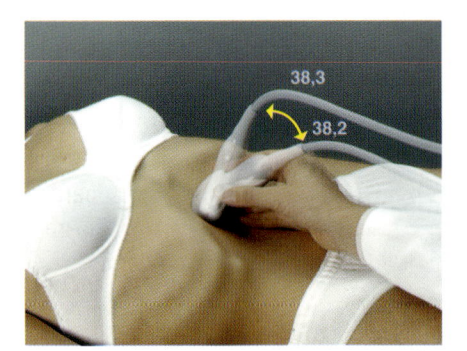

Fig. 38.2a

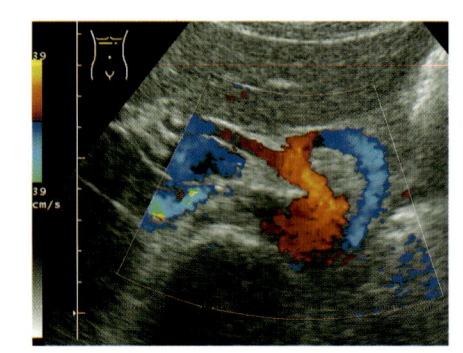

Fig. 38.2b

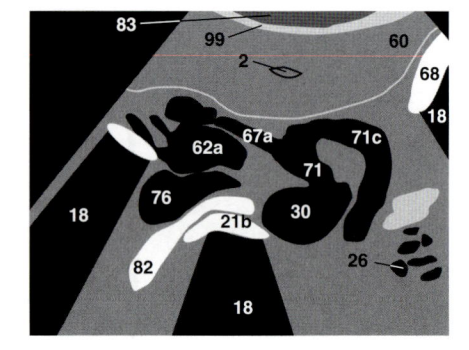

Fig. 38.2c

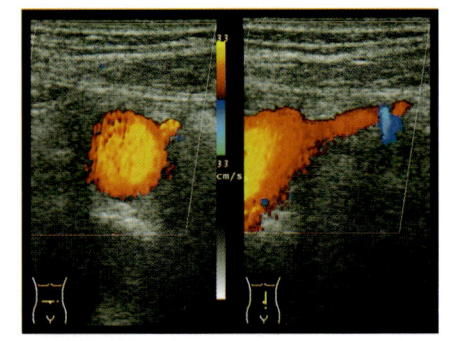

Fig. 38.4

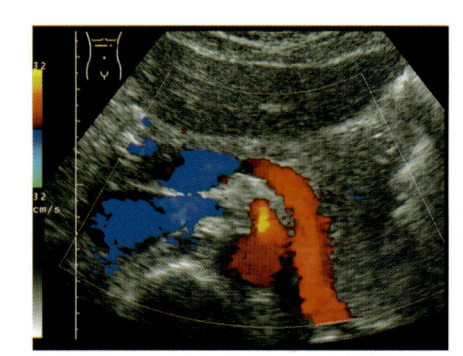

Fig. 38.3a

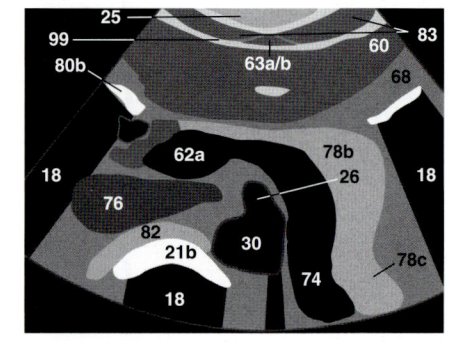

Fig. 38.3b

Achados normais

As artérias esplâncnicas mostram uma combinação de segmentos codificados em azul e vermelho, dependendo se o fluxo está dirigido no sentido do transdutor ou afastando-se do mesmo (ver **71c**, **Fig. 38.2b**). Aumentos aparentes de velocidade podem ser encontrados em locais como a origem da AMS, onde o sangue está fluindo diretamente ao transdutor, resultando em cores brilhantes (**26**, **Figs. 38.1** e **38.3**) ou mesmo *aliasing* (⇩ **Fig. 38.5**). Como a origem da AMS também é um local comum de aceleração de fluxo devido à estenose, o espectro de velocidade deve ser cuidadosamente analisado para diferenciar artefato em relação a uma estenose verdadeira (ver **Tabela 39.3**).

Um transdutor de 5 MHz é vantajoso em pacientes magros. A maior resolução e a capacidade de direcionamento do feixe nos transdutores lineares facilitam a visibilização de estruturas como a origem da AMI (**Fig. 38.4**) [4.2].

O fluxo nas artérias esplâncnicas varia com a ingestão de alimento e durante a respiração. O exame pós-prandial mostra um aumento significativo na velocidade sistólica de pico (VSP) e no fluxo diastólico final (DF), embora estes efeitos sejam menos pronunciados no tronco celíaco do que na AMS, por exemplo [4.3]. Enquanto o espectro da AMS frequentemente mostra um padrão trifásico definido no estado de jejum (**Fig. 38.5a**), ele torna-se bifásico após uma refeição (**Fig. 38.5b**). Uma falta de modificação espectral após a administração de uma refeição possui implicações diagnósticas.

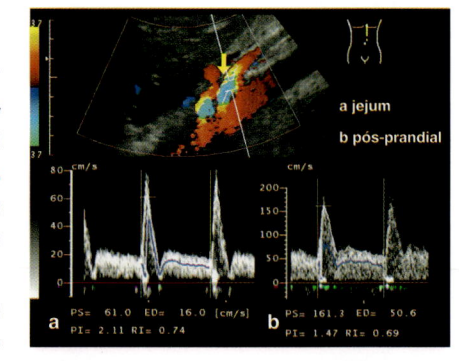

Fig. 38.5a

Fig. 38.5b

4 | Abdome

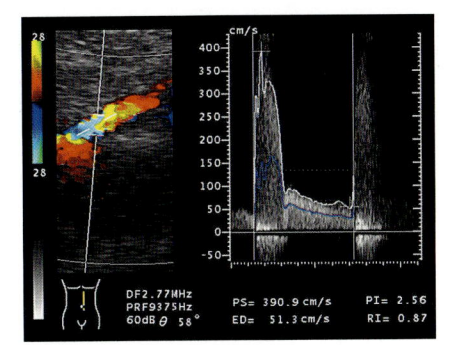

Fig. 39.1

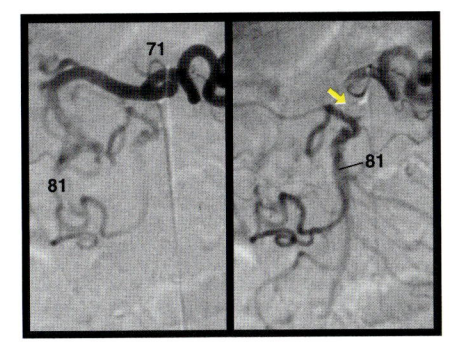

Fig. 39.2

Critérios para estenose da AMS e tronco celíaco (medidos em jejum)		
VSP	Tronco celíaco	> 200 cm/s
	AMS	> 270 cm/s
VDP	Tronco celíaco	> 100 cm/s
	AMS	> 70 cm/s
Razão VSP	$\dfrac{\text{VSP AMS}}{\text{VSP Ao}}$	> 3,5

Tabela 39.3

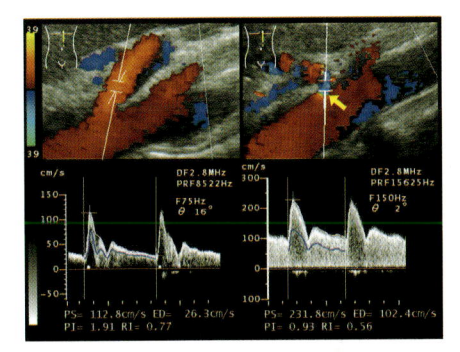

Fig. 39.4a

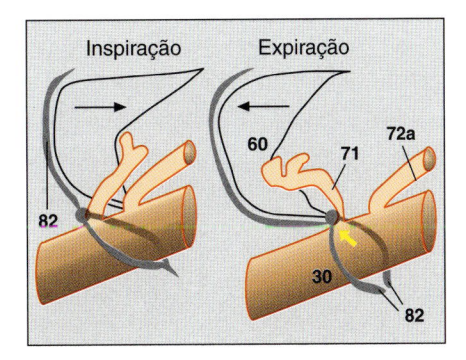

Fig. 39.4b

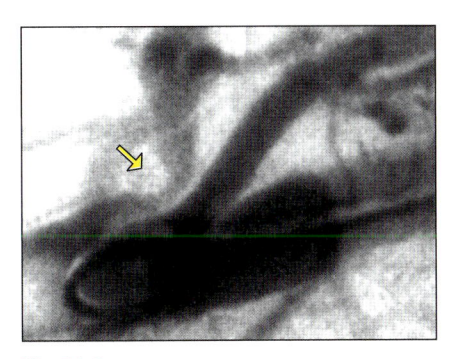

Fig. 39.4c

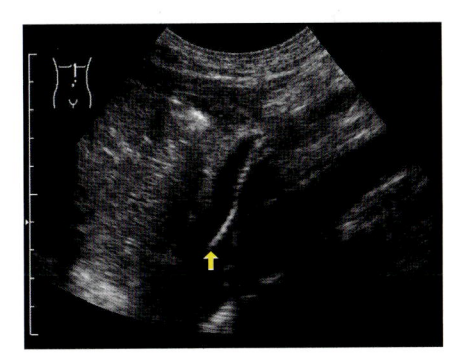

Fig. 39.5

Isquemia intestinal

A isquemia intestinal crônica pode permanecer assintomática por anos devido à circulação colateral. Porém, se uma placa trombosar ou se ocorrer embolização, a isquemia aguda poderá se desenvolver. Por causa de sua localização, a AMS é o vaso mesentérico mais comumente afetado.

O diagnóstico diferencial inclui isquemia intestinal não oclusiva causada por vasospasmo pós-operatório ou farmacologicamente induzida, o que é demonstrável por ASD. O dúplex colorido não pode excluir oclusão mesentérica aguda porque, frequentemente, ele pode demonstrar apenas as origens das artérias esplâncnicas, especialmente se houver dor e meteorismo associados. Se a IDC do tronco da AMS mostra um corte abrupto do fluxo sanguíneo sem traços espectrais detectáveis, a oclusão da AMS deve ser diagnosticada, se isto for consistente com achados clínicos e laboratoriais (ácido lático sérico elevado).

As colaterais são frequentemente detectadas, porém a ASD é necessária para o mapeamento completo da circulação colateral (**Fig. 39.2**). A AMS ocluída (⇘) está opacificada pelo fluxo retrógrado através da anastomose de Bühler **(81)**.

A IDC pode contribuir para a investigação da isquemia intestinal crônica. A AMS proximal é um local de predileção para a estenose e é facilmente examinada com dúplex colorido na maioria dos pacientes. As velocidades de fluxo sistólico e diastólico são parâmetros importantes para a quantificação da estenose (ver **Tabela 39.3**). A **Figura 39.1** mostra uma estenose da AMS de alto grau, com *aliasing* (⇩), aceleração pronunciada de fluxo intraestenótico até 400 cm/s.

As velocidades de pico medidas estão expressas em relação à VSP na Ao. Esta razão corrige qualquer aumento generalizado na velocidade do fluxo sanguíneo (p. ex., nos pacientes com hipertireoidismo). Doença intestinal inflamatória, tumores (ver p. 42) e trombose da veia porta (ver p. 40) também levam à hiperemia nas artérias esplâncnicas [4.15]. Além da VSP, a velocidade diastólica de pico (VDP) é um indicador útil de estenose. Entretanto, ainda existem problemas na quantificação do grau de estenose com IDC [4.3, 4.4]. Valores normais e critérios para estenose estão revisados no Capítulo 1 e **Tabela 39.3**.

Síndrome de compressão do ligamento arqueado

Pacientes com esta síndrome (predominantemente vista em mulheres jovens magras) frequentemente apresentam-se com queixas abdominais não específicas que geralmente se resolvem espontaneamente. O problema é causado por constrição proximal do tronco celíaco (⇖) pela pressão a partir do pilar do diafragma **(82)** no final da expiração [4.5]. Observe a dependência do fluxo em relação ao ciclo respiratório na **Figura 39.4a**. A **Figura 39.4c** mostra uma ASD em síndrome de compressão do ligamento (⇘) no tronco celíaco.

Aneurismas

Aneurismas das artérias esplâncnicas são raros e geralmente são detectados incidentalmente. A artéria esplênica e a artéria hepática são as mais comumente afetadas. Falsos aneurismas (ver Capítulo 7) podem desenvolver-se nestes vasos devido à erosão tumoral à inflamação e a outras causas (ver **Fig. 47.5a**).

Próteses vasculares

As próteses vasculares possuem uma borda ecogênica (⇧ **Fig. 39.5**), mostrando-se aqui um enxerto protético interposto por oclusão do tronco celíaco. A IDC é um estudo útil de acompanhamento, não invasivo, para detectar complicações pós-operatórias como aneurisma em sutura, extravasamento sanguíneo em anastomoses e oclusão.

Abdome

VCI e veias hepáticas

Anatomia ultrassonográfica

A veia cava inferior (**VCI, 76**) ascende à direita da coluna espinal, passando através do diafragma (**82**) e terminando no átrio direito (**33a**). As principais tributárias cujas imagens podem ser obtidas com IDC incluem as veias ilíacas, as veias renais e as 3 veias hepáticas (**61**), que penetram na VCI imediatamente abaixo do diafragma (**Fig. 40.1**). Mais de 3 veias hepáticas podem ocorrer, e o lobo caudado (**60a**) é frequentemente drenado por uma veia separada.

Técnica de exame

O exame dúplex da VCI geralmente inclui as veias ilíacas, renais e hepáticas. Uma vez que tenha sido estabelecida a orientação na imagem modo B, a VCI é examinada com fluxo colorido em 2 planos ao longo de seu curso. Se forem encontradas anormalidades, os espectros Doppler são registrados para avaliação quantitativa.

Achados normais

O fluxo na VCI e veias hepáticas (**Fig. 40.3a**) mostra modulação cardíaca definida. O movimento do plano da valva cardíaca em direção ao ápice na sístole cria uma forte sucção dentro do átrio, induzindo fluxo rápido no sentido do coração (↗). À medida em que o átrio direito se enche no início da diástole, o fluxo venoso diminui (↓ **Fig. 40.3a**), ou um breve período de fluxo reverso (↙) pode mesmo ocorrer (**Fig. 40.3b**). Quando as valvas AV estão abertas, o sangue flui para os ventrículos e o átrio pode, novamente, receber influxo venoso (↖). O átrio contrai ao final da diástole. Como não existem valvas entre as veias terminais e o átrio, esta contração do átrio causa uma saída transitória de fluxo do coração (↘). O fechamento das valvas AV ao final da diástole ocasionalmente produz uma pequena chanfradura (←) ou incisura.

A falência cardíaca direita pode levar a uma forma de onda espectral alterada (**Fig. 40.3c**) na qual existe uma diminuição do fluxo no sentido do coração. A insuficiência tricúspide (ver Capítulo 9) leva a fluxo patológico reverso na VCI durante a sístole. Os espectros achatados em forma de bandas podem ser registrados a partir das veias hepáticas nos pacientes com cirrose hepática avançada [4.6].

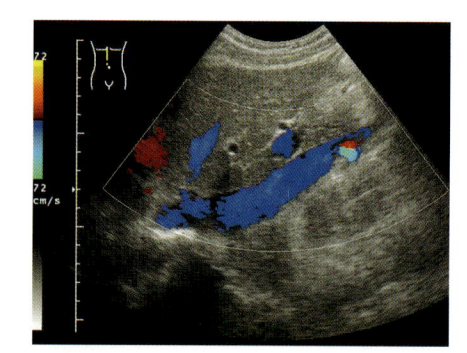

Fig. 40.1a

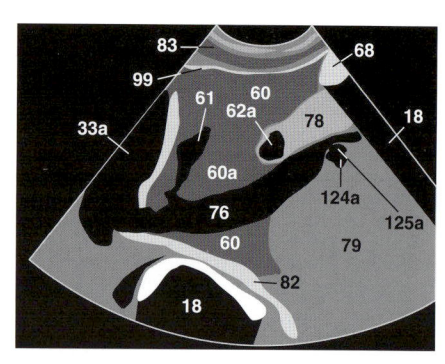

Fig. 40.1b

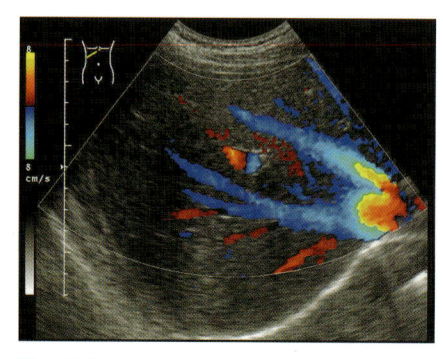

Fig. 40.2a

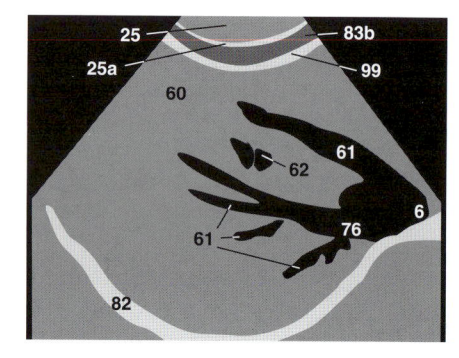

Fig. 40.2b

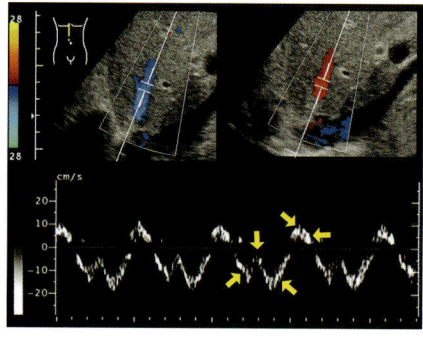

Fig. 40.3a

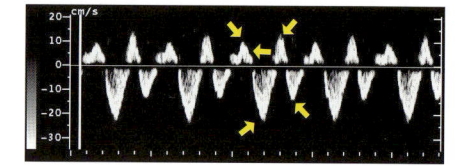

Fig. 40.3b

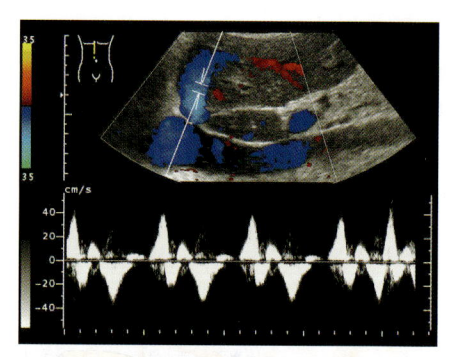

Fig. 40.3c

A trombose da VCI é manifestada na imagem modo B por não compressibilidade, falta de pulsatilidade e dilatação hipoecoica, que parece levemente mais ecogênica do que os lumens livres de eco. O fluxo colorido demonstra uma lacuna colorida (↓) no segmento afetado (**Fig. 40.4a**), causada, neste exemplo, pela extensão da trombose a partir da veia ilíaca comum esquerda (VIC) (←) (**Fig. 40.4b**). A VIC direita é responsável pelo fluxo residual em formato crescente (↑) na VCI. A **Figura 40.4c** mostra oclusão completa (**4**) da VCI resultado de trombose ascendente.

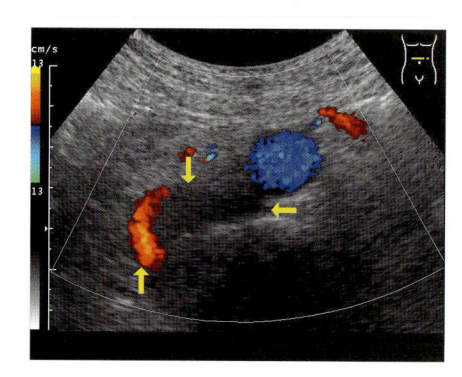

Fig. 40.4a

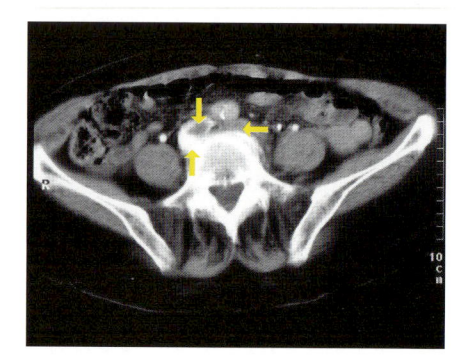

Fig. 40.4b

4 Abdome

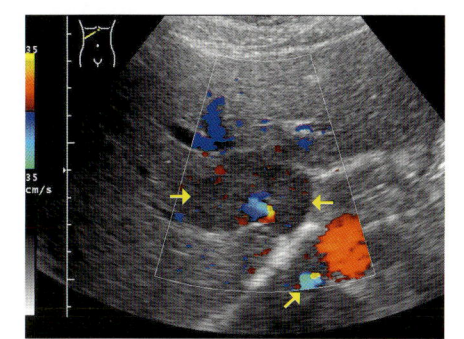

Fig. 41.1a

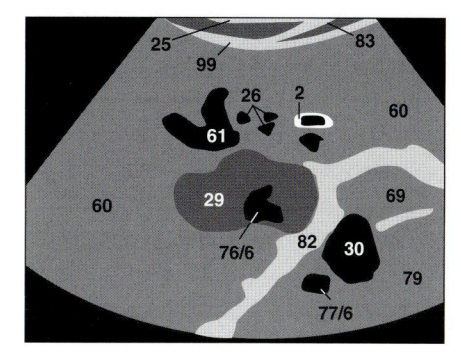

Fig. 41.1b

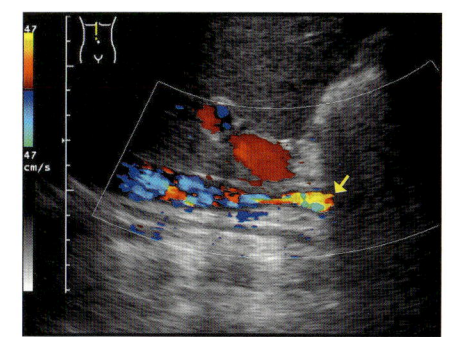

Fig. 41.2a

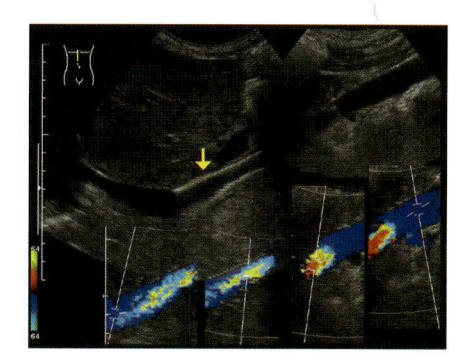

Fig. 41.2b

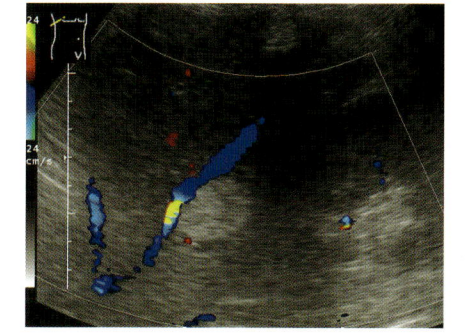

Fig. 41.3a

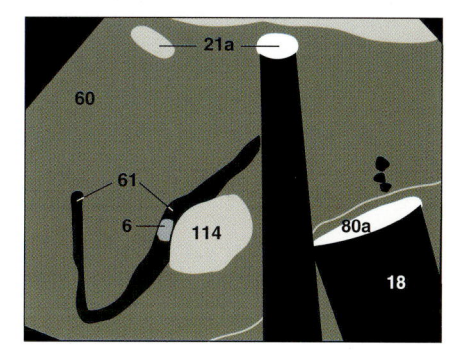

Fig. 41.3b

Os filtros da veia cava podem reduzir o risco da embolização a partir das veias pélvicas e da extremidade inferior, porém as complicações são frequentes. Filtros metálicos colocados por inserção transluminal podem deslocar-se ou podem trombosar e tornarem-se uma fonte de êmbolos [4.7]. A IDC pode ser utilizada no acompanhamento para determinar a patência do filtro.

O estreitamento luminal da VCI pode ter outras causas além da trombose, incluindo complicações pós-operatórias, estenose, extensão tumoral intraluminal (ver Capítulo 5) e compressão extrínseca por tumor. Na **Figura 41.1**, a VCI (**76**) está enclausurada (→←) por metástases hepáticas (**29**). Isto pode levar a sintomas de obstrução da VCI, aqui associados ao aumento compensatório do fluxo (↗) na veia ázigos (**77**). Uma opção terapêutica para a estenose é a inserção de *stent* (↓) para melhorar o retorno venoso ao coração (**Fig. 41.2b**). A estenose pré-intervenção (↙) está mostrada na **Figura 41.2a**.

A trombose de veia hepática pode afetar pequenas veias hepáticas individuais (doença venoclusiva, DVO) ou os troncos venosos principais (síndrome de Budd-Chiari), com envolvimento ocasional da VCI. Se a trombose afeta apenas veias individuais ou segmentos venosos, a ausência do fluxo na IDC pode estar acompanhada por colateralização intersegmentar com espectro Doppler em forma de bandas.

Lesões expansivas intra-hepáticas como angioma (**114**) podem deslocar e estreitar as veias hepáticas (**Fig. 41.3a**).

Sistema venoso portal – anatomia ultrassonográfica

A veia esplênica (**74**) corre a partir do hilo do baço ao longo da borda posterior do pâncreas, acompanhada pela artéria homônima. Na confluência, ela se une à veia mesentérica superior (VMS, **73a**) para formar a veia porta (VP, **62**) (**Figs. 41.4a, 36.1**). Os padrões de ramificação intra-hepática da VP (↑) e veias hepáticas (↘) determinam a anatomia segmentar do fígado [4.8]. O diagrama anatômico (**Fig. 41.4a**) mostra o fígado a partir do aspecto anterior. A seta curvada (↶) na **Figura 41.4c** representa a imagem da posição cranial (I) para caudal (II), causada pela varredura do transdutor (↶) utilizado na **Figura 41.4b**, para localizar os planos consecutivos no corte subcostal oblíquo. A angiografia coronal por RM proporciona uma técnica alternativa para visibilização do sistema venoso portal (**Fig. 41.4d**).

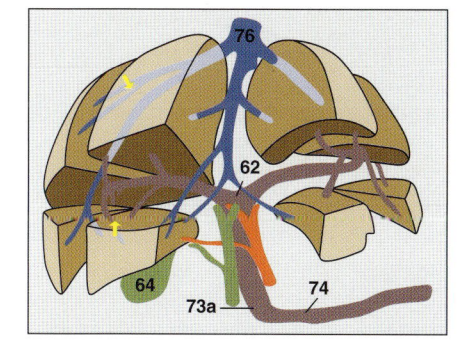

Fig. 41.4a

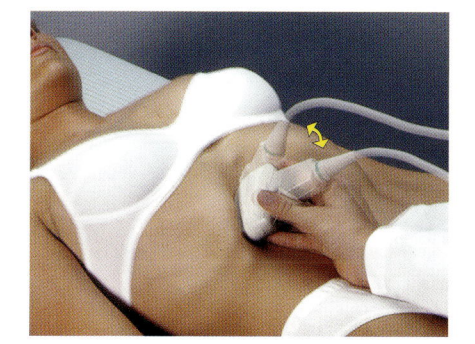

Fig. 41.4b

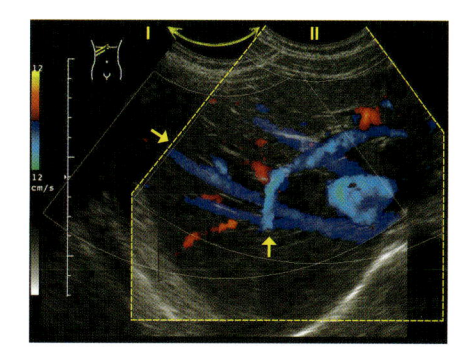

Fig. 41.4c

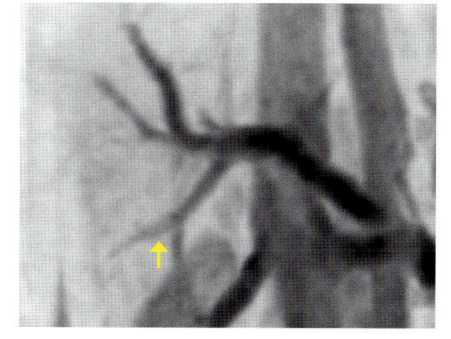

Fig. 41.4d

Técnica de exame

As porções extra-hepáticas da VP **(62)** são visibilizadas com um plano intercostal estendido **(Fig. 42.1)**. Se este plano não é bem-sucedido devido a gases abdominais sobrejacentes ou devido a um ângulo Doppler desfavorável, a VP extra-hepática pode ser examinada a partir de uma abordagem intercostal anterior direita **(Fig. 42.2)** com o braço direito elevado acima da cabeça para abrir os espaços intercostais. Frequentemente, o tronco portal principal (↙) é visibilizado apenas neste plano devido à janela acústica favorável proporcionada pelo fígado. O curso dos ramos intra-hepáticos é tal que eles são mais bem visibilizados em plano oblíquo subcostal (ver **Fig. 41.4b**). Após o modo B e o exame de fluxo colorido, os espectros do Doppler são registrados para quantificar o fluxo na VP.

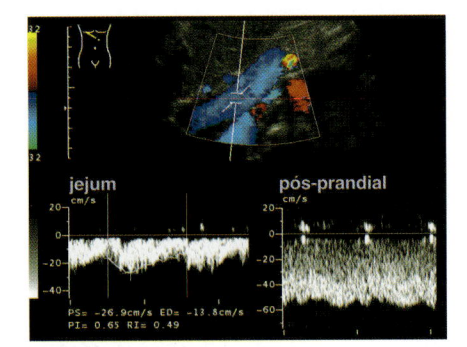

Fig. 42.1a

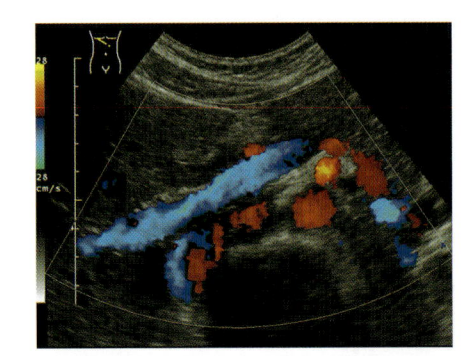

Fig. 42.1b

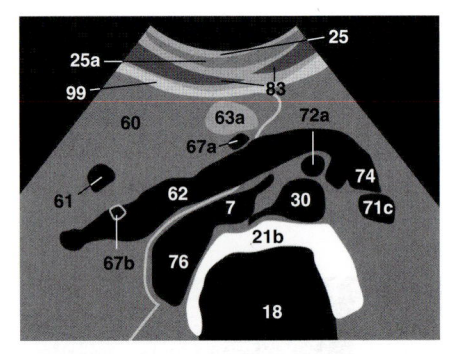

Fig. 42.1c

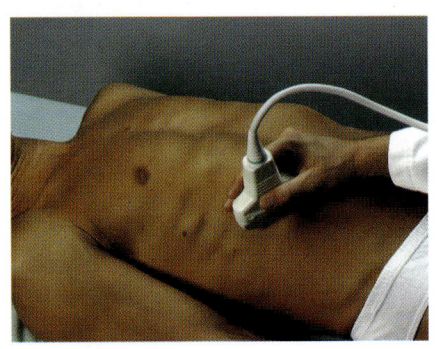

Fig. 42.2a

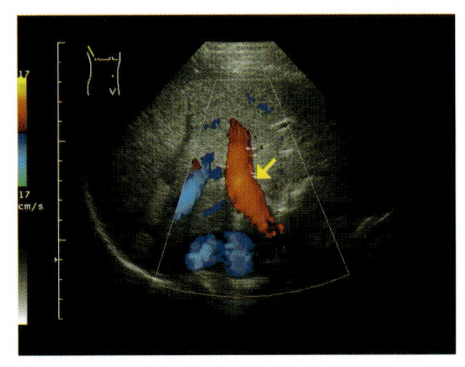

Fig. 42.2b

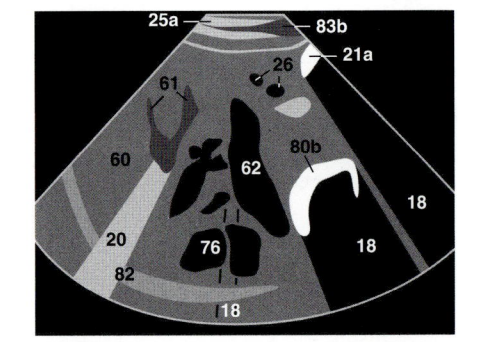

Fig. 42.2c

Achados normais

A imagem de fluxo colorido da VP demonstra fluxo contínuo no sentido do fígado, o que leva a um espectro Doppler monofásico, em forma de banda. O fluxo pode ser modulado pela posição corporal e respiração. Em particular, a velocidade do fluxo na VP é marcadamente diminuída na posição sentada e na inspiração completa [4.9]. As velocidades de pico na **Figura 42.1a** ilustram os efeitos do jejum e da alimentação no fluxo venoso portal. O fluxo aumenta a um fator de, no mínimo, 1,5 após uma refeição.

Hipertensão portal

O Doppler colorido na hipertensão portal demonstra fluxo diminuído ou mesmo alterações marcadas como fluxo reverso a partir do fígado, na VP ou veia esplênica, e a cor ajuda na visibilização das vias colaterais **(Tabela 43.1)**.

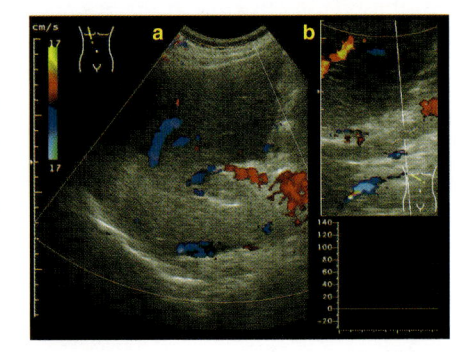

Fig. 42.3a

A trombose **(4)** da veia porta **(62, Fig. 42.3)** leva ao aumento da resistência na circulação portal. Ela pode resultar de cirrose, invasão tumoral, hipercoagulabilidade ou inflamação. O fluxo na artéria hepática própria (AHP, **67b**) aumenta para compensar a deficiência do suprimento de oxigênio causada pela falência da perfusão portal. A transformação cavernomatosa pode ocorrer ao longo da VP trombosada, levando a uma restauração do fluxo hepatopetal.

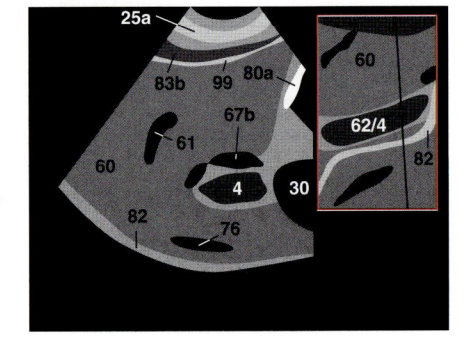

Fig. 42.3b

A **Figura 43.3a-c** demonstram canais colaterais na trombose da veia porta. Os canais venosos tortuosos (◤) passam do hilo do baço ao longo da curvatura menor do estômago para o esôfago (↗). Achados de TC correspondentes são mostrados na **Figura 43.3b**. Um desvio (*shunt*) esplenorrenal espontâneo (⇒ **Fig. 43.2**) pode, adicional ou alternativamente, se desenvolver a partir de pequenas veias existentes, ou colaterais venosos tortuosos podem se formar ao longo da veia umbilical obliterada (síndrome de Cruveilhier-Baumgarten), com extensão para as veias paraumbilicais (cabeça da medusa).

Checagem: hipertensão portal

Sinais sugestivos na IDC:
  Velocidade de fluxo diminuída para < 10 cm/s
  Trombose
  Transformação cavernomatosa da VP
Sinais definitivos na IDC:
  Anastomose portocava
  Fluxo para fora do fígado

Tabela 43.1

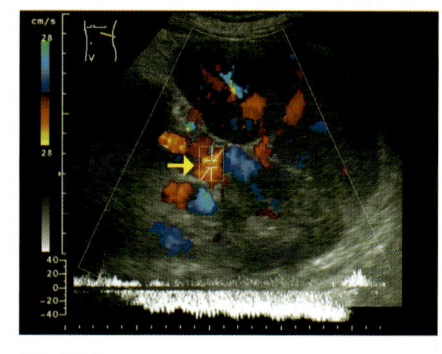

Fig. 43.2a

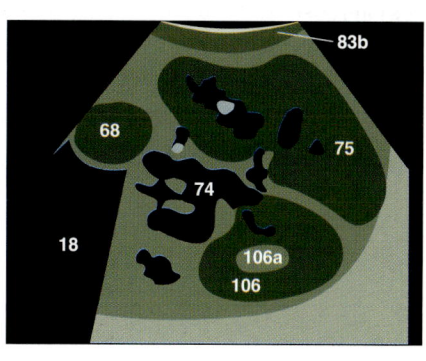

Fig. 43.2b

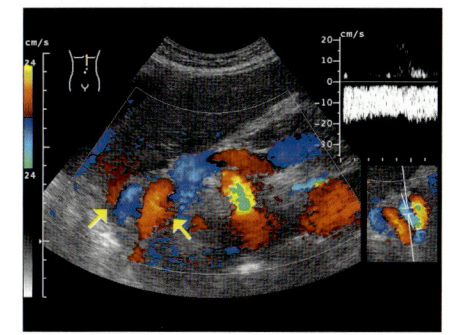

Fig. 43.3a

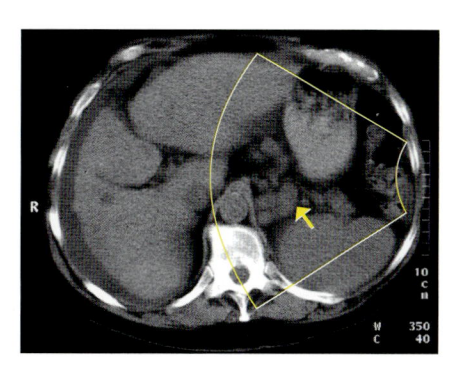

Fig. 43.3b

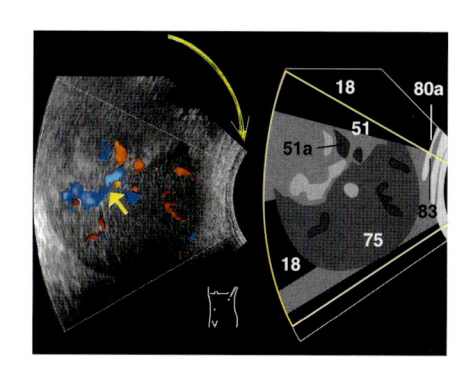

Fig. 43.3c

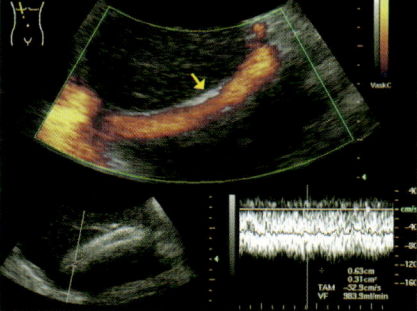

Fig. 43.4

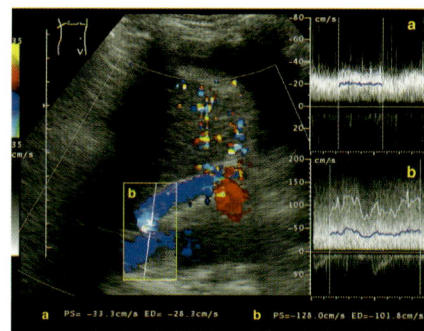

Fig. 43.5

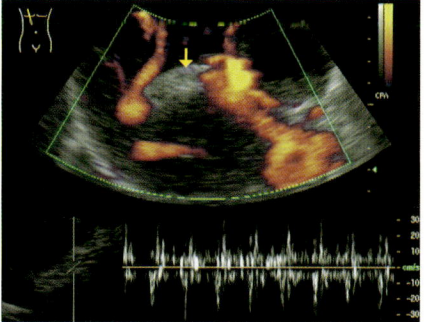

Fig. 43.6

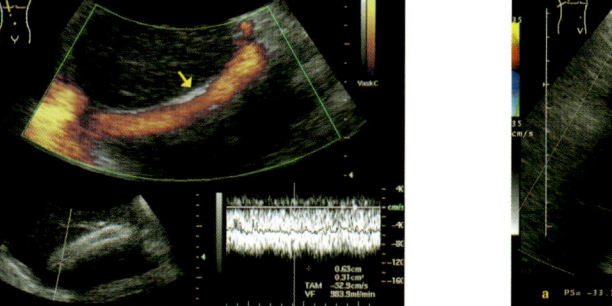

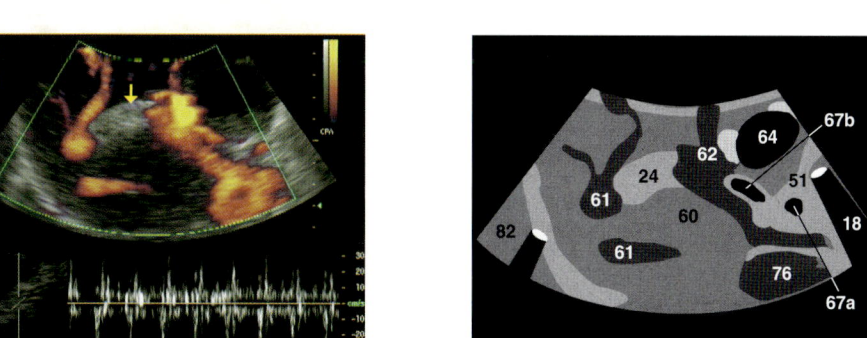

Fig. 43.6a

TIPSS

A inserção de um *stent* para *shunt* **p**orto-**s**istêmico **i**ntra-hepático por via **t**ransjugular (TIPSS) tornou-se a ferramenta primária para descompressão do sistema porta. Um catéter é avançado através da veia jugular interna em direção à veia hepática direita e, então, através do tecido hepático, para um segmento da VP. Esta comunicação é mantida aberta com um *stent* metálico. Um dos resultados deste procedimento é um aumento compensatório do fluxo na AHC. A estenose recorrente ou a oclusão do *stent* são complicações frequentes e necessitam de reintervenção [4.10]. A IDC, especialmente o *power* Doppler, tem um papel importante no acompanhamento pós-intervenção.

A **Figura 43.4** mostra um *stent* patente. A hiperplasia da íntima frequentemente produz uma constrição (↘) no centro do *stent*.

A **Figura 43.5** ilustra uma estenose, que tipicamente se desenvolve no local onde o *stent* (**b**) penetra na veia hepática. Os sinais mais confiáveis de estenose são uma mudança abrupta na velocidade (ver espectros **a** e **b**) ao longo do *stent* e visibilização direta do local estreitado [4.10].

O espectro Doppler na **Figura 43.6** não reflete sinais de fluxo, mas vibrações artefatuais de um *stent* ocluído (↓), evidenciado pelo padrão típico simétrico dos picos.

Abdome

Tumores intra-hepáticos

A IDC pode ser muito útil na diferenciação de massas sólidas e de lesões vasculares indeterminadas no fígado. Adenomas, hiperplasias nodulares focais (HNF) e hemangiomas que exibem características típicas podem ser distinguidos de tumores malignos. A incapacidade para detectar fluxo em uma massa hiperecoica homogênea, a despeito do ajuste apropriado do equipamento, sugere um hemangioma [4.11, 4.12]. Este diagnóstico pode ser reforçado pela demonstração de características adicionais de fluxo com a ajuda de agentes de contraste (ver abaixo).

O uso de agentes de contraste

Enquanto o uso de imagem do Doppler e do *power* Doppler tem melhorado o diagnóstico diferencial das lesões intra-hepáticas sobre a imagem convencional modo B nos últimos anos [22], casos problemáticos ainda existem mesmo para examinadores experientes:

Primeiro, algumas lesões hepáticas localizadas profundamente no abdome e nos pacientes muito obesos podem ser estudadas apenas em um ângulo Doppler desfavorável, o que pode limitar significativamente a acurácia do achado. Segundo, os fluxos muito lentos que são comumente encontrados, especialmente nos pequenos tumores, produzem inadequada alteração da frequência. Terceiro, artefatos de movimento podem ser extremamente difíceis de evitar em algumas áreas do fígado devido à transmissão de batimentos cardíacos ao parênquima hepático.

Agentes de contraste do ultrassom, combinados com técnicas de rastreamento modificadas, podem proporcionar ajuda crucial em casos problemáticos como estes. Eles produzem forte aumento do sinal intravascular (ver p. 107), que pode melhorar a detecção até mesmo dos fluxos lentos nos vasos tumorais menores.

Várias fases diferentes de realce são observadas após a injeção do bolo de um agente de contraste. Estas fases podem variar um pouco de acordo com o estado circulatório individual do paciente **(Tabela 44.1)**.

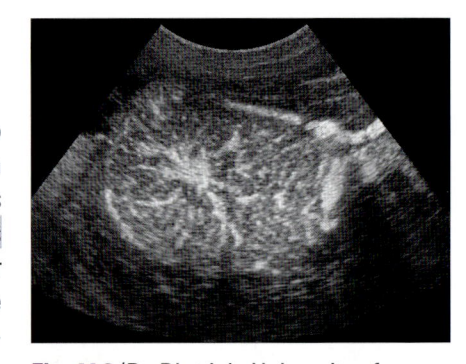

Fases destacadas após a administração de contraste intravenoso	
Arterial inicial:	15-25 segundos pós-injeção
Arterial:	20-30 segundos pós-injeção
Portal:	40-100 segundos pós-injeção
Venosa tardia:	110-180 segundos pós-injeção

Tabela 44.1 [Modificada de 4.23]

Lesões hepáticas benignas: HNF e adenoma

As lesões hepáticas benignas, ao contrário de lesões malignas, não contêm aumento no número de *shunts* patológicos. Como resultado, lesões benignas ainda mostram realce com contraste até na fase venosa tardia. Isto ocorre na hiperplasia nodular focal (HNF) e no hemangioma. A HNF mais comumente afeta mulheres que estão em uso regular de contraceptivo oral. Os adenomas hepáticos podem exibir aspectos quase idênticos na imagem modo B, e a diferenciação frequentemente requer exame histológico. Tanto o fluxo colorido como o *power* Doppler **(Fig. 44.3a, b)** podem claramente demonstrar o padrão de fluxo típico da HNF, o que é uma ajuda importante para o diagnóstico diferencial.

Fig. 44.2 (Dr. Dietrich, University of Frankfurt)

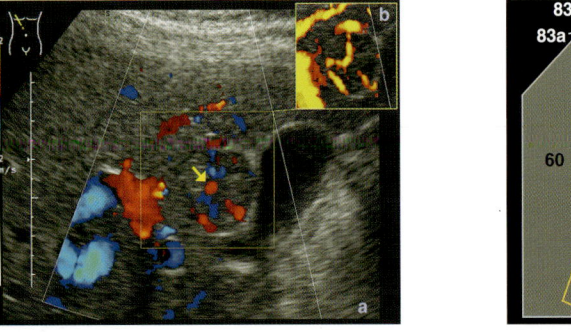

Fig. 44.3a, b 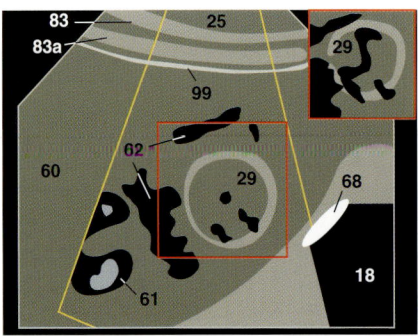   **Fig. 44.3c** 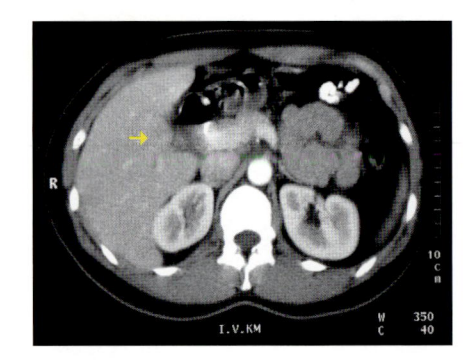   **Fig. 44.3d**

O plexo vascular na HNF emana radialmente a partir de uma artéria central (↘) e exibe fluxo centrífugo [4.12], dando origem a um padrão "radiado" **(Figs. 44.2 e 45.2c)**. A HNF e o adenoma podem causar sintomas devido ao efeito de massa ou à hemorragia intra-hepática e podem, portanto, requerer ressecção cirúrgica. Nos exames de TC, as HNFs e os adenomas são definidos mais claramente na fase arterial inicial do contraste (⇒ **Fig. 44.3d**). Durante a fase parenquimatosa, eles aparecem hiperecoicos ou isoecoicos em relação ao tecido hepático adjacente.

Hemangiomas hepáticos

Ao contrário da HNF, os hemangiomas são vascularizados em um padrão de periférico para central **(Fig. 45.2b-e)**. Durante a fase arterial **(Fig. 45.2c)**, as porções externas da lesão destacam-se, enquanto que as centrais permanecem hipoecoicas. As porções centrais tornam-se progressivamente ecogênicas durante a fase portal subsequente **(Fig. 45.2d)**, e toda a lesão aparece hiperecoica na fase venosa tardia **(Fig. 45.2e)**. Este padrão progressivo de periférico para central, também denominado de sinal do "diafragma da íris", é frequentemente algo irregular e é típico de hemangiomas hepáticos. Ele também é observado nos exames de TC **(Fig. 45.1)**.

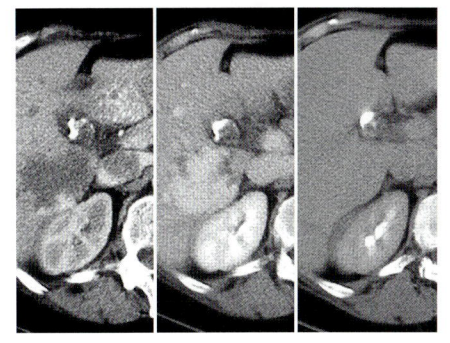

Fig. 45.1

	a Plano	b Doppler colorido	c Arterial	d Portal	e Venosa tardia
Fig. 45.2 Adenoma					
Fig. 45.3 HNF					
Fig. 45.4 CHC					
Fig. 45.5 Metástases hipervasculares					
Fig. 45.6 Metástases hipovasculares					

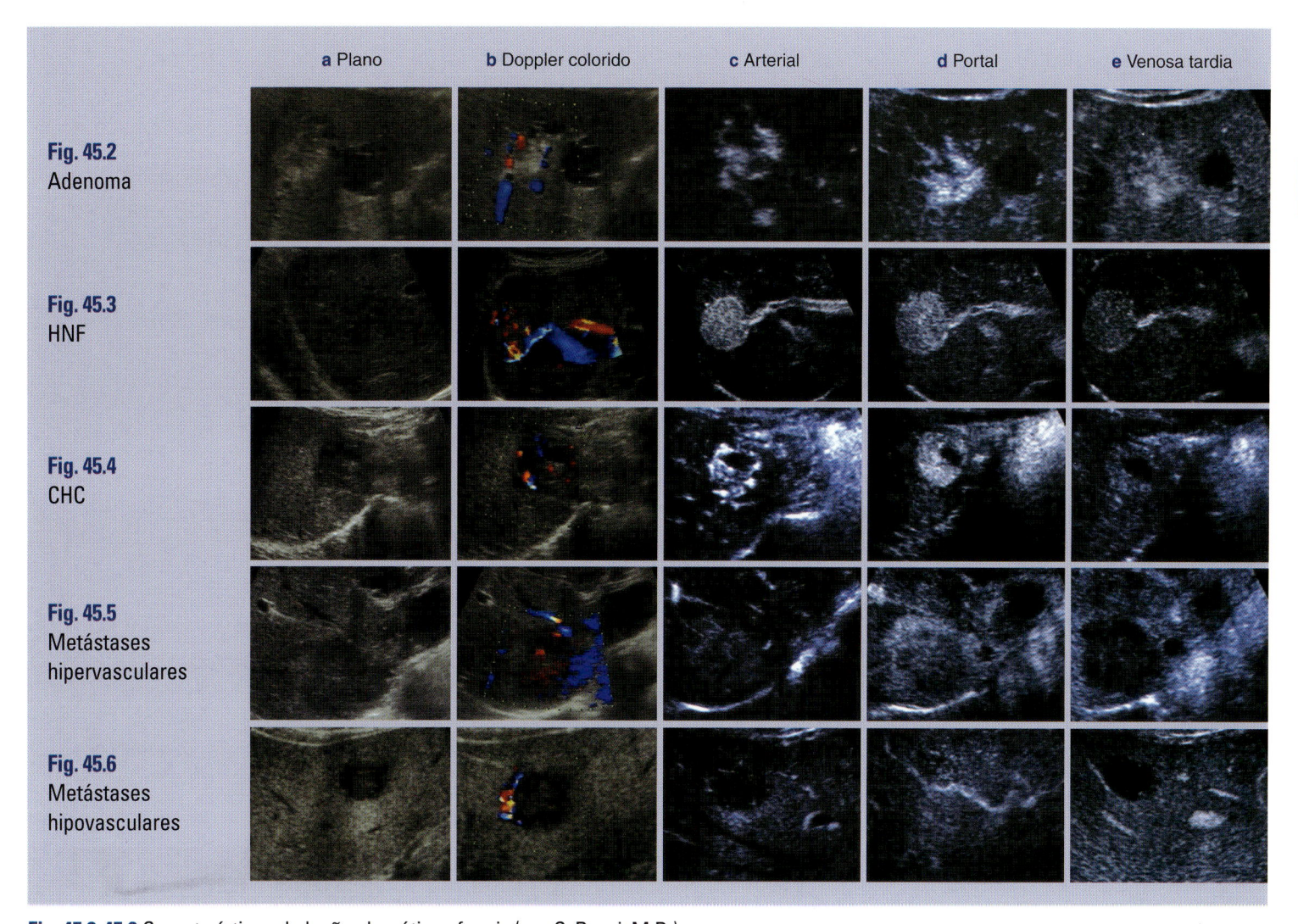

Fig. 45.2-45.6 Características de lesões hepáticas focais (por S. Rossi, M.D.).

Carcinoma hepatocelular (CHC)

A detecção de sinais Doppler arteriais intra e peritumorais, interrupções vasculares, invasão vascular, configurações tipo saca-rolha e aumento de *shunts* arteriovenosos são geralmente considerados como critérios de malignidade na IDC [4.12, 4.13]. Carcinomas hepatocelulares (CHC) geralmente mostram um destaque não homogêneo do sinal na fase arterial após a administração de contraste **(Fig. 45.4c)**. Eles permanecem hiperecoicos durante a fase portal **(Fig. 45.4d)** e, então, geralmente tornam-se isoecoicos ao parênquima hepático saudável na fase venosa tardia **(Fig. 45.4e**; [23]). A **Figura 45.7** mostra um CHC localizado na confluência das veias hepáticas. Porções do tumor (▶) invadiram a veia hepática média obstruída. Este vaso está estenosado imediatamente proximal à sua junção com a VCI (⬆), impondo um risco de síndrome de Budd-Chiari.

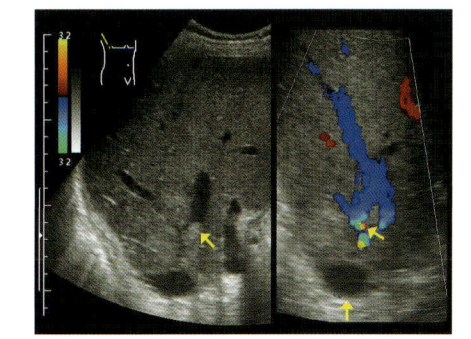

Fig. 45.7

Metástases hepáticas

Metástases hepáticas podem ser hipo ou hipervasculares. Embora a localização do tumor primário não possa ser confiavelmente determinada a partir do padrão de vascularização [4.18], observou-se que certos tumores primários estão associados com graus típicos de vascularização. Tumores primários neuroendócrinos, como o carcinoma de célula C da glândula tireoide ou carcinoides, tendem a produzir metástases hipervasculares (Fig. 45.5), enquanto tumores primários colorretais tendem a possuir metástases hipovasculares. (Fig. 45.6).

Durante a fase arterial após injeção de contraste, as metástases geralmente mostram apenas um leve destaque periférico com a técnica de estudo convencional, dependendo do seu grau de vascularização (Figs. 45.5c e 45.6c). Elas geralmente permanecem hipoecoicas ao parênquima do fígado na fase venosa tardia (Figs. 45.5e e 45.6e) ou podem tornar-se isoecoicas [4.23]. Esta ecogenicidade baixa na fase venosa tardia após administração de contraste é o critério-chave que diferencia entre metástases e lesões hepáticas benignas previamente descritas. O que contribui para isto? Uma característica de distinção de metástases hepáticas é sua tendência para formar numerosos *shunts* arteriovenosos patológicos. Isto pode explicar porque agentes de contraste tendem a desaparecer mais rapidamente de metástases hepáticas do que do parênquima normal do fígado, produzindo uma aparência relativamente hipoecoica da metástase na fase tardia de perfusão de contraste.

Sinais típicos de metástases hepáticas são padrões de perfusão irregulares, configurações vasculares tipo saca-rolha (Fig. 46.1) e a presença de *shunts* arteriovenosos. Por causa destes *shunts*, leva apenas cerca de 20 segundos, ao invés dos 40 segundos usuais, para que o agente de contraste apareça nas veias hepáticas. Frequentemente, a apresentação clínica ajudará na diferenciação entre CHC e metástases: pacientes com CHC frequentemente apresentam-se com cirrose hepática, hepatite crônica e/ou com AFP sérica elevada (alfafetoproteína). Esta combinação é encontrada mais raramente nos pacientes com metástases hepáticas oriundas de outros tumores primários.

Técnicas especiais de exame

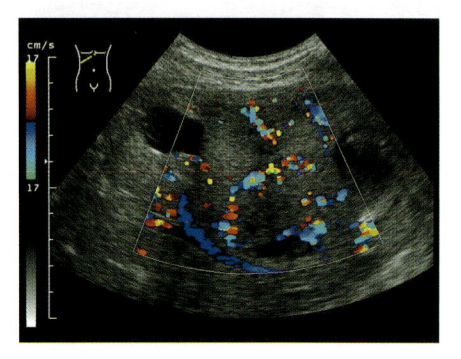

Fig. 46.1

Quando o exame é realizado com um índice mecânica baixo (IM ~ 0,1), frequentemente combinado com a técnica de inversão da fase, menos microbolhas são destruídas de uma vez durante o trânsito inicial do bolo. Isto prolonga o destaque do contraste. Ao mesmo tempo, o uso de um IM baixo diminui a sensibilidade do exame. Por exemplo, quando um IM baixo é utilizado, o reforço acústico posterior não é mais um critério efetivo para distinguir um cisto de outras lesões hipoecoicas. Em alguns casos, o reforço acústico posterior reaparecerá apenas após o IM ter sido elevado até a amplitude "normal" de 1,0 a 2,0.

A transmissão intermitente de apenas 2 pulsos de ultrassom por segundo, ao invés de 15 ("imagem harmônica intermitente"), torna possível detectar até mesmo pequenos capilares, uma vez que retardos interpulsos mais longos resultam em menor destruição de microbolhas, tornando disponível uma concentração de bolhas mais alta para destaque do sinal capilar quando os pulsos tardios penetram no tecido [4.24].

Com esta técnica de transmissão intermitente de pulsos a um IM baixo, mesmo metástases hepáticas hipovasculares aparecem hiperecoicas durante a fase arterial inicial (os primeiros 5-10 segundos de trânsito do contraste) [4.24], criando uma distinção visível entre as fases arterial inicial e arterial de contrastação.

Papel do bom senso para o diagnóstico diferencial das lesões hepáticas

O uso de agentes de contraste permite a seguinte diferenciação: lesões que mostram sinal de destaque mais prolongado são, mais provavelmente, benignas, enquanto metástases e CHC frequentemente aparecem hipoecoicos ao parênquima do fígado circunvizinho, mesmo na fase venosa tardia [4.23].

Abdome

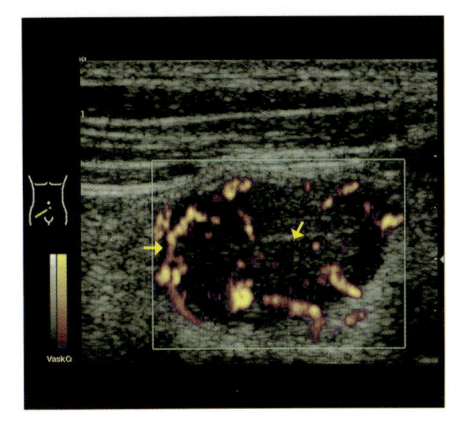

Fig. 47.1a

Doenças inflamatórias intestinais

A despeito da dificuldade das condições de estudo do trato gastrointestinal, um número de patologias pode ser diagnosticado com ultrassom. A imagem modo B isolada pode sugerir um processo inflamatório mostrando exsudação e espessamento da parede do intestino. A detecção de hipervascularização (⇒ **Fig. 47.1**) pode fornecer suporte à suspeita de doença intestinal inflamatória aguda ou crônica. A **Figura 47.1** mostra uma vista em secção transversa de um íleo terminal estenosado (↙) devido a espessamento inflamatório da parede na doença de Crohn. A vista fluoroscópica correspondente **(Fig. 47.1b**, estudo de contraste do intestino delgado utilizando a técnica Sellink) demonstra um longo segmento de lúmen residual. Enterite aguda e enterite por radiação **(Fig. 47.2)** também são caracterizadas por hipervascularização não específica (⇐), levando a uma velocidade de fluxo aumentada e volume de fluxo aumentado na AMS [4.15]. A apendicite também se apresenta com hipervascularização não específica na parede do intestino espessada e inflamada.

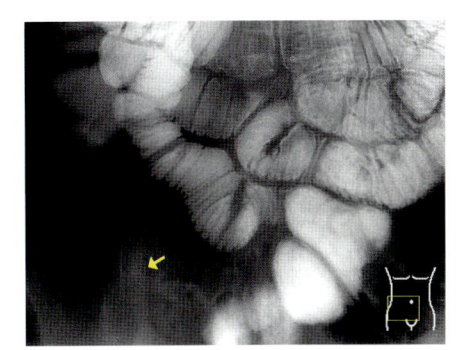

Fig. 47.1b

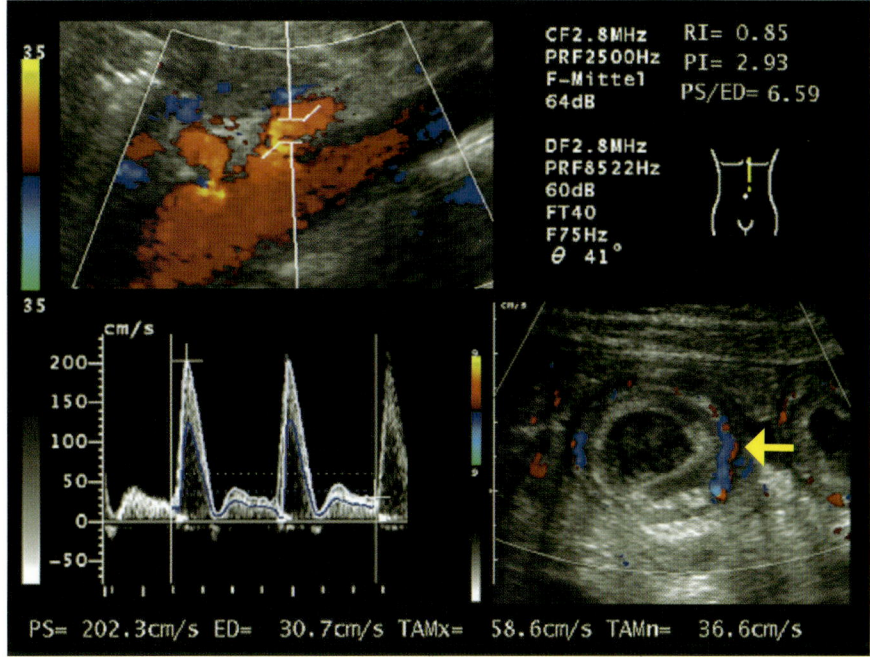

Fig. 47.2

A **Figura 47.3** mostra uma vesícula biliar perfurada **(64)** em um paciente com colecistite aguda. A parede **(64a)** mostra hipervascularização típica e um longo segmento da artéria cística (↗). O fluido extraluminal perivesicular **(53)** erodiu a artéria hepática própria **(67b)**, criando um falso aneurisma **(8)** (ver p. 39).

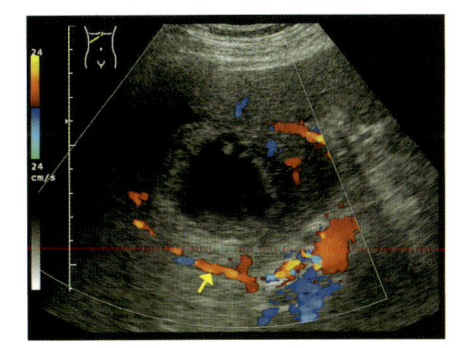

Fig. 47.3a

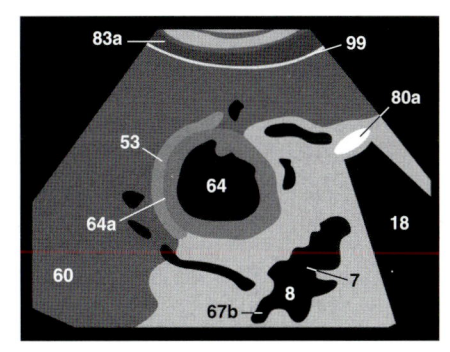

Fig. 47.3b

48 Abdome

Avaliação crítica

A IDC é um estudo não invasivo poderoso que tem papéis e capacidades variados nos diferentes órgãos e sistemas vasculares do abdome. Geralmente, o fígado é altamente acessível à ultrassonografia, mesmo sob condições clínicas difíceis, e indicações específicas foram estabelecidas para a avaliação de modificações focais e difusas no parênquima e sistemas vasculares do fígado. Na verdade, a IDC tornou-se o procedimento de imagem de primeira escolha para o diagnóstico e vigilância de hipertensão portal e para o planejamento e acompanhamento da inserção de TIPSS. A IDC permite a medida não invasiva da velocidade e do volume do fluxo, detecta confiavelmente complicações como estenose e oclusão, e é útil na seleção de casos para revisão pela angiografia.

A IDC pode ser utilizada para o acompanhamento pós-operatório de transplantes hepáticos para confirmar a perfusão do órgão. Em contraste ao seu uso rotineiro nos transplantes renais, entretanto, não existe valor padrão de corte para o aumento da resistência que permita um diagnóstico de rejeição do enxerto hepático [4.16, 4.17].

A caracterização de lesões hepáticas focais com base no grau de vascularização e arquitetura vascular permanece um aspecto controverso. Diversos critérios de malignidade já conhecidos permitem um diagnóstico mais acurado de lesões hepáticas focais [4.12]. O uso de agentes de contraste do ultrassom promete melhorar a detecção da vascularização e de padrões de variação do tempo de perfusão para este tipo de aplicação.

Nos estudos dos vasos abdominais, a IDC é usada principalmente para rastreamento e vigilância de aneurismas. Modalidades complementares como TC, RM e angiografia podem ser necessárias para o planejamento terapêutico e pré-operatório. A IDC também se tornou um método de rastreamento na isquemia intestinal crônica.

A capacidade da IDC para detectar vascularização aumentada nas doenças inflamatórias como apendicite e colecistite produziu avanço nas possibilidades do diagnóstico por ultrassom.

Um examinador experiente pode distinguir indicações específicas não padronizadas para a IDC utilizando um transdutor com alta resolução espacial. Certas características do método podem ser limitantes, entretanto. Por exemplo, pode ser necessário um tempo considerável para completar um estudo confiável. Acima de tudo, o fator "examinador dependente" do color Doppler é particularmente importante no abdome por causa das condições acústicas variáveis. Com os avanços no processamento de dados eletrônicos, entretanto, os resultados de imagem continuarão a melhorar, proporcionando imagens mais detalhadas e mais fáceis de interpretar como aquelas produzidas pela técnica panorâmica *SieScape* e as reconstruções 3D. A apresentação e relato dos achados, entretanto, ainda constituem um problema.

A imagem harmônica tecidual é uma nova modalidade que pode ser utilizada nos casos problemáticos para melhorar a imagem quando as condições de exame abdominal forem deficientes. O uso de muitos agentes diferentes de contraste do ultrassom tem melhorado enormemente as aplicações do diagnóstico assistido pelo ultrassom, acompanhamento e intervenção, particularmente nos pacientes com lesões hepáticas. Assim, a IDC continua a ser um procedimento não invasivo com um alto potencial de desenvolvimento que, seguramente, encontrará mais aplicações nas imagens abdominais.

Fig. 48.1

Desafio – Faça o desafio seguinte para testar seu conhecimento:

Conduza uma interpretação passo a passo das duas imagens patológicas à direita, com base nas seguintes questões:

1. Que planos de corte foram realizados?
2. Quais órgãos e marcas anatômicas ajudam a estabelecer a orientação?
3. Quais modos de imagem foram utilizados?
4. Quais vasos estão mostrados e qual é o sentido do fluxo?
5. Você vê algum fenômeno de fluxo característico?
   Os dados do fluxo estão dentro dos limites normais?
6. O que chama a sua atenção como sendo incomum ao comparar com achados normais?
7. Qual é a sua hipótese diagnóstica?

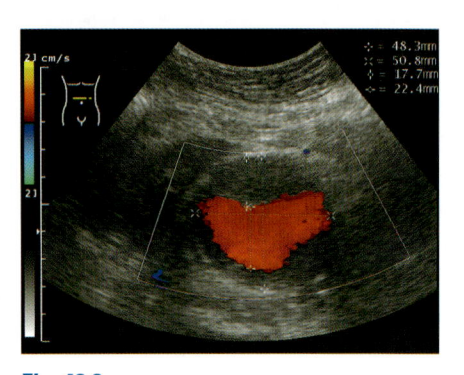

Fig. 48.2

Nefrologia ▪ Urologia

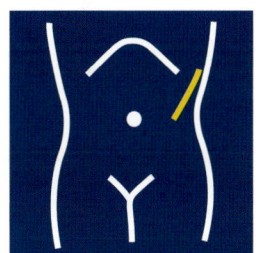

Markus Hollenbeck
Gerald Antoch

Introdução

A imagem dúplex colorida (IDC) acrescentou uma importante dimensão aos estudos de ultrassonografia renal. A IDC pode proporcionar evidência conclusiva de estenose da artéria renal (EAR) e os examinadores não precisam mais se contentar em oferecer um diagnóstico de "rim atrófico vascular". O ultrassom Doppler pode detectar modificações patológicas, mesmo antes que elas levem a alterações teciduais estruturais.

Aloenxertos renais podem ser particularmente bem visibilizados com ultrassom devido à sua localização superficial na fossa ilíaca. A rejeição do aloenxerto pode ser detectada em um estágio inicial, e os problemas com a artéria e veia principais do enxerto podem ser diagnosticados. A IDC pode substituir praticamente todos os estudos por cintilografia e angiográficos nas avaliações de aloenxerto renal.

A IDC também ganhou importância crescente nos estudos urológicos. Com sua rápida disponibilidade, ela tornou-se fundamental no diagnóstico diferencial dos transtornos escrotais agudos e pode facilitar a decisão entre o tratamento cirúrgico e o conservador. Ela também proporciona informação etiológica crucial na avaliação da disfunção erétil. Tradicionalmente, mais procedimentos de diagnóstico invasivos estão crescentemente sendo substituídos pela IDC.

Nefrologia (Markus Hollenbeck)

Rins nativos
Técnica de exame e achados normais ... 50
Fatores que influenciam a perfusão renal
Diagnóstico de estenose da artéria renal (EAR) ... 52
Indicações para IDC das artérias renais ... 53
Critérios para diagnosticar estenose da artéria renal
Tempo de aceleração (TA)

Aloenxertos renais
Técnica de exame ... 54
Estenose da artéria do enxerto
Trombose da veia do enxerto
Fístulas arteriovenosas nos aloenxertos renais ... 55
Rejeição do aloenxerto

Urologia (Gerald Antoch)

Disfunção erétil
Orientação anatômica ... 56
Fisiologia da ereção
Técnica de exame e achados normais
Variantes normais ... 57
Disfunção erétil arterial ... 58
Disfunção erétil venosa

Ultrassonografia do escroto
Suprimento sanguíneo para os testículos ... 59
Técnica de exame e achados normais
O escroto agudo
Torção testicular
Epididimite ... 60
Tumores testiculares ... 61
Varicocele

Avaliação crítica e desafio ... 62

Rins nativos: técnica de exame e achados normais

O paciente é examinado em jejum. Por causa das artérias renais estarem situadas profundamente, nós utilizamos um transdutor de baixa frequência operando de 2,0 a 3,5 MHz.

Anatomia e posição do transdutor

A artéria renal direita **(124a)** se ramifica da aorta **(30)** em uma posição próxima de 10 horas, emergindo ligeiramente abaixo da origem da artéria mesentérica superior. Ela se curva posteriormente e passa por trás da VCI **(76)** no seu caminho para o hilo renal direito **(Fig. 50.1a)**. A artéria renal esquerda **(124b)** emerge da aorta em uma posição próxima de 4 horas, geralmente no mesmo nível que a artéria direita. Ela pode ser traçada por aproximadamente 3 cm a partir da aorta ao hilo. É mais difícil visibilizá-la do que a artéria renal direita, pois ela é mais frequentemente obscurecida por gases nas alças superpostas do intestino delgado **(80b)**.

Medidas de velocidade com ângulo corrigido são tomadas em 5 pontos ao longo do curso das principais artérias renais. Velocidades de pico normais variam de 50 a 160 cm/s.

Artérias renais acessórias estão presentes em 20% dos pacientes e a aorta deve, portanto, ser varrida cranial e caudal às origens das artérias renais, de forma que quaisquer artérias adicionais possam ser identificadas.

As artérias renais podem ser visibilizadas em secção longitudinal coronal oblíqua **(Fig. 50.1b)**, com o transdutor colocado na linha medioclavicular direita, ou elas podem ser estudadas em secção abdominal transversa **(Fig. 50.1a)**. A melhor visão é obtida posicionando-se o transdutor imediatamente acima do ponto médio, entre o processo xifoide e a cicatriz umbilical. Se os gases intestinais obscurecerem a visibilização da aorta nesta localização, mova o transdutor para cima até o nível subxifóideo e angule para baixo, ou varra de um nível mais caudal e angule o transdutor para cima. A melhor janela acústica irá variar dependendo da distribuição dos gases intestinais no momento do exame.

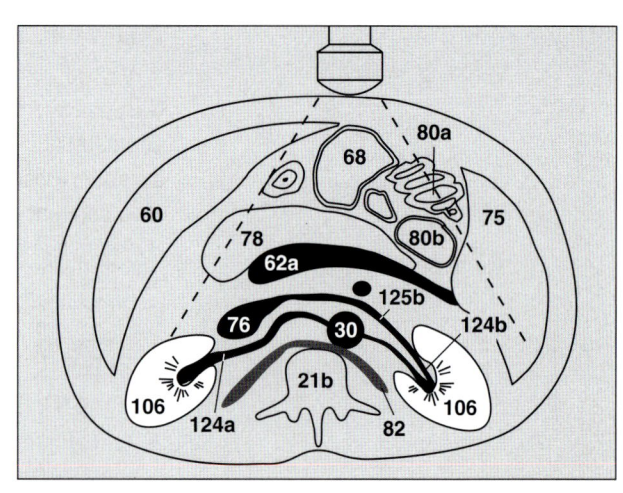

Fig. 50.1a

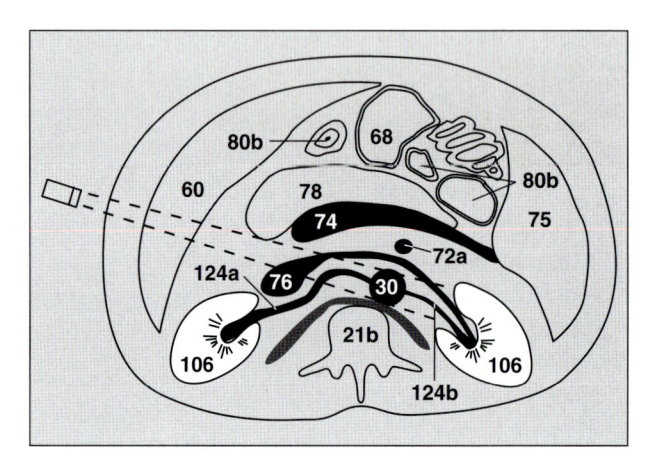

Fig. 50.1b

Achados normais

Quando a origem da artéria renal direita **(124a)** é visibilizada com fluxo colorido, é comum achar uma área de inversão de cor (⇧) na curva do vaso. Os matizes de cor relativamente escura **(Fig. 50.2a)** distinguem este fenômeno normal da modificação para a cor brilhante, que é causada por *aliasing* devido a estenose da artéria renal proximal. Observe também a aparência normal do lúmen arterial. A **Figura 50.2b** mostra a artéria renal esquerda normal **(124b)** emergindo da aorta **(30)**, anterior à coluna espinal **(21b)**. O espectro arterial exibe uma ascensão rápida a um pico sistólico agudo (⇘), uma janela espectral sem ruídos (⇩) e um declive suave para a diástole (↙). A aparente discrepância nas velocidades de fluxo entre as artérias direita e esquerda é devida, meramente, à diferente seleção de escala em cada exemplo. Na verdade, existe muito pouca diferença entre as velocidades sistólicas de pico (90 *versus* 98 cm/s).

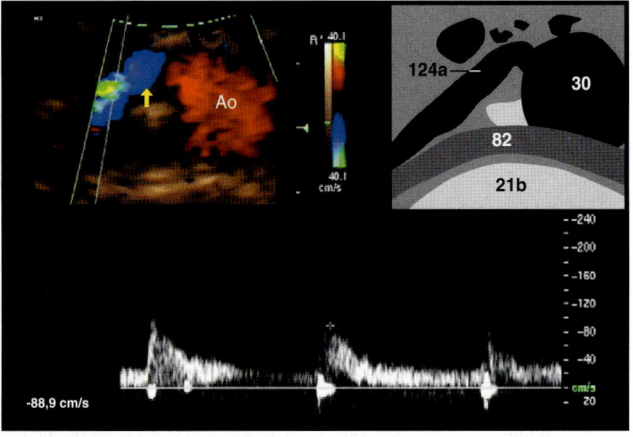

Fig. 50.2a

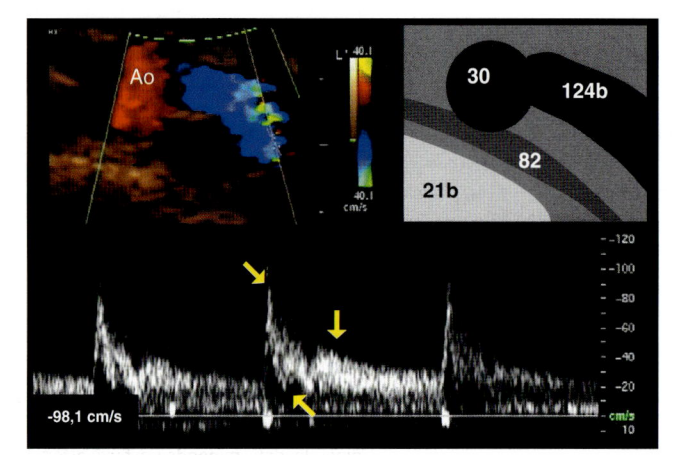

Fig. 50.2b

Técnica de exame e achados normais

Varreduras longitudinais coronais oblíquas são obtidas na posição em decúbito lateral esquerdo. O transdutor é orientado longitudinalmente e colocado na linha medioclavicular (**Fig. 51.1a**). Ele é angulado até que a veia cava seja demonstrada na secção longitudinal. Se os gases intestinais obscurecem a visibilização, o transdutor deve ser movido e angulado até que uma janela acústica satisfatória seja encontrada. A aorta **(30c)** é visibilizada "por trás" da veia cava **(76)**. A artéria renal direita **(124a)** vai em direção ao transdutor a partir da aorta (**Fig. 51.1b**). O fluxo diretamente ao transdutor produz uma alteração de frequência Doppler alta, levando a um fluxo colorido proeminente e a um espectro Doppler bem definido. A artéria renal esquerda **(124b)** cursa afastando-se do transdutor. Esta projeção das artérias renais é melhor para determinar se uma ou mais artérias polares estão presentes.

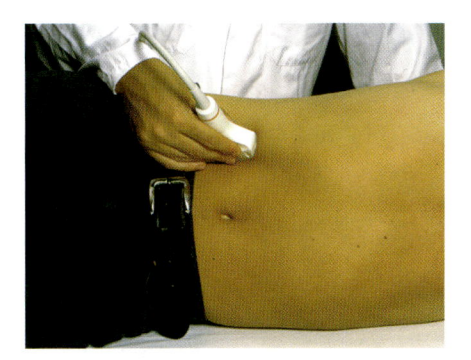

Fig. 51.1a

Fig. 51.1b

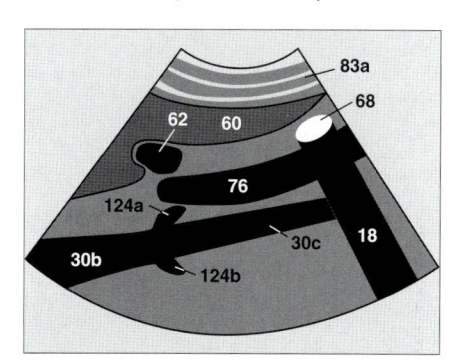

Fig. 51.1c

Espectros Doppler das artérias interlobares intrarrenais

Primeiro, os rins são devidamente visibilizados na imagem modo B nas posições em decúbitos laterais esquerdo e direito. Isto também pode ser feito em posição supina padrão na maior parte dos pacientes. Após obter uma ótima vista no modo B, ative o fluxo colorido e o dúplex e meça valores de IR sucessivos nos terços proximal, médio e distal de, no mínimo, 3 artérias interlobares. Em uma pessoa saudável, os valores de IR mostram apenas diferenças mínimas no interior de um rim e entre os rins. Um valor médio de índice de resistência é calculado a partir de cada rim.

Os valores de IR medidos em pessoas saudáveis mostram uma relação significativa com a idade, bem como com o local onde a amostra está sendo obtida. Os valores na artéria principal são maiores na região hilar (0,65 ± 0,17), do que nas artérias mais distais e são mais baixos nas artérias interlobares (0,54 ± 0,20). Valores comparáveis são obtidos apenas quando artérias de ordem igual são examinadas. Os melhores locais de amostragem são as artérias segmentares e interlobares (**Tabela 51.2**), uma vez que estes vasos são fáceis de encontrar na junção da pelve com o parênquima renal. Elas geralmente passam diretamente ao transdutor e produzem uma alteração de frequência Doppler alta com imagens espectrais e de fluxo colorido com boa qualidade.

Valores normais de IR nas artérias interlobares de pacientes hipertensos

Idade (anos)	Média	Média ± 2 DP
< 20	0,567	0,523-0,611
21-30	0,573	0,528-0,618
31-40	0,588	0,546-0,630
41-50	0,618	0,561-0,675
51-60	0,668	0,603-0,733
61-70	0,732	0,649-0,815
71-80	0,781	0,707-0,855
> 81	0,832	

Tabela 51.2

Modificação no IR renal relacionada com a idade

Os valores de IR são também dependentes da idade: eles são maiores em pacientes mais velhos. O fluxo sanguíneo renal é mais "pulsátil" nos pacientes mais velhos porque a complacência ou "função Windkessel"* declina, enquanto aumenta a resistência ao fluxo renal devido à fibrose intersticial. Valores de IR normais relacionados à idade nas artérias interlobares são mostrados na **Tabela 51.2**.

Na **Figura 51.3**, a comparação entre os espectros Doppler de um paciente de 42 anos de idade **(a)** e de um paciente de 79 anos de idade **(b)** demonstra a modificação relacionada à idade no padrão de fluxo. O IR do paciente mais jovem, em 0,61, é significativamente mais baixo do que o IR de 0,84 medido no paciente mais idoso.

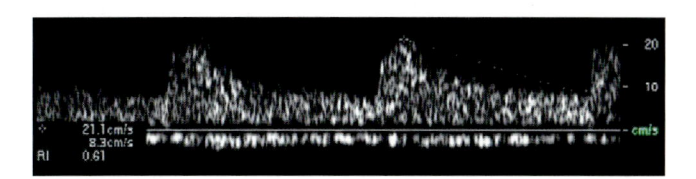

Fig. 51.3a

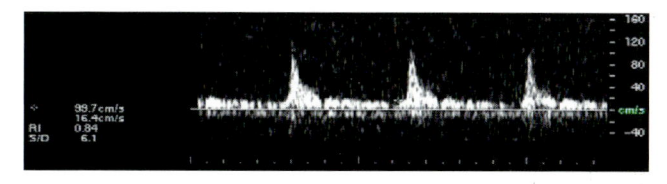

Fig. 51.3b

---

*N do T.: Função ou efeito Windkessel: retenção de parte do volume sanguíneo lançado pelo ventrículo esquerdo nas artérias centrais elásticas (principalmente aorta) durante a sístole e sua liberação progressiva e continuada durante a diástole, determinando um fluxo arterial homogêneo e contínuo no sistema circulatório periférico. Com o avançar da idade, o efeito Windkessel diminui por causa da arteriosclerose (rigidez da parede vascular) ou da hipertensão arterial.

Fatores que influenciam a perfusão renal

A idade não é de forma alguma o único fator que afeta os índices de resistência intrarrenais. A **Tabela 52.1** lista fatores adicionais intra e extrarrenais que precisam ser levados em conta na interpretação dos valores de IR. Deve-se observar que estes fatores são muito mais comuns em rins transplantados do que em rins nativos e, quando bilaterais, eles não afetam adversamente a comparação lado a lado dos valores de IR no diagnóstico da EAR (ver abaixo).

Causa da resistência do fluxo aumentada	Fisiopatologia
Falência renal aguda	Intumescimento do rim devido a edema intersticial, *feedback* tubulojustaglomerular com contração mesangial e constrição de vasos aferentes
Obstrução da pélvis renal	Edema intersticial devido à retrofiltração do fluido intratubular para o interstício
Compressão extrarrenal	Pressão intersticial aumentada devido a hematoma subcapsular ou outra massa
Pressão sanguínea diastólica baixa	Déficit de força propulsiva na diástole (p. ex., devido à insuficiência grave da valva aórtica)
Bradicardia	Fluxo reduzido ao final da diástole prolongada
Fibrose intersticial	Fibrose intersticial ou esclerose de pequenas artérias leva à rarefação dos ramos arteriais terminais com aumento na resistência do fluxo
Rejeição aguda	Rejeição intersticial: aumento do aloenxerto devido à infiltração intersticial por linfócitos
	Rejeição vascular: resistência aumentada devido ao estreitamento das artérias intrarrenais
Toxicidade à ciclosporina A	Ciclosporina A tem um efeito vasoconstritor sobre os vasos aferentes

Tabela 52.1

Diagnóstico de estenose da artéria renal (EAR)

O estreitamento do lúmen da artéria geralmente leva à aceleração do fluxo. Enquanto menos de 50% de estenose provoca apenas uma ligeira aceleração do fluxo, a velocidade aumenta de forma aguda com uma estenose de alto grau e, então, declina rapidamente à medida em que se aproxima de 100% **(Fig. 52.2)**. Por causa desta aceleração do fluxo, as estenoses são codificadas em cores brilhantes na IDC. A varredura de alta resolução sob condições favoráveis pode demonstrar turbulência **(5)** na forma de padrões mosaicos verde-amarelos na corrente a partir da estenose. Entretanto, uma estenose não pode ser diagnosticada de forma confiável com fluxo colorido isoladamente. Traçados espectrais devem ser sempre obtidos em áreas suspeitas, de forma que as velocidades de fluxo possam ser determinadas.

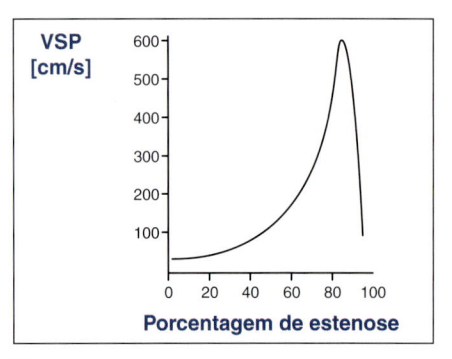

Fig. 52.2

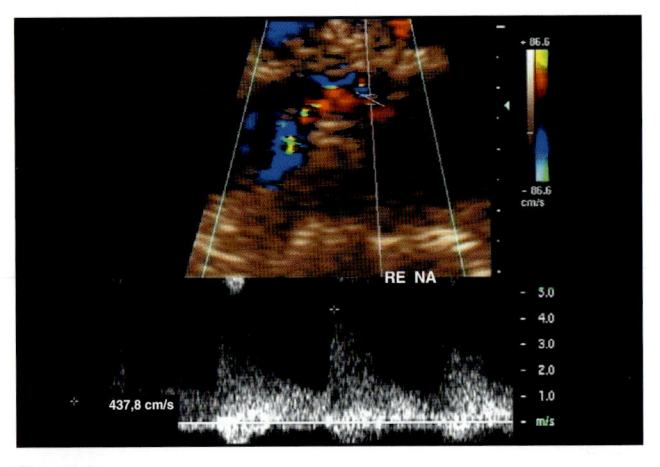

Fig. 52.3a **Fig. 52.3b**

Um examinador experiente (mais de 500 exames dúplex coloridos de artéria renal) utilizando um equipamento moderno pode demonstrar de 70-90% das artérias renais. A visibilização das artérias renais acessórias é mais difícil e é bem-sucedida em aproximadamente 20-50% dos casos [5.2]. Um ultrassonografista experiente pode realizar o exame em 30-45 min.

As características típicas do dúplex colorido de uma EAR de alto grau **(Fig. 52.3)** são sua aceleração de fluxo maior do que 200 cm/s (aqui: 438 cm/s) e turbulência pós-estenótica **(5)** no lúmen da artéria renal afetada **(124a)**.

Nefrologia

Indicações para IDC das artérias renais

A IDC é indicada apenas se existir suspeição clínica definida de hipertensão renovascular. Não faz sentido que todo paciente com doença hipertensiva seja submetido à IDC; isto iria gerar um número importante de resultados falso-positivos. No mínimo um dos sinais de suspeita da EAR listados na **Tabela 53.1** deve estar presente antes da IDC ser realizada.

Situações nas quais a IDC é indicada:
Hipertensão em um paciente abaixo de 30 anos de idade
Mais de 1,5 cm de discrepância no tamanho do rim (direito-esquerdo)
Pressão sanguínea diastólica > 105 mmHg a despeito de regime anti-hipertensivo triplo, especialmente nos pacientes com aterosclerose generalizada grave
Elevação da creatinina durante o tratamento com inibidores ECA ou receptores antagonistas AT-1

Tabela 53.1

Critérios para diagnosticar a estenose da artéria renal

Um sinal direto de EAR é uma velocidade de fluxo maior do que 200 cm/s em uma artéria renal principal. Os achados indiretos de EAR são fundamentados no fato de que as estenoses maiores do que 70% provocam transtornos de fluxo no segmento vascular pós-estenótico. Os picos sistólicos pós-estenóticos são arredondados (⚠), aqui mostrando uma VSP de apenas 8 cm/s (**Fig. 53.3a**). Isto leva à diminuição (!!) dos valores de IR no vaso pós-estenótico [5.22]. A comparação com o rim contralateral (**Fig. 53.3b**) mostra um formato de onda de aspecto normal em uma das artérias interlobares do lado direito.

Um tempo de aceleração prolongado (TA) também pode ser medido após a estenose. O TA é o tempo a partir do início da aceleração sistólica até o ponto onde o formato da onda se achata (setas na **Fig. 53.5**). Observando-se estes sinais indiretos de estenose, evidências da presença de EAR podem ser obtidas mesmo nos casos onde as artérias renais propriamente ditas não podem ser visibilizadas devido a gases sobrejacentes. A **Tabela 53.2** lista os critérios essenciais para diagnosticar EAR. A condição deve ser diagnosticada quando, no mínimo, um critério for encontrado.

Critérios para diagnosticar EAR
VSP > 200 cm/s (Critério direto)
Diferença direita-esquerda nos valores IR > 0,05 (Critérios indiretos) → EAR no rim com IR mais baixo
IR em cada lado está abaixo da faixa normal para a idade → EAR bilateral (critérios indiretos)
→ Tempo de aceleração > 70 ms (medido nas artérias segmentares)

Tabela 53.2

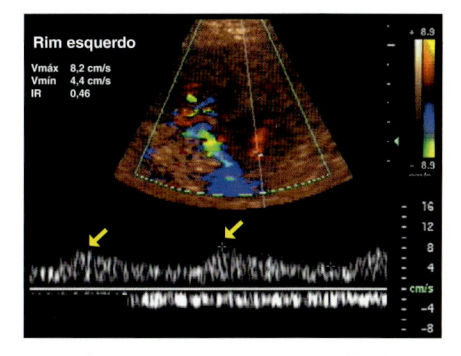

Fig. 53.3a

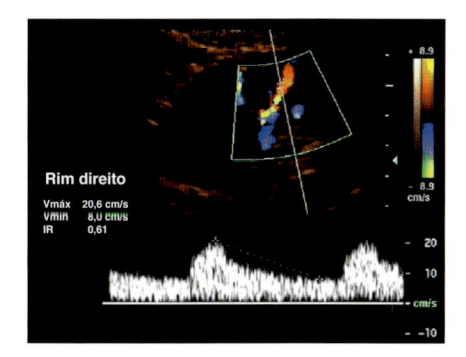

Fig. 53.3b

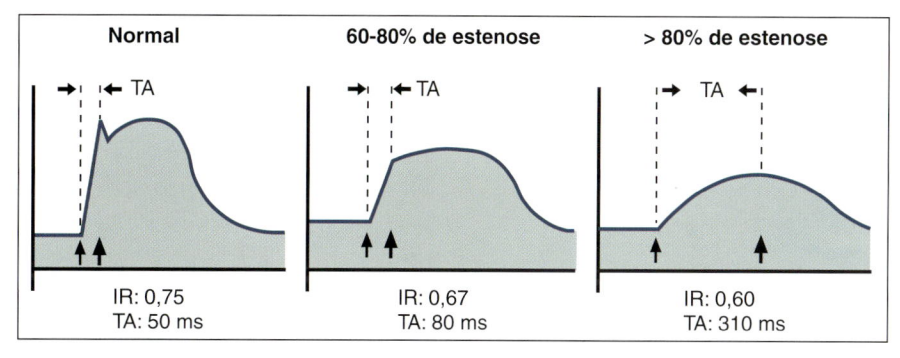

Fig. 53.5 Tempo de aceleração (TA).

Nos pacientes com arritmia, a VSP pode variar consideravelmente em ciclos de pulsos diferentes devido a variações no volume de ejeção das contrações cardíacas (**Fig. 53.4**). Embora a qualidade do Doppler colorido em cada lado tenha deixado a desejar neste caso devido à obesidade, está claro que o pico da velocidade de fluxo está aumentado a aproximadamente 395 cm/s na artéria renal direita (**Fig. 53.4a**), e a aproximadamente 410 cm/s na artéria renal esquerda (**Fig. 53.4b**). Para comparação, a **Figura 53.4c** mostra como o modo *power* Doppler com base na amplitude pode proporcionar um melhor preenchimento das artérias renais proximais pela cor. A força desta técnica está na visibilização melhorada de segmentos vasculares que correm horizontais ao eixo do feixe, a despeito da ausência de informação direcional e de velocidade.

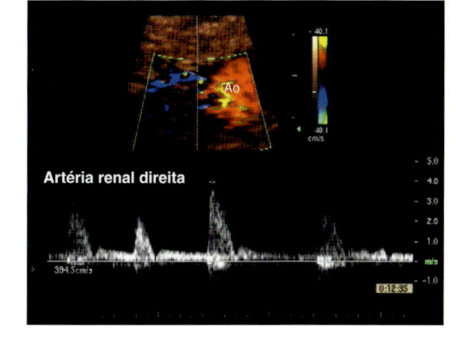

Fig. 53.4a

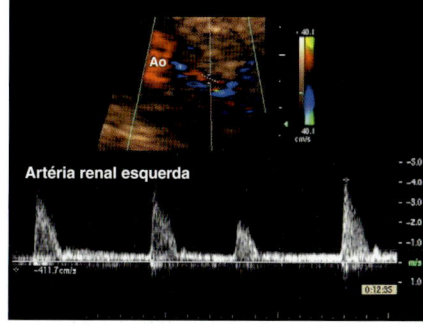

Fig. 53.4b

Fig. 53.4c

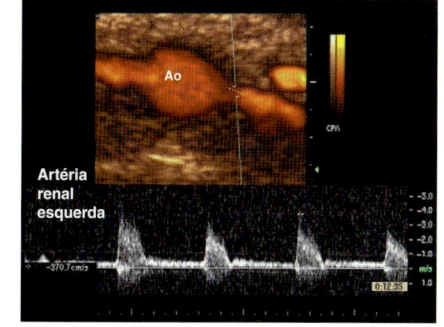

Nefrologia

Aloenxertos renais – técnica de exame

A técnica de exame para aloenxertos renais precisa atentar para o fato de que a artéria e a veia do enxerto são mais tortuosas do que em um rim nativo devido à localização do transplante e à configuração das anastomoses cirúrgicas. O exame é geralmente mais fácil do que nos rins nativos porque o aloenxerto está próximo da pele. Também, o número de artérias polares já foi documentado no relato operatório. Mais de 95% de todas as artérias conhecidas do enxerto podem ser completamente visibilizadas com equipamento moderno.

Estenose da artéria do enxerto

O aloenxerto renal é um rim solitário funcionante que pode sofrer uma considerável hipertrofia compensatória. Em virtude de o fluxo sanguíneo renal depender fortemente da função renal, nós não podemos definir o ponto de corte específico para diagnosticar EAR como podemos fazer em rins nativos. Em um aloenxerto renal hipertrófico funcionando normalmente, a velocidade do fluxo pode ser maior do que 250 cm/s através da artéria não estenosada. Porém, no caso de uma disfunção crônica do aloenxerto com diminuição no tamanho renal, a aceleração regional do fluxo em 200 cm/s pode indicar EAR significativa, se as velocidades em outras porções da artéria principal são de apenas 50 cm/s.

Assim, uma aceleração de fluxo localizada que é maior do que 2,5 vezes em relação à velocidade pré-estenótica ou em comparação à pós-estenótica (p. ex., 260 cm/s *versus* 100 cm/s) proporciona um critério direto para estenose de artéria renal em um aloenxerto. A sensibilidade e a especificidade da IDC excedem 90% na detecção de estenoses [5.3]. Não existem sinais indiretos de EAR como em rins nativos, porque os lados direito e esquerdo não podem ser comparados e porque a resistência do fluxo depende de muitos outros fatores (ver **Tabela 52.1**).

A **Figura 54.1** mostra o efeito da posição do volume da amostra **(11)** sobre a velocidade de pico medida em uma estenose de alto grau na artéria do aloenxerto **(124c)** na sua anastomose com a artéria ilíaca externa **(127a)**. A velocidade do fluxo diminui de 450 cm/s, no interior da estenose **(Fig. 54.1a)**, para aproximadamente 80 cm/s distal à estenose **(Fig. 54.1c)**.

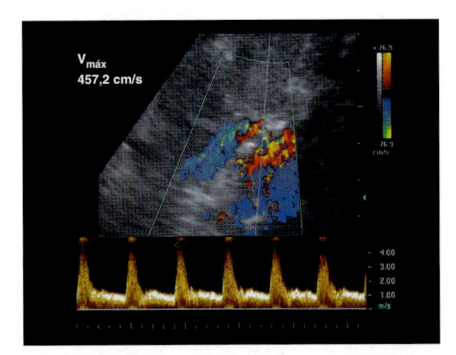

Fig. 54.1a 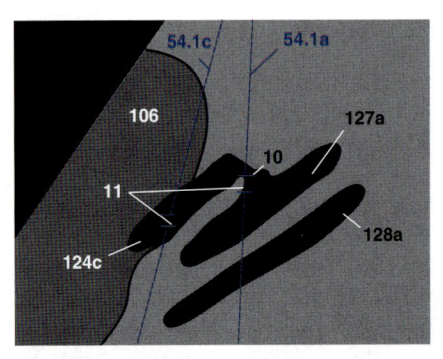   **Fig. 54.1b** 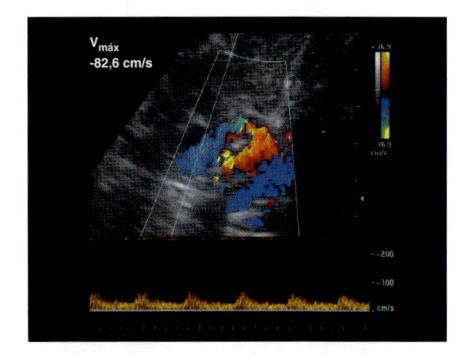   **Fig. 54.1c**

Trombose da veia do enxerto

A trombose completa da veia do aloenxerto é reconhecida pela incapacidade de demonstrar veias intrarrenais no hilo e por fluxo bidirecional patognomônico nas artérias intrarrenais.

Este padrão de fluxo bidirecional resulta de um aumento máximo na resistência causado por trombose completa da veia renal. O sangue que flui para as artérias renais durante a sístole flui de volta novamente na diástole. O fluxo sanguíneo através do rim é reduzido a zero, e a velocidade de fluxo média durante um ciclo cardíaco é igual a zero! Isto significa que no espectro Doppler, as áreas acima da linha de base durante os breves períodos de fluxo sistólico no sentido do enxerto são igualadas (↙) às áreas de fluxo reverso diastólico (↑) abaixo da linha de base **(Fig. 54.2)**. Este padrão é tão específico para trombose venosa do aloenxerto, que ele garante uma recomendação para revisão cirúrgica imediata sem quaisquer estudos adicionais.

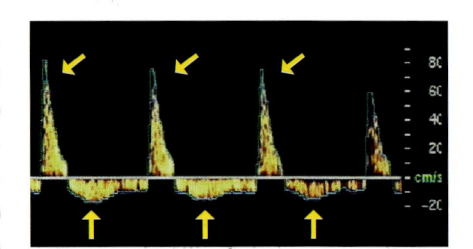

Fig. 54.2

Fístulas arteriovenosas nos aloenxertos renais

A causa mais frequente é a biópsia renal. A fístula frequentemente aparece no Doppler colorido como um padrão mosaico não específico de vermelhos e azuis. O diagnóstico é confirmado se as artérias de alimentação mostram diminuição na resistência do fluxo com um aumento do fluxo diastólico (⬇) **(Fig. 55.1a)**, e as veias de drenagem mostram um padrão pulsátil (↗) de aceleração do fluxo **(Fig. 55.1b)**. Os pacientes com uma ampla fístula AV estão em alto risco de complicações hemorrágicas durante biópsia renal repetida.

No exemplo mostrado, a IDC demonstra uma artéria e uma veia interlobar de grande calibre. O IR da artéria de alimentação **(a)** é 0,50, comparado com aproximadamente 0,80 em outras regiões do aloenxerto. O espectro venoso **(b)** mostra um padrão de fluxo fortemente pulsátil, que não é encontrado nas outras veias interlobares.

Rejeição do aloenxerto

A IDC é de valor particular na detecção de sinais precoces de rejeição do aloenxerto renal. O aumento na resistência do fluxo é um sinal muito precoce de rejeição, precedendo a deterioração da função renal (creatinina sérica) por aproximadamente 2 dias. A resistência aumentada não é um sinal específico de rejeição, uma vez que vários fatores intra e extrarrenais podem aumentar o IP ou o IR de um aloenxerto renal (ver **Tabela 52.1**).

A **Figura 55.2a** ilustra um aloenxerto renal normalmente perfundido no 10° dia pós-operatório. Durante os dias precedentes ao estudo, o IR declinou de 0,84 para 0,75, paralelamente à resolução de falência renal pós-isquêmica aguda e à queda nos níveis séricos de creatinina. A IDC foi repetida no 13° dia pós-operatório **(Fig. 55.2b)**, no qual a creatinina sérica apresentou uma constante de 1,5 mg/dl, enquanto o IR aumentou para 1,00. A elevação da pressão intraparenquimatosa causou uma interrupção do fluxo sanguíneo diastólico final (↘). A suspeição clínica de rejeição aguda do aloenxerto foi confirmada histologicamente por biópsia renal. Foi iniciada terapia esteroide de alta dose, e os valores do IR declinaram subsequentemente.

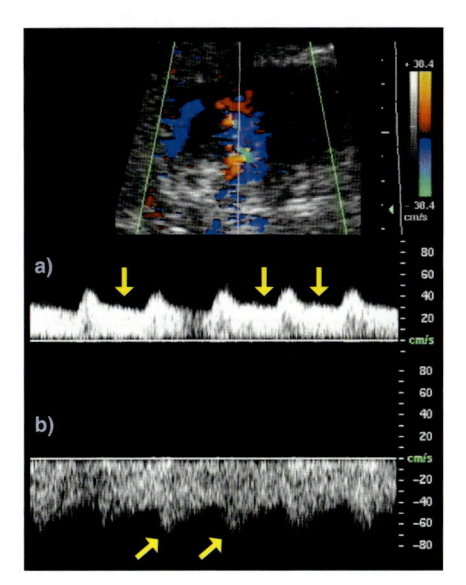

Fig. 55.1a, b

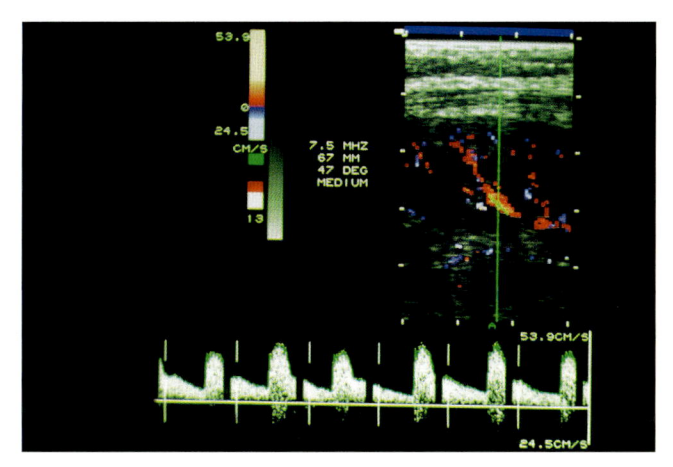

Fig. 55.2a

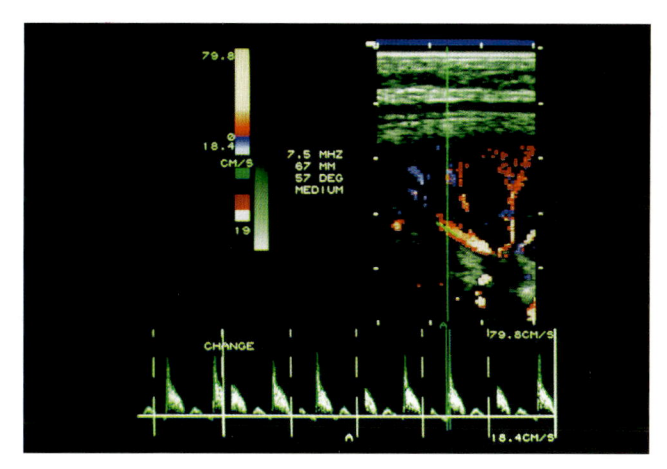

Fig. 55.2b

Quando o IR elevado é encontrado em apenas uma ocasião, não se pode determinar se o aumento é devido à falência renal pós-isquêmica aguda, por exemplo, ou à rejeição do aloenxerto. Um aumento progressivo nos índices de resistência observado nos exames seriados (a cada 3-4 dias) é um indicador mais confiável de rejeição do que um único valor. Enquanto o índice de resistência e o índice de pulsatilidade são de aproximadamente igual importância em todos os outros estudos, o aumento diário do IP é um melhor indicador de rejeição do que o IR aumentado, porque o IP (nos pacientes com fluxo diastólico constante igual a zero) mostra pequenas mudanças no fluxo sistólico de forma melhor do que o IR (ver p. 12).

Quando observamos um aumento no IP, realizamos biópsia do aloenxerto imediatamente, a menos que o curso clínico geral fale contra a rejeição. A biópsia precoce na rejeição permite uma confirmação histológica e tratamento igualmente precoces.

Se o IP elevado não declina em resposta à terapia de rejeição, a terapia pode ser inadequada. Recomendamos realizar nova biópsia nestes casos, para avaliar a necessidade de imunossupressão subsequente.

Disfunção erétil

Orientação anatômica

O pênis consiste de 2 corpos cavernosos **(95)** e do corpo esponjoso **(95a)**, que envolve a uretra **(104)** e forma o bulbo proximalmente, e a glande distalmente. O músculo liso dos corpos cavernosos forma cavidades revestidas de endotélio (sinusoides), que comunicam com o sistema vascular arterial do pênis. Ambos os corpos cavernosos são revestidos por uma camada fascial espessa denominada túnica albugínea **(105) (Fig. 56.1)**.

O pênis deriva seu suprimento sanguíneo de 2 artérias penianas **(94)**, que emergem como ramos terminais das artérias pudendas internas. Após a origem da artéria bulbar peniana **(100)**, a artéria peniana de cada lado se divide em artéria uretral **(103)**, artéria dorsal superficial **(94b)** e artéria peniana profunda **(94a)** do corpo cavernoso. No interior do corpo cavernoso, a artéria peniana profunda dá origem a numerosas artérias helicoidais **(102)**, que se abrem nos sinusoides cavernosos **(Fig. 56.2a)**. A **Figura 56.2b** mostra ambas as artérias penianas profundas (⬆ + ⬇) com suas artérias helicoidais (⬅) da forma como elas são definidas pelo *power* Doppler (ver p. 106). Os corpos cavernosos são drenados por vênulas subtúnicas que se esvaziam na veia dorsal profunda do pênis **(96a)**.

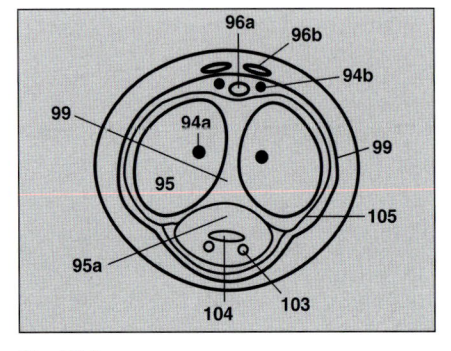

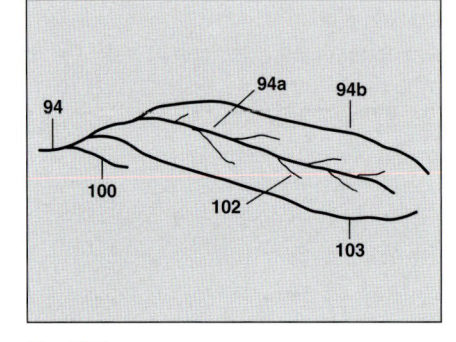

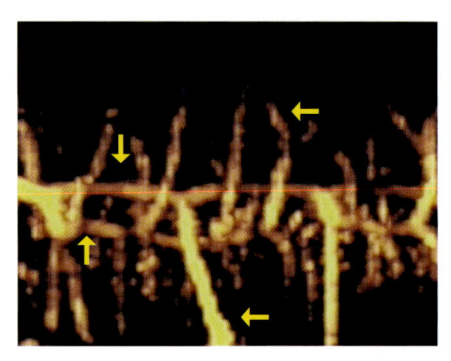

Fig. 56.1

Fig. 56.2a

Fig. 56.2b

Fisiologia da ereção

Quando o pênis está flácido, o músculo liso dos corpos cavernosos está em estado de contração máxima. A resistência periférica é alta, e o pênis recebe pouco fluxo arterial. No início da ereção, o músculo liso cavernoso se relaxa em uma resposta mediada por neurotransmissores, diminuindo, portanto, a resistência nos corpos cavernosos e fazendo as artérias aferentes se dilatarem. Isto resulta em suprimento sanguíneo arterial aumentado e uma expansão do volume peniano (a fase tumescente). Uma vez que a túnica albugínea espessa **(105)** é fracamente distensível, o volume sanguíneo aumentado comprime as vênulas localizadas entre as sinusoides cheios de sangue e a túnica. O fluxo venoso cessa, e o pênis torna-se rígido.

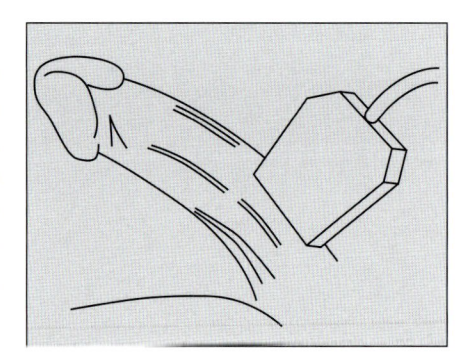

Fig. 56.3a

Técnica de exame e achados normais

O paciente é examinado em supino com um transdutor linear de alta frequência. As artérias penianas profundas são varridas em cortes longitudinais e transversais a partir da base ventral do pênis **(Fig. 56.3a, b)**, e seus espectros Doppler são gravados. As medidas são padronizadas para a região basal do pênis porque, à medida em que os vasos diminuem no calibre distalmente, é normal que sua velocidade sistólica de pico (VSP) decline.

O exame dos vasos penianos no estado de pré-injeção (antes da injeção intracavernosa de uma droga indutora da ereção) é opcional, uma vez que os padrões de fluxo arterial no pênis flácido são basicamente os mesmos nos sujeitos saudáveis e nos pacientes com disfunção erétil [5.5].

A VSP no pênis não ereto é de apenas 5-20 cm/s, consistente com a alta resistência peniana. Não existe fluxo diastólico anterógrado detectado (VDF = 0 cm/s). O índice de resistência (IR) é igual a 1.0 **(Fig. 57.1a)**. Uma frequência de repetição de pulso mínima e baixo filtro de parede devem ser utilizados de forma a obter boas imagens de fluxo colorido e espectros adequados.

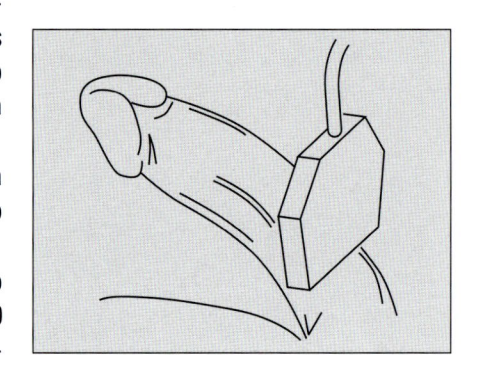

Fig. 56.3b

Um torniquete elástico é colocado na base do pênis antes da injeção de um agente vasoativo que induz o relaxamento do músculo liso para expandir os sinusoides cavernosos e produzir dilatação arterial. A agulha é inserida na base dorsal do pênis, e o agente é injetado no corpo cavernoso em um lado; anastomoses entre os corpos cavernosos distribuirão o agente para ambos os lados. A prostaglandina E1 (10–20 mg) tornou-se um agente preferido sobre a papaverina ou a mistura papaverina-fentolamina devido ao risco reduzido de ereção prolongada. Após a prostaglandina ter sido administrada e o torniquete removido, ambas as artérias penianas profundas são alternadamente varridas, enquanto a VSP e a VDF são continuamente determinadas. A dilatação sinusoidal e arterial pós-injeção fazem com que a VSP aumente acima de 40 cm/s [5.7, 5.8]. Devido à diminuição acentuada na resistência periférica, as velocidades de fluxo diastólico aumentam marcadamente para mais de 10 cm/s (⬇ na **Fig. 57.1b**), enquanto o IR cai abaixo de 0,7 (**Fig. 57.1b**).

Uma vez que os sinusoides tornam-se crescentemente intumescidos, um aumento renovado na resistência peniana ocorre. Como consequência, a velocidade sistólica de pico declina, com o nível do fluxo permanecendo ainda significativamente mais alto do que no estado flácido. A onda diastólica se aproxima da linha de base e, finalmente, cai abaixo desta linha de base durante a diástole (⬇ na **Fig. 57.1c**), com um sinal de fluxo bidirecional nas artérias penianas profundas. O IR aumenta acima de 1.0 (**Fig. 57.1c**). A VSP, a VDF e o IR devem ser continuamente medidos, e um tempo de exame adequado (aproximadamente 30 min) deve ser mantido, uma vez que mudanças do curso do fluxo sanguíneo podem variar fortemente entre indivíduos diferentes [5.6].

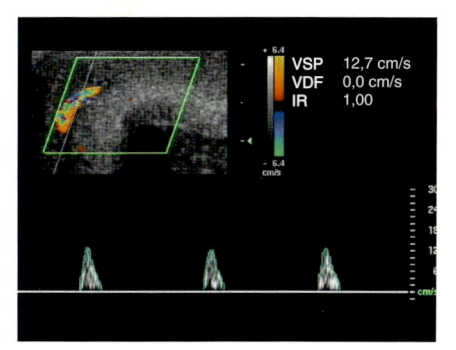

Fig. 57.1a

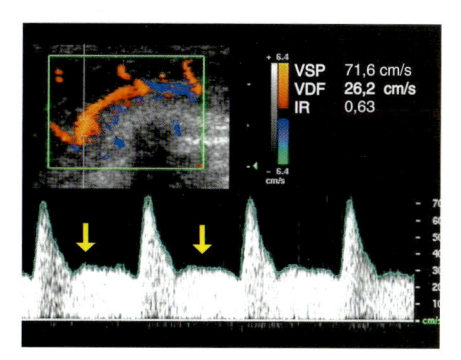

Fig. 57.1b

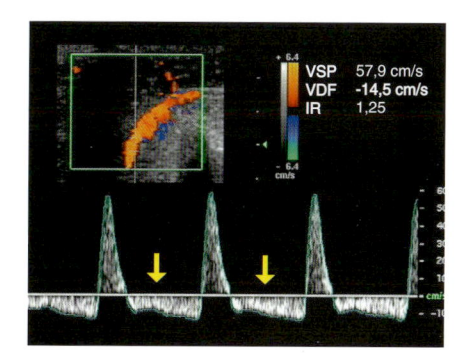

Fig. 57.1c

As artérias penianas dorsais são de menor importância para uma função erétil satisfatória e, assim, é desnecessário varrer estes vasos [5.9]. Após todos os espectros terem sido gravados, uma varredura sistemática de fluxo colorido do pênis é realizada para detectar quaisquer anomalias no curso da árvore vascular arterial. Ao final do exame, o paciente deve ser informado que, no caso de uma ereção prolongada farmacologicamente induzida, ele precisa ver um urologista dentro de 4 horas para evitar o risco de perda irreversível da função erétil.

Variantes normais

A **Figura 57.2** é de um paciente com hipoplasia congênita **(111)** da artéria peniana profunda esquerda na região basal. Porções do corpo cavernoso **(95)** localizadas distalmente à hipoplasia neste paciente são supridas por uma anastomose da artéria peniana dorsal **(94b)** (a anastomose não é mostrada aqui). No achado deste tipo de anomalia, o ultrassonografista também deve examinar as artérias superficiais e avaliar a competência funcional das anastomoses.

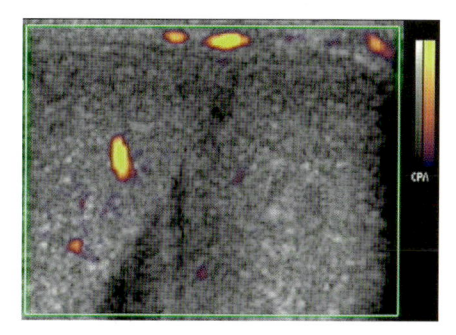

Fig. 57.2a

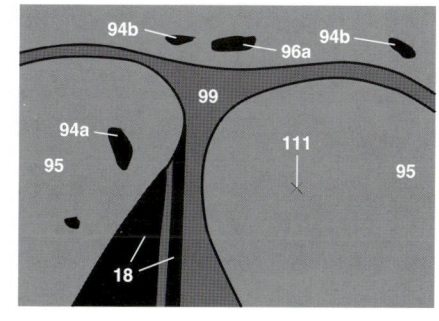

Fig. 57.2b

Disfunção erétil arterial

Enquanto anomalias congênitas da árvore vascular peniana podem ser claramente identificadas na imagem de fluxo colorido, o diagnóstico da disfunção erétil arterial é fundamentado principalmente na análise espectral Doppler das artérias penianas profundas. Nos pacientes com estenoses arteriais na pelve menor, os dados obtidos após a injeção de prostaglandina demonstrarão uma velocidade sistólica de pico abaixo da normal durante a fase tumescente (**Fig. 58.1**). Uma VSP < 25 cm/s na artéria peniana profunda é definitivamente patológica. Valores na amplitude de 25-35 cm/s são classificados como limítrofes [5.10]. A rampa sistólica está marcadamente achatada, resultando em um formato de onda espectral alargado (⬇ ⬇ na **Fig. 58.1**). Ao contrário da VSP, o grau de dilatação arterial após estimulação farmacológica provou ser um parâmetro não confiável na avaliação da disfunção erétil [5.7, 5.10] e não é mais parte de estudos do ultrassom de rotina.

Ereções farmacológicas subtotais são comuns devido aos aspectos subjetivamente desagradáveis do exame pós-injeção. Antes de ser diagnosticada a disfunção vascular erétil, o paciente deve, portanto, ter a oportunidade de uma autoestimulação de 2-3 min enquanto o examinador deixa a sala. Isto é seguido pela nova varredura dos vasos penianos e avaliação dos espectros Doppler.

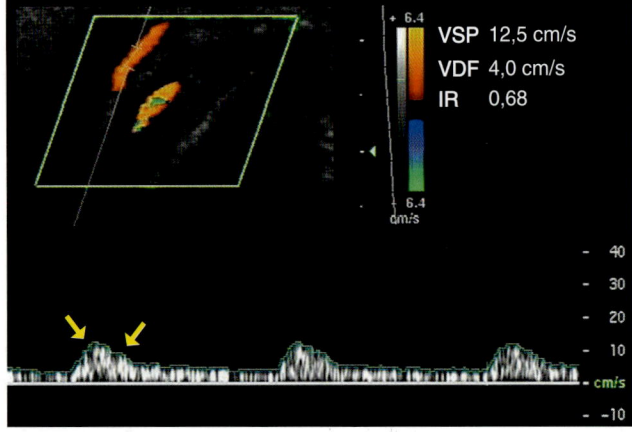

Fig. 58.1

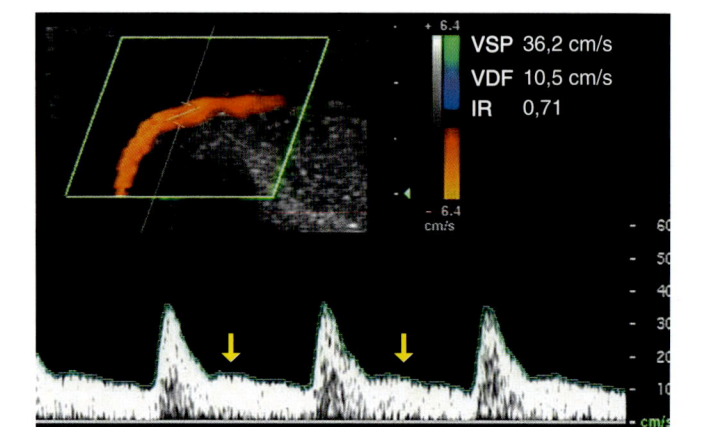

Fig. 58.2

Disfunção erétil venosa

A disfunção erétil venosa é detectada indiretamente analisando-se os espectros Doppler registrados a partir das artérias penianas profundas. A compressão normal das vênulas de drenagem pelo volume de sangue aumentado é manifestada por uma diminuição do fluxo diastólico anterógrado, ou mesmo fluxo reverso, na artéria peniana profunda. O índice de resistência alcança valores acima de 1.0 (ver **Fig. 57.1c**).

Se estiver presente uma incompetência venosa, o aumento da pressão intracavernosa e o aumento na resistência são grandemente reduzidos devido ao vazamento venoso constante a partir dos corpos cavernosos. O fluxo diastólico anterógrado persiste, e o índice de resistência não se eleva acima de 1.0. A **Figura 58.2** mostra achados dúplex coloridos típicos com velocidades diastólicas finais persistentes (VDF) de 10,5 cm/s (⬇) e IR de 0,71, aproximadamente 30 min após a estimulação farmacológica e autoestimulação repetida. Clinicamente, não houve mais do que uma ereção subtotal.

A detecção de fluxo venoso no pênis nem sempre significa incompetência venosa, porque algum grau de drenagem venosa da glande e dos corpos cavernosos está presente mesmo na ereção total. É difícil definir valores normais para velocidade de fluxo diastólico final e para índices de resistência, porque ambos os parâmetros mostram grandes variações interindividuais. Estudos recentes demonstraram que mesmo a persistência de velocidades diastólicas finais anterógradas nas artérias penianas profundas pode estar associada à função venosa normal [5.11, 5.12]. A despeito desta limitação, a IDC pode proporcionar evidência importante de incompetência venosa, que pode, então, ser investigada melhor através de cavernosometria e cavernosografia. A **Figura 58.3** mostra o cavernosograma de um paciente com disfunção erétil venosa. As setas (⬇ ⬇) indicam drenagem patológica do meio de contraste administrado intracavernosamente através das veias da pelve menor.

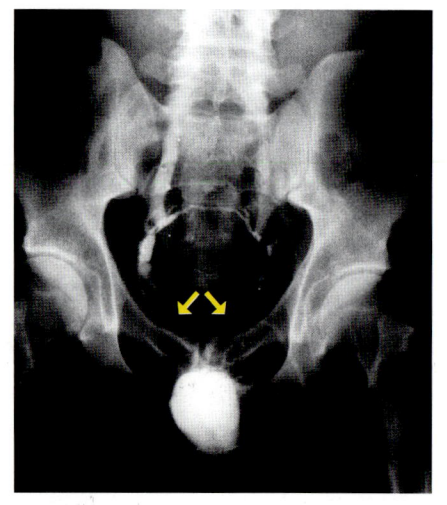

Fig. 58.3

Ultrassonografia do escroto

Suprimento sanguíneo para os testículos

O testículo deriva seu suprimento sanguíneo a partir da artéria testicular **(98)**, que emerge da aorta abdominal abaixo das artérias renais. Ele desce com a artéria cremastérica **(98a)** e a artéria deferente **(98b)** através do canal inguinal que, ao alcançar o escroto, emite ramos para suprir o epidídimo. O tronco principal da artéria testicular penetra no testículo na área do mediastino testicular. Ele se expande abaixo da túnica albugínea como artéria capsular **(101)** e distribui ramos em direção ao mediastino do testículo. Estes ramos cursam nos septos testiculares e formam ramos recorrentes **(98c)** que suprem os túbulos seminíferos **(Fig. 59.1)**. O testículo é drenado pelo plexo pampiniforme, cujas veias convergem para formar a veia testicular após passarem através do canal inguinal. A veia testicular, no lado direito, se esvazia na veia cava inferior e, no lado esquerdo, drena na veia renal esquerda. Os vasos de ambos os sistemas arterial e venoso estão interconectados por anastomoses múltiplas.

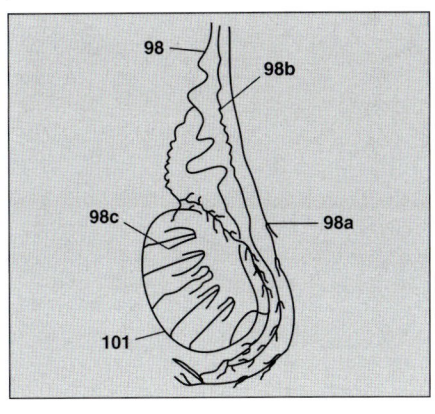

Fig. 59.1

Técnica de exame e achados normais

O testículo é examinado na posição supina utilizando-se um transdutor linear de alta frequência. Uma vez que as velocidades de fluxo sanguíneo no tecido testicular normal são baixas, os parâmetros devem ser ajustados para detectar alterações de frequência baixa. Cada testículo e epidídimo são visibilizados nos eixos longitudinal e transverso. Tamanho, forma e ecogenicidade devem ser avaliados e comparados com o lado oposto. O parênquima testicular normal possui um padrão de eco interno homogêneo e é circundado por uma cápsula ecogênica (túnica albugínea). O fluxo colorido deve demonstrar perfusão igual em ambos os testículos. Um espectro Doppler típico da artéria testicular e das artérias intratesticulares mostra um padrão de fluxo bifásico com um componente diastólico anterógrado (⬇ na **Fig. 59.2a**), como um sinal de baixa resistência periférica. A amostra das artérias supratesticulares entre o anel inguinal superficial e o testículo mostra espectros que não possuem este componente de fluxo diastólico. Estes são espectros arteriais das artérias cremastérica e deferencial **(Fig. 59.2b)**, que representam um território vascular com alta resistência periférica [5.13].

É, às vezes, difícil demonstrar fluxo arterial nos meninos pré-puberdade devido ao pequeno volume testicular e às baixas velocidades de fluxo sanguíneo [5.14]. A imagem dúplex colorida do epidídimo normal demonstra muito pouco fluxo sanguíneo. Portanto, é importante avaliar a perfusão comparando os lados direito e esquerdo.

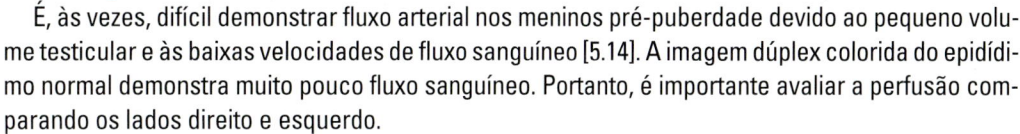

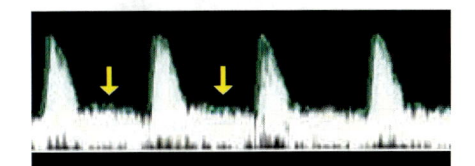

Fig. 59.2a

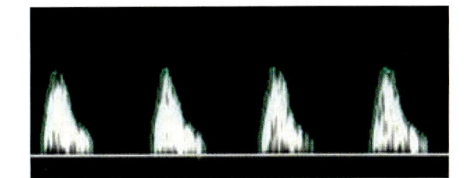

Fig. 59.2b

O escroto agudo

As principais entidades a serem consideradas no diagnóstico diferencial da dor testicular aguda são a torção testicular e a epididimite. O diagnóstico rápido é importante, uma vez que um testículo torcido sofrerá dano irreversível dentro de 4-6 horas [5.14]. O procedimento de imagem de escolha nesta emergência é a IDC.

Torção testicular

A alteração mais importante ultrassonograficamente detectável nas horas iniciais após torção testicular é a ausência ou diminuição da perfusão do lado sintomático em comparação com o lado oposto [5.15, 5.16]. A **Figura 59.3a** mostra achados do dúplex colorido em um paciente com dor testicular aguda à esquerda em contraste com a perfusão normal do testículo direito assintomático **(Fig. 59.3b, c)**.

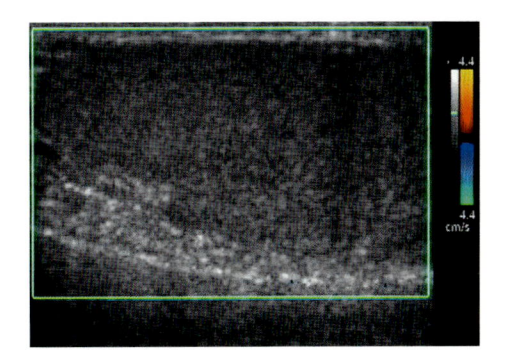

Fig. 59.3a

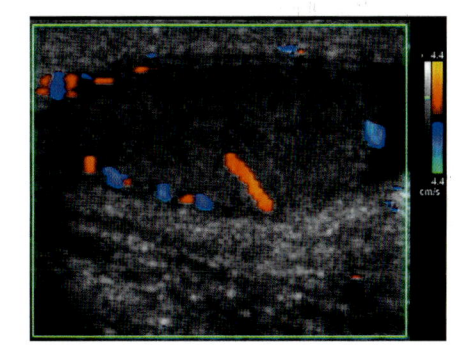

Fig. 59.3b

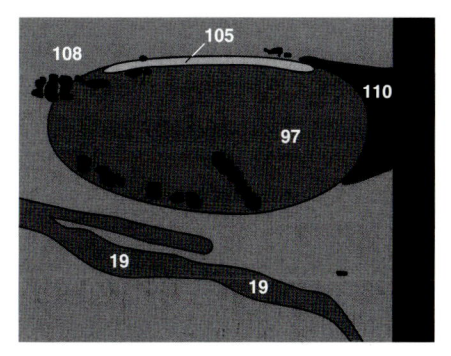

Fig. 59.3c

O grau de hipoperfusão no lado afetado depende da duração e gravidade da torção. Com uma torção subtotal (< 360°), alguma perfusão residual do testículo afetado pode frequentemente ser detectada [5.15, 5.16]. A obstrução venosa precede a obstrução arterial nos casos menos graves, trazendo como resultado o fato de que os espectros arteriais ainda podem ser registrados no testículo afetado, enquanto os espectros venosos não podem. Nestes casos, é importante suspeitar-se de uma torção testicular e proceder à exposição cirúrgica imediata, para evitar infarto hemorrágico do tecido [5.17]. À medida que a torção continua, um aumento no fluxo sanguíneo no tecido peritesticular e pele escrotal pode ser mostrado e não deve ser confundido com perfusão testicular.

Ao contrário do fluxo colorido, são necessárias de 6-8 horas para que as alterações apareçam na imagem modo B. O testículo se mostra aumentado, e seu parênquima torna-se não homogêneo e hipoecoico. A pele escrotal fica espessada no lado afetado e pode se desenvolver hidrocele. Se ocorre distorção espontânea, o intervalo isquêmico pode ser seguido por um aumento compensatório na perfusão testicular e pode ser difícil diferenciar a torção/destorção de um epidídimo-orquite. Como na torção testicular, a torção de hidátide (torção do apêndice do testículo ou do apêndice do epidídimo) é associada com dor testicular de início agudo. No ultrassom, o apêndice torcido geralmente aparece mais ecogênico do que o parênquima testicular e o epidídimo adjacente. O dúplex colorido pode demonstrar inflamação reativa das porções adjacentes do testículo e epidídimo através de aumento no fluxo sanguíneo.

Epididimite

A imagem modo B na epididimite mostra o epidídimo aumentado de volume com um padrão de eco interno não homogêneo. Se a inflamação envolve o testículo (epidídimo-orquite), as áreas testiculares adjacentes também aparecem não homogêneas. A IDC mostra perfusão marcadamente aumentada das áreas afetadas comparadas com o lado oposto. A **Figura 60.1** demonstra as características de fluxo colorido da inflamação envolvendo a cabeça do epidídimo **(97a)**, uma hidrocele reativa **(110)** e espessamento da parede escrotal **(53)**.

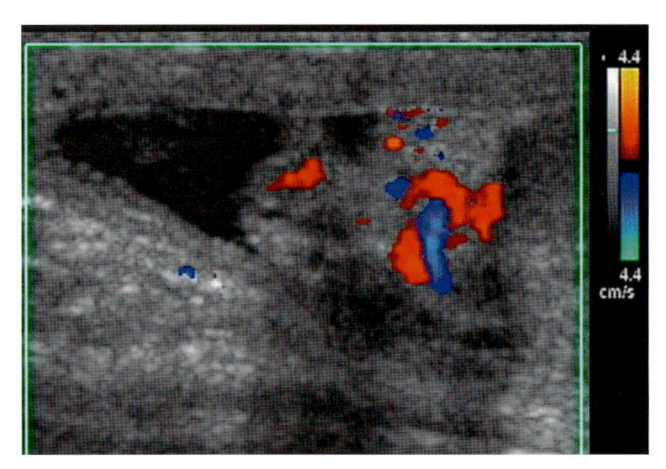

Fig. 60.1a

Fig. 60.1b

O espectro Doppler também mostra mudanças características no lado afetado. Normalmente, o epidídimo mostra apenas uma quantidade pequena de fluxo diastólico (⬇ na **Fig. 60.2a**). A inflamação reduz a resistência vascular no epidídimo, levando a um aumento marcado no fluxo diastólico. O índice de resistência está diminuído em relação ao lado assintomático. A **Figura 60.2b** mostra o espectro Doppler do lado sintomático em um paciente com dor escrotal aguda; o fluxo sanguíneo diastólico está marcadamente aumentado comparado com o lado assintomático **(Fig. 60.2a)**, enquanto o IR está reduzido a 0,59. Como os índices de resistência mostram grandes variações interindividuais, os achados devem ser comparados com o lado oposto no mesmo paciente ao invés de serem comparados com valores padrões normais. Se aparecem complicações (formação de abscesso, infarto hemorrágico), pode ser difícil distinguir inflamação em relação a alterações traumáticas ou tumores (ver p. 61).

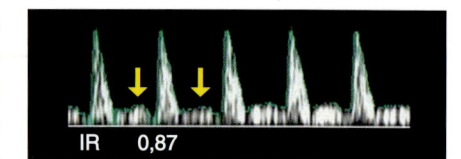

Fig. 60.2a

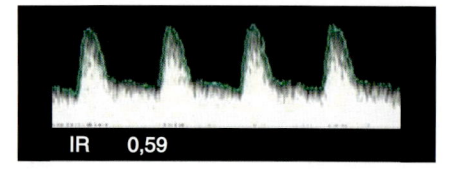

Fig. 60.2b

Tumores testiculares

Tumores testiculares aparecem ultrassonograficamente como massas não homogêneas na região testicular. Calcificações locais aparecem como focos hiperecoicos com sombra acústica posterior, enquanto áreas necróticas intratumorais aparecem hipoecoicas. A IDC possui apenas um papel adjunto no diagnóstico de tumores testiculares, pois apesar da detecção de hiperperfusão localizada (devido aos vasos sanguíneos patológicos) sustentar a suspeita de um tumor, a ausência desta hipervascularidade não exclui um tumor. A **Figura 61.1** mostra a aparência ultrassonográfica de um tumor testicular com áreas muito vascularizadas, calcificações intratesticulares **(3)** e componentes necróticos **(109)**.

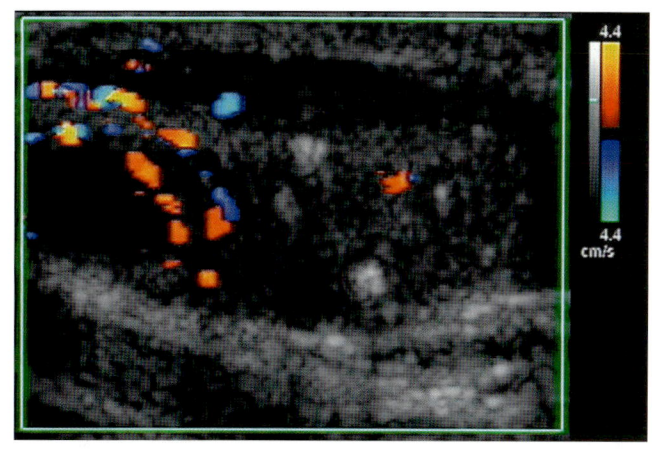

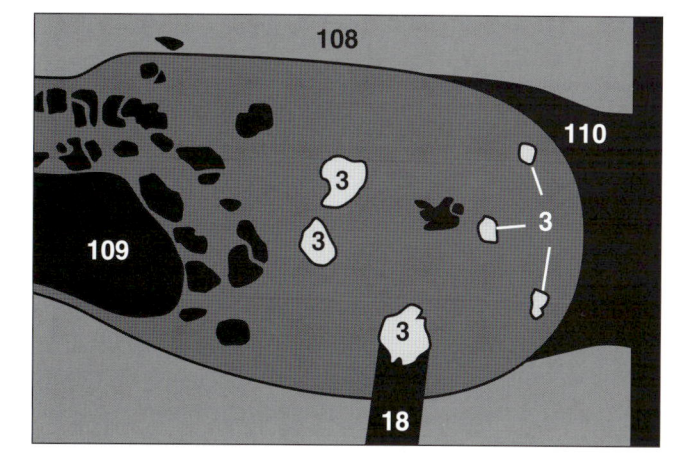

Fig. 61.1a

Fig. 61.1b

Varicocele

O paciente deve ser examinado tanto em supinação, quanto em ortostatismo, porque de pé cria-se uma pressão hidrostática maior que distende as estruturas venosas tortuosas e ajuda a detectá-las mais facilmente. O ultrassom modo B sustenta o diagnóstico de varicocele ao demonstrar veias dilatadas do plexo pampiniforme **(107)**, que aparecem como estruturas anecoicas vermiformes. A **Figura 61.2** ilustra a aparência de varicocele no polo superior do testículo **(97)**. Ao elevar a pressão intra-abdominal, a manobra de Valsalva pode inverter o fluxo na veia testicular e nas veias do plexo pampiniforme, produzindo mudança na cor do Doppler (de azul para vermelho, ou vice-versa) e no sentido do gráfico de fluxo com relação à linha de base. As veias persistem dilatadas por um período após o tratamento, porém a imagem colorida não detecta mais fluxo sanguíneo, mesmo em resposta à manobra de Valsalva.

As dilatações do plexo geralmente são extratesticulares, porém uma grande varicocele também pode afetar veias intratesticulares [5.18]. A diferenciação da varicocele idiopática com relação à sintomática pode ser feita pela ultrassonografia abdominal, dando particular atenção a massas envolvendo os rins e o retroperitônio.

A vantagem do dúplex colorido sobre o exame clínico isolado está na habilidade da IDC em detectar varicoceles subclínicas. Quando utilizada como exame de acompanhamento após tratamento da varicocele, a IDC pode detectar recorrência da doença em estágio inicial.

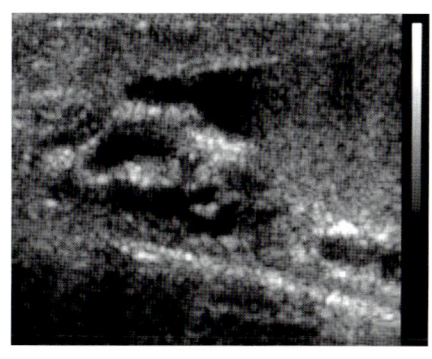

Fig. 61.2a

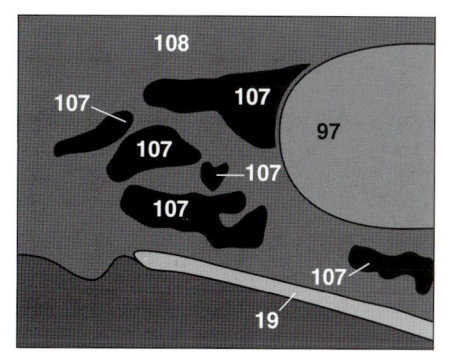

Fig. 61.2b

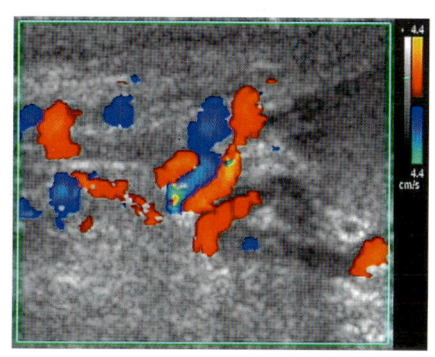

Fig. 61.2c

Nefrologia ▪ Urologia

Avaliação crítica

Um examinador experiente (mais de 500 exames dúplex coloridos de artérias renais) utilizando equipamento moderno em um paciente em jejum pode definir 85% de todas as artérias renais. Este dado leva em consideração quaisquer artérias polares, porém a visibilização destas artérias é deficiente ao Doppler colorido nos estudos renais vasculares. Uma artéria polar que emerge em um nível baixo (a partir da artéria ilíaca) é quase sempre perdida.

A EAR pode ser diagnosticada com 85-90% de sensibilidade e especificidade utilizando-se critérios diretos e indiretos [5.4]. Quando a EAR é detectada por ultrassonografia dúplex ou é suspeitada clinicamente, a ASD deve ser realizada (**Fig. 62.1a**) e os serviços devem ter disponibilidade para realizar dilatação, se necessário. Um valor de IR menor do que 0,80 no rim não estenosado contralateral é considerado um sinal prognóstico favorável. Existe esperança nestes casos de que a correção da estenose irá melhorar a função renal e a pressão sanguínea [5.20].

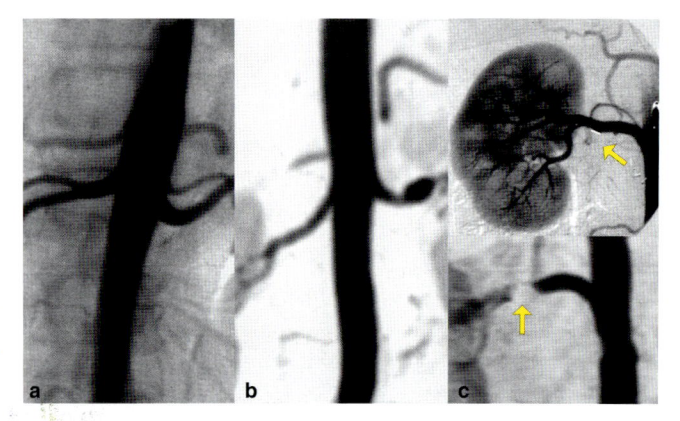

Fig. 62.1

Estudos úteis para controle evolutivo, além da ASD, especialmente após angioplastia transluminal percutânea, são os procedimentos não invasivos da IDC e a angiografia por RM (ARM, **Fig. 62.1b**). A ARM, entretanto, é de valor limitado após a colocação angiograficamente guiada de um *clip* vascular (🢀) ou *stent*, uma vez que estes dispositivos produzirão ausência de sinal (🢁) no interior do campo magnético (**Fig. 62.1c**). Nestes casos, a ARM pode fornecer apenas informação indireta sobre a reestenose com base no tempo do aparecimento do contraste em ambos os rins.

Em alguns aspectos, a IDC é superior à angiografia. Além da capacidade da IDC de medir o volume de fluxo, uma estenose pode ser casualmente relacionada, por exemplo, a compressão por hematoma e o diagnóstico pode ser feito com base nos achados dúplex coloridos. Quando o volume de fluxo é conhecido, a significância hemodinâmica de uma estenose pode ser mais bem avaliada com angiografia. A IDC pode ser utilizada nestes casos para acompanhamento de estenoses de grau moderado a alto com boas características de fluxo. Estudos prospectivos e randomizados [5.21] demonstraram que exames IDC regulares com intervalos de 6 meses e com dilatações profiláticas de estenoses > 50% levaram a um declínio significativo na taxa de oclusão dos *stents*, bem como nos custos.

Nos pacientes com disfunção erétil, a IDC é superior ao Doppler convencional em sua habilidade para avaliar a morfologia peniana e também em quantificar as velocidades de fluxo sanguíneo. Enquanto a IDC é acurada no diagnóstico de disfunção erétil arteriogênica, o diagnóstico da incompetência venosa é difícil devido à falta de valores normais para a VDF e o IR. Assim, se a presença de "vazamento venoso" for a suspeita da causa da disfunção erétil, o ultrassom deve ser suplementado por cavernosometria e cavernosografia.

Atualmente existe um debate quanto aos benefícios e implicações terapêuticas do estabelecimento da etiologia da disfunção erétil [5.19], porque a maior parte dos pacientes reponde bem à terapia de autoinjeção intracavernosa (TAIC) ou medicação oral, não importando a causa subjacente.

Com sua ação não invasiva e a conveniência do uso, a IDC substituiu a imagem de cintilografia no diagnóstico diferencial do escroto agudo e é agora considerada o método de escolha entre os procedimentos de imagem. A IDC, entretanto, nem sempre leva a achados inequívocos e nestes casos o Doppler não eliminaria a necessidade de exposição cirúrgica imediata dos testículos. A IDC é superior à imagem de modo B na avaliação de trauma testicular e detecção de varicocele. Para o diagnóstico de tumores e a localização de testículos ectópicos/heterotópicos, o ultrassom convencional, ou mesmo a RM, devem ser utilizados.

Desafio – Faça o desafio seguinte para testar seu conhecimento: (as respostas estão no final do livro)

1. Como você pode detectar a EAR unilateral quando os vasos principais estão obscurecidos por gases superpostos?
2. Qual é a velocidade de corte de fluxo em uma artéria renal principal que indicaria EAR?
3. Como você interpretaria um IR de 0,50 nas artérias interlobares de ambos os rins em um paciente de 80 anos de idade?
4. Como você interpretaria os achados espectrais e de fluxo colorido na artéria renal direita na **Figura 62.2a** e **b**?
5. A **Figura 62.3** mostra a aparência ultrassonográfica do testículo e epidídimo esquerdos em um homem de 35 anos de idade, com dor escrotal aguda no lado esquerdo. No exame físico, o epidídimo esquerdo está aumentado e marcadamente doloroso. O epidídimo direito é clínica e ultrassonograficamente normal. Que diagnóstico estes achados sugerem?
6. Um homem de 54 anos de idade possui uma história de 6 meses de edema crescente indolor no escroto direito. Na palpação, o epidídimo se apresenta endurecido e marcadamente aumentado. Não foram encontradas anormalidades no testículo propriamente dito. Que diagnóstico a **Figura 62.4** sugere e que diagnósticos diferenciais devem ser considerados?

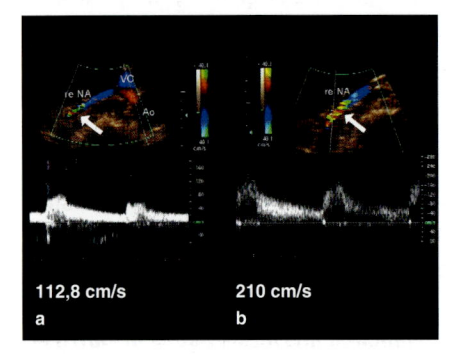

Fig. 62.2a e b

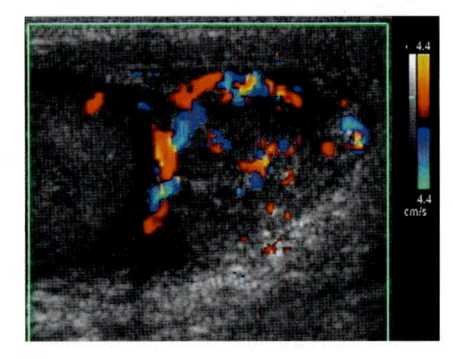

Fig. 62.3

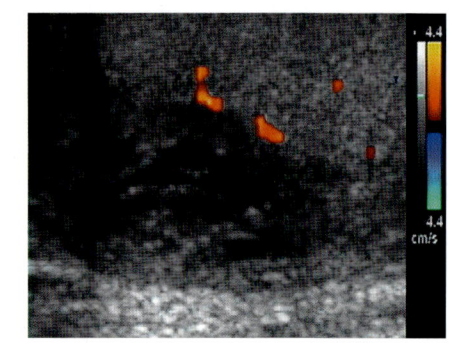

Fig. 62.4

6 Obstetrícia e ginecologia

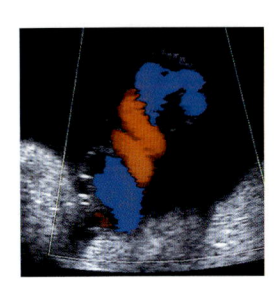

Tatjana Reihs
Matthias Hofer

Obstetrícia
O uso obstétrico da IDC está descrito para territórios vasculares específicos:

Artérias
Útero, artéria uterina	64
Útero, artéria umbilical	65
Aorta fetal	67
Vasos cerebrais fetais: artéria cerebral média	68

Veias
Veia umbilical, veia cava inferior	69
Ducto venoso	70

Ginecologia

Ovários
Achados normais, medida de massas ovarianas	71

Útero
Formato de onda associado a tumores benignos e malignos	72

Tubas uterinas
Gravidez ectópica, infertilidade	73

Avaliação crítica e desafio 74

Introdução

O exame ultrassonográfico com Doppler colorido (IDC) tornou-se importante ferramenta na obstetrícia, particularmente no acompanhamento de gestações de alto risco. O exame Doppler fornece informações adicionais ao modo de escala de cinza em situações como suspeita de restrição do crescimento intrauterino (RCIU), hipertensão induzida pela gestação (HIG), pré-eclâmpsia e nas anomalias fetais. Outras indicações ainda para a IDC são: gestações múltiplas, doenças maternas crônicas como nefropatias, doenças autoimunes, transtornos da coagulação, diabetes e hipertensão. Em virtude de o IDC operar em potência acústica mais alta que o modo convencional, recomenda-se seguir o princípio "o mais baixo possível", mesmo que os níveis de exposição sejam inferiores aos limites estabelecidos [6.1].

Recomenda-se que o exame Doppler seja realizado sob condições de repouso materno e fetal, sugerindo-se a posição semilateral para eliminarmos interferência da respiração forçada e movimentos corporais. Para interpretação dos resultados, o examinador deve levar em consideração influências externas como: uso de cafeína, nicotina e outros agentes tocolíticos. Os parâmetros do Doppler de interesse primário são as velocidades de fluxo absolutas, o índice de resistência (IR) e o índice de pulsatilidade (IP).

Ao contrário da obstetrícia, as aplicações ginecológicas da IDC, particularmente no diagnóstico de massas pélvicas, são ainda objeto de numerosos estudos. A IDC endovaginal permite a detecção de vasos sanguíneos intratumorais, e pode auxiliar na diferenciação de massas ginecológicas como malignas ou benignas. A IDC também é utilizada na avaliação de pacientes inférteis para avaliar a integridade das trompas, monitorização do crescimento folicular nas fertilizações *in vitro* (FIV) e detecção de gestação ectópica.

Artéria Uterina

A artéria uterina **(140)** é visibilizada lateralmente ao útero **(141)** no local onde ela cruza sobre a artéria ilíaca externa **(127a)** e a veia ilíaca externa **(128a)** **(Fig. 64.1a)**. É importante reconhecer o formato de onda da artéria uterina **(Fig. 64.1a)**, que é influenciada pela idade gestacional e localização placentária. O formato de onda pode ser de difícil identificação nas pacientes obesas e na gravidez tardia. Nas placentas com inserção lateral, é usual encontrarmos valores de IR e IP mais baixos na artéria uterina ipsolateral que no lado contralateral da placenta. Contrações uterinas durante o parto reduzem o suprimento sanguíneo no espaço interviloso, acarretando elevação dos índices do Doppler. Ao contrário, outros fatores como aplicação de calor ou agonistas beta-2 adrenérgicos podem promover aumento do fluxo diastólico, tornando os índices baixos. Os valores normais de IR e IP são mostrados na **Figura 64.2a** e **64.2b**.

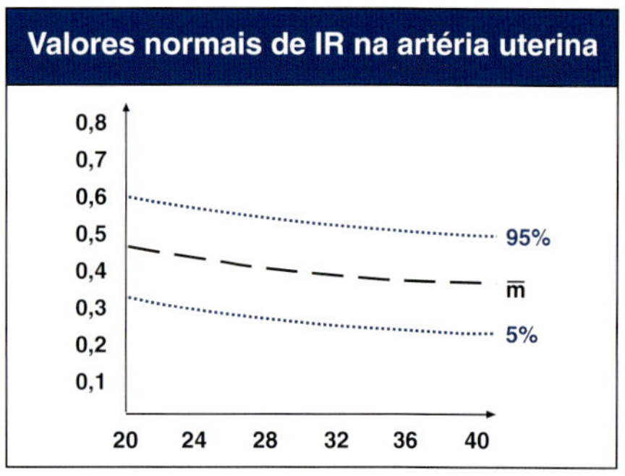

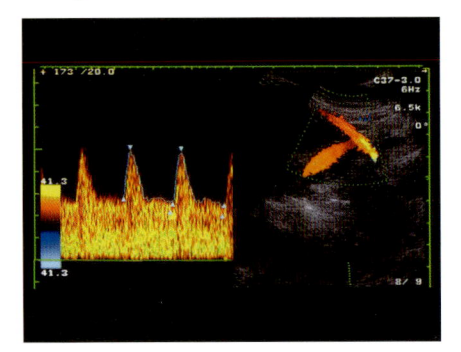

Fig. 64.1a

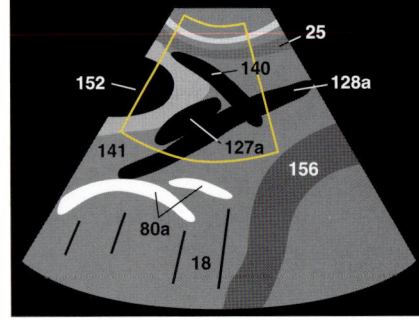

Fig. 64.1b

Fig. 64.2a

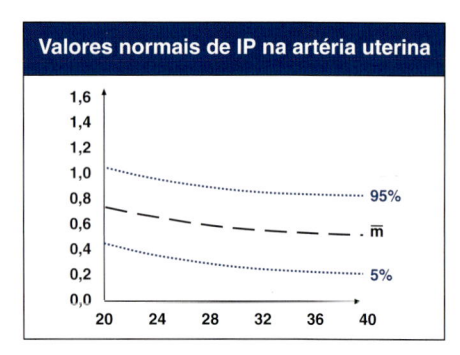

Fig. 64.2b

O formato de onda da artéria uterina durante a primeira metade da gravidez mostra uma incisura fisiológica no início da diástole (⬇ **Fig. 64.3a**), significando alta resistência vascular. Esta incisura no início da diástole deve desaparecer em torno da 25ª semana de gestação.

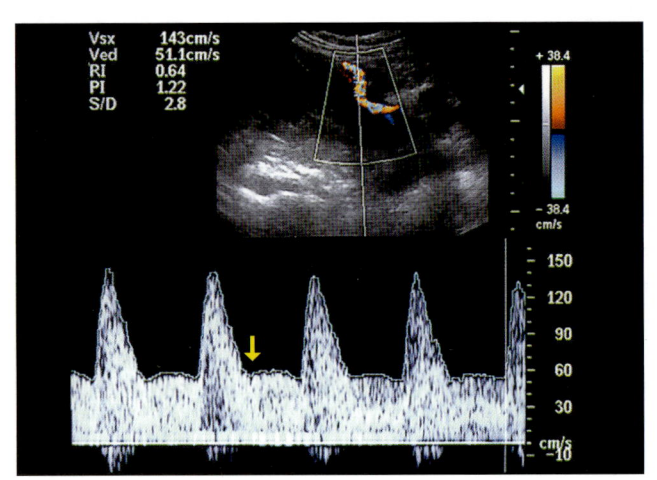

Fig. 64.3a

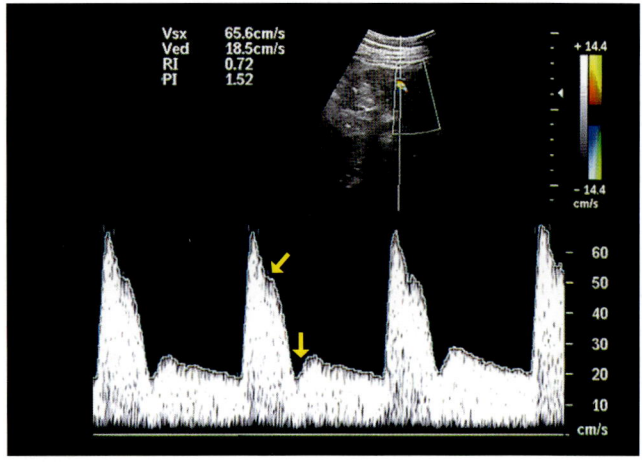

Fig. 64.3b

Na gestação normal, a invasão trofoblástica destrói a parede muscular elástica das arteríolas espiraladas, transformando-as, então, em canais amplos que aumentam o fluxo sanguíneo nas artérias uterinas. A persistência da incisura protodiastólica bilateral após a 25ª semana é anormal e está associada ao aumento do risco de pré-eclâmpsia, descolamento da placenta, HIG e RCIU. Se a incisura protodiastólica persiste, terapia com aspirina nas doses de 70–100 mg/dia permanece questionável, mas pode ser considerada. Caso a paciente seja de alto risco, com base em sua história pregressa (p. ex., eclâmpsia, descolamento da placenta), a terapia com aspirina pode ser iniciada na 14ª semana de gestação. Nos casos de insuficiência placentária, a incisura pós-sistólica pode ser acompanhada por uma segunda incisura intrassistólica (↙), que reflete resistência extremamente alta no leito vascular placentário **(Fig. 64.3b)**. Este fenômeno é considerado sinal de pobre prognóstico, ao contrário da incisura unilateral (ver acima).

Artéria umbilical

As duas artérias umbilicais **(142)** têm aproximadamente 50 cm de comprimento e correm através da cavidade amniótica para a superfície da placenta **(151)**. Neste ponto, elas se dividem em numerosos vasos da placa coriônica, enquanto a veia umbilical **(143)** corre na direção oposta para o feto. Geralmente, os vasos fetais são fáceis de visibilizar, se o volume amniótico está normal. A localização da inserção do cordão umbilical **(Fig. 65.1)** é importante para realização da biópsia de vilosidade coriônica e coleta de sangue fetal (cordocentese). Artéria umbilical única (AUU) ocorre em apenas 1% das gestações e associa-se com aumento do risco de anormalidades cromossômicas, malformações fetais (aproximadamente 20%), prematuridade e mortalidade **(Tabela 65.2)**. Identificação do lado em que a artéria umbilical está ausente é importante guia na busca de anomalias fetais no lado ipsolateral. A AUU é facilmente diagnosticada analisando-se a imagem da inserção das artérias umbilicais no abdome fetal, adjacente à bexiga urinária **(144) (Fig. 65.3)**. A direção do fluxo sanguíneo em ambos os vasos é avaliada com facilidade nesta localização. No caso raro de gestação gemelar com suspeita de sequência de perfusão arterial reversa (TRAP) e feto acometido apresentando anomalias da redução graves (acardia, anencefalia), a IDC pode detectar perfusão retrógrada das artérias umbilicais no gêmeo acárdico.

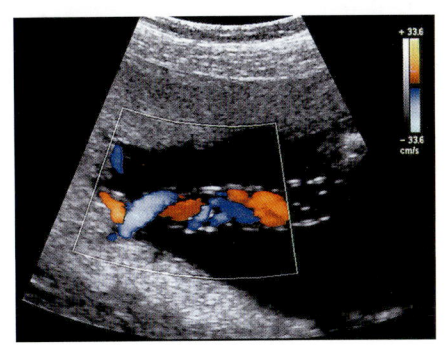

Fig. 65.1a

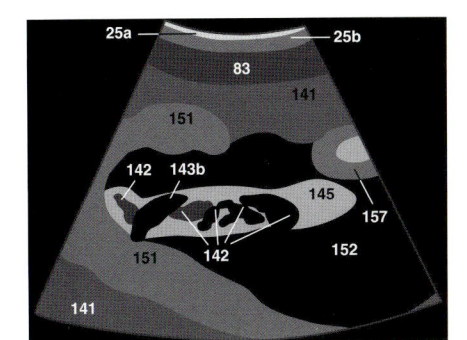

Fig. 65.1b

AUU está associada a risco aumentado de

- Anomalias cromossômicas
- Malformações (lado ipsolateral!)
- Nascimento prematuro
- Mortalidade

Tabela 65.2

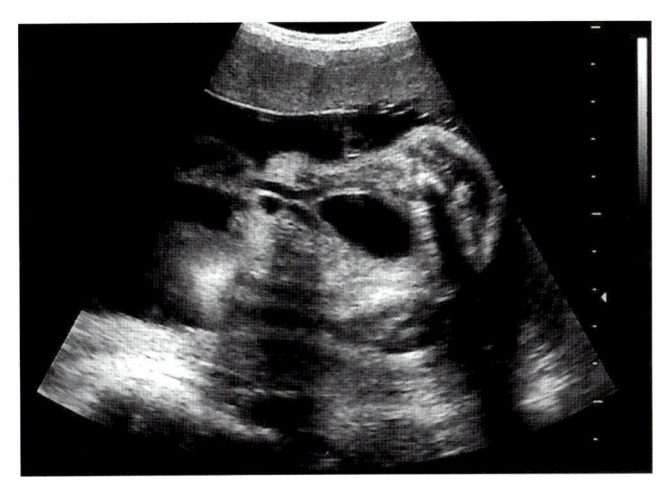

Fig. 65.3a

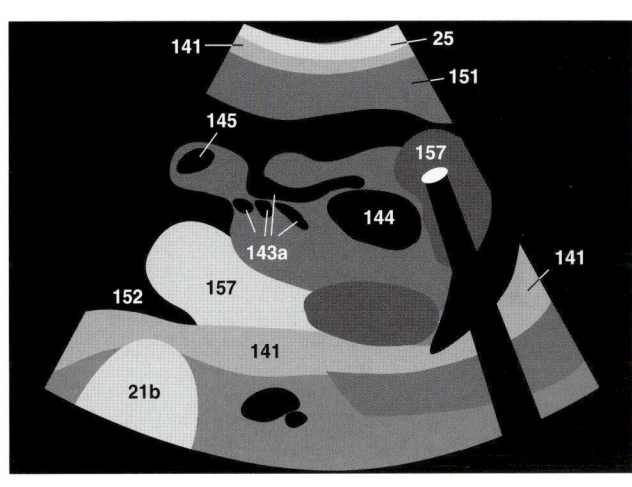

Fig. 65.3b

A síndrome do cordão curto é anomalia de prognóstico grave, onde o cordão umbilical está extremamente curto ou ausente. Esta condição pode estar associada à ausência de parede ventral do abdome fetal.

A circular do cordão umbilical ao redor do pescoço é condição geralmente inofensiva **(Fig. 65.4)** que ocorre em aproximadamente 50% dos nascimentos, facilmente diagnosticada pela IDC.

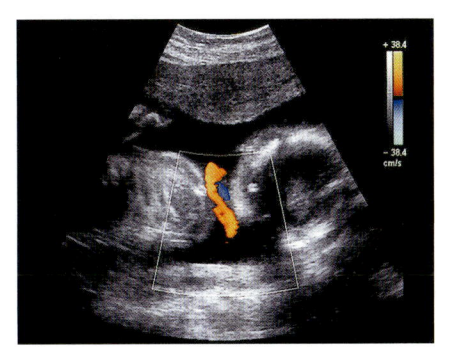

Fig. 65.4a

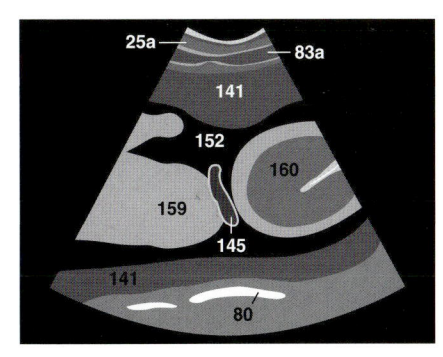

Fig. 65.4b

Artéria umbilical

O fluxo diastólico não pode ser detectado nas artérias umbilicais durante as primeiras 10 semanas de gestação em virtude da maturação incompleta do vilo. Entretanto, ele é sempre detectável na 15ª semana e aumenta de forma estável à medida que a gravidez progride (Fig. 66.1a). O formato de onda da artéria umbilical (142) é significativamente influenciado pelos movimentos respiratórios e corporais do feto, por modificações nas relações de pressão e frequência cardíaca. Por causa da baixa resistência na circulação uteroplacentária, os valores de IR e IP do lado placentário do cordão umbilical são geralmente mais baixos do que no lado fetal. Os valores normais de ambos os índices são mostrados na **Figura 66.1b, c**.

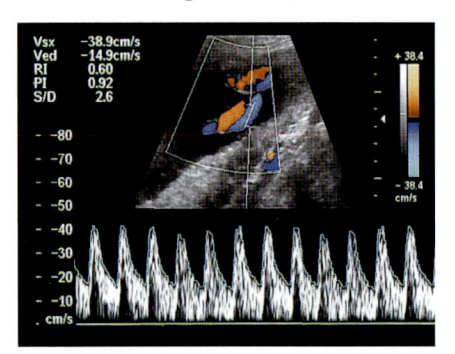

Fig. 66.1a

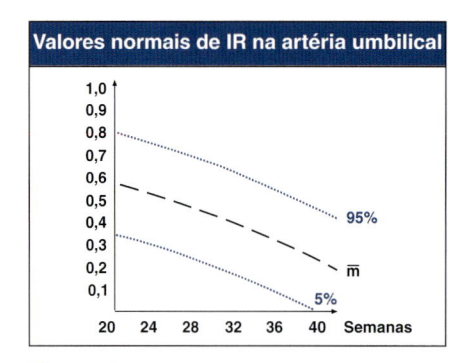

Fig. 66.1b

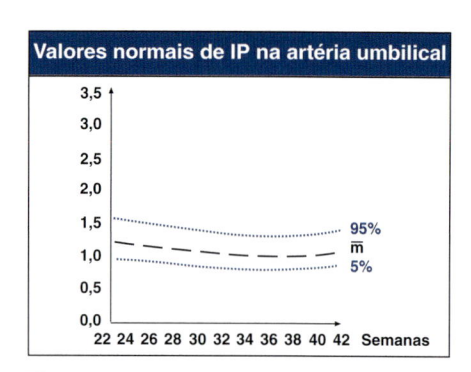

Fig. 66.1c

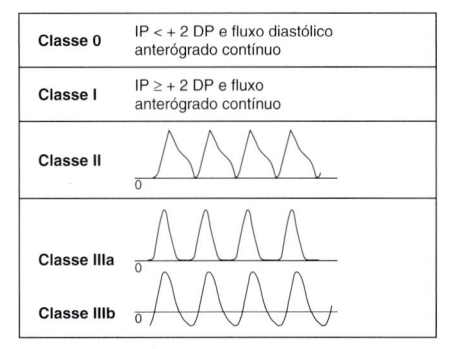

Tabela 66.2a

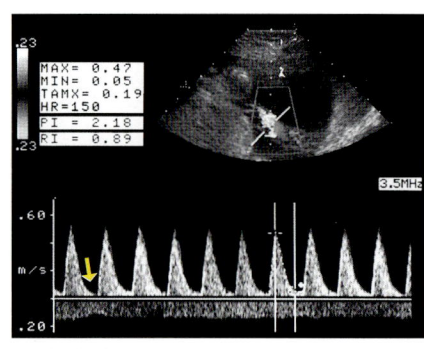

Fig. 66.2b

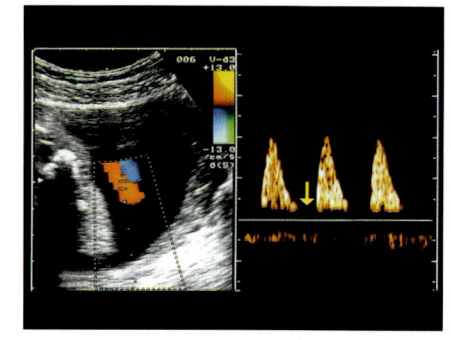

Fig. 66.2c

Várias classes de fluxo sanguíneo têm sido definidas para descrever os padrões de ondas espectrais observados na ultrassonografia obstétrica (Tabela 66.2a). Significado patológico crescente é atribuído a uma diminuição progressiva do fluxo diastólico (↘ na Fig. 66.2b, **classe II**), na ausência de fluxo diastólico (↓ na Fig. 66.2c, **classe IIIa**), ou reversão do fluxo diastólico (↙ na Fig. 66.3, **classe IIIb**). As classes IIIa e IIIb estão associadas com aumento da taxa de mortalidade perinatal para cerca de 45% (Tabela 66.4). Quando alteração da artéria umbilical é detectada, outros vasos fetais também devem ser examinados, incluindo a artéria cerebral média (ver p. 68), a veia umbilical (ver p. 69) e o ducto venoso (ver p. 70). Uma avaliação detalhada para excluir anomalias fetais e anormalidades cromossômicas também é recomendada nestes casos.

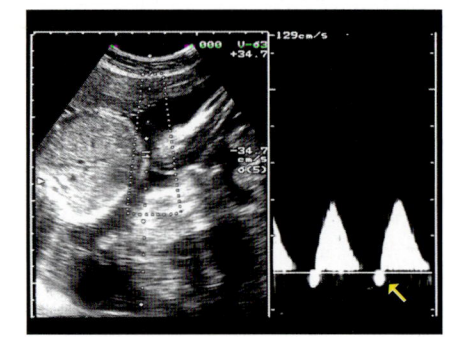

Fig. 66.3

Ausência de fluxo diastólico e fluxo reverso na artéria umbilical		
Efeito no resultado perinatal	**Valores médios**	**Amplitude**
Mortalidade (%)	45	17-100
Idade gestacional (semanas)	31,6	29-33
Peso ao nascimento (g)	1056	910-1481
AGS (%)	68	53-100
Cesariana devido a sofrimento fetal	73	24-100
Escore apgar < 7 após 5 min (%)	26	7-69
Transferência para UTI neonatal (%)	84	77-97
Anomalias congênitas (%)	10	0-24
Aneuploidia (%)	6,4	0-18

Tabela 66.4 [6.1]

Aorta fetal

Visibilização e medida do formato de onda no Doppler é realizada entre o arco aórtico (**30e**) e a origem das artérias renais. Entretanto, o exame ultrassonográfico da aorta fetal não é geralmente praticado. Frequente dificuldade na obtenção de adequado ângulo de insonação, associado ao fato da onda aórtica apresentar maior variabilidade sistólica-diastólica que a artéria umbilical, são as principais justificativas. Sabe-se que o fluxo diastólico pode não ser detectado até o segundo trimestre, mas identifica-se seu aumento uniforme durante o curso da gravidez. Valores normais para os índices aórticos estão demonstrados na **Figura 67.1**.

É normal o fluxo sanguíneo diastólico declinar ao final da gravidez. Este fenômeno é denominado "efeito termo".

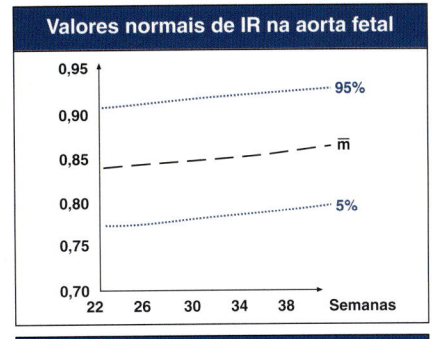

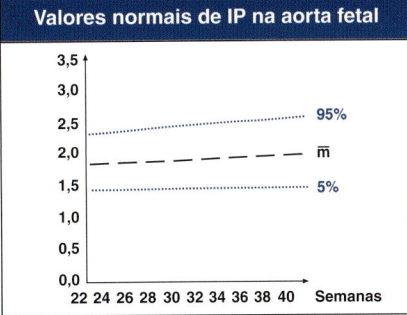

Fig. 67.1

Valores normais na aorta fetal		
Velocidade sistólica de pico	Valores médios	Amplitude
$V_{máx}$	$\overline{m}$	$\overline{m} \pm 2\,DP$
25 semanas de gestação	80 cm/s	65-95 cm/s
37 semanas de gestação	100 cm/s	80-130 cm/s
> 39 semanas de gestação	90 cm/s	70-115 cm/s

Tabela 67.3

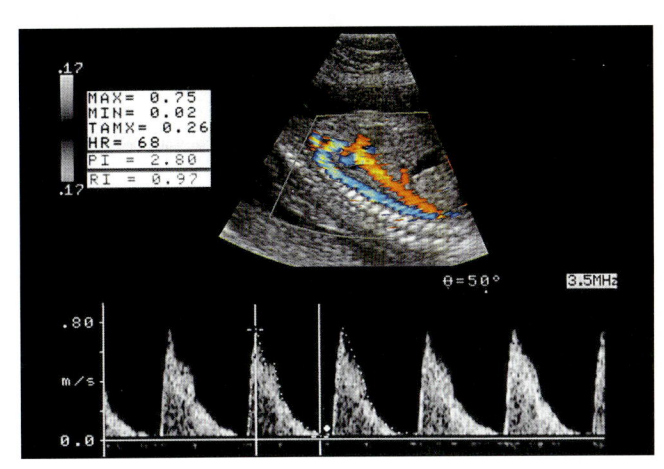

Fig. 67.2a

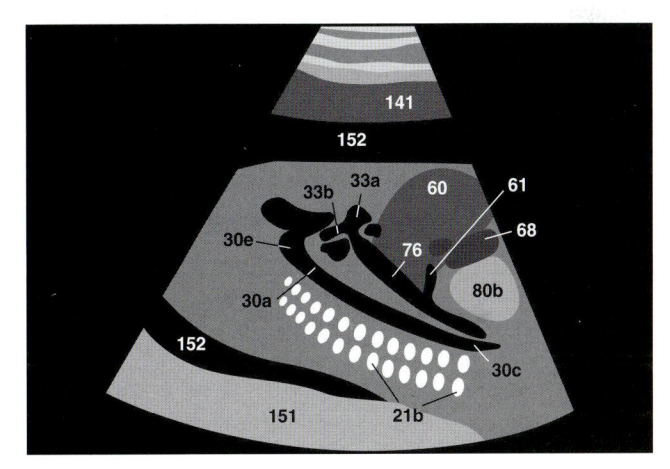

Fig. 67.2b

Por outro lado, elevada velocidade sistólica de pico pode ser sinal de anemia fetal. Os valores normais para a velocidade sistólica de pico [6.3] são mostrados na **Tabela 67.3**.

Significativa restrição de crescimento intrauterino (RCIU) está associada à redução do fluxo diastólico ou mesmo reverso (⬆) na aorta (**Fig. 67.4**), assim como na artéria umbilical.

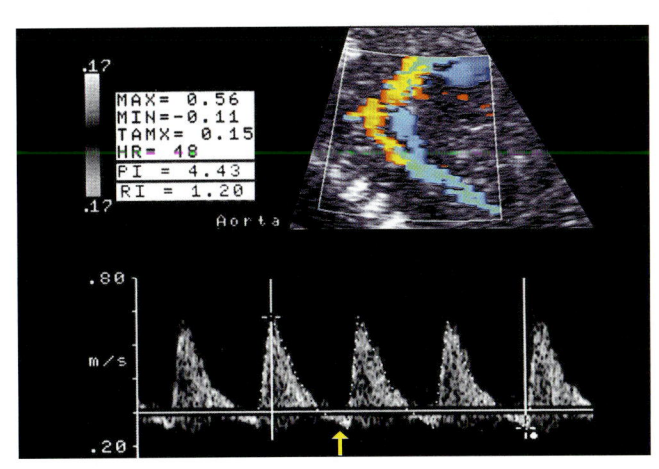

Fig. 67.4

Vasos cerebrais fetais: artéria cerebral média

A artéria cerebral média (ACM, **54b**) é a continuação do sifão carotídeo intracraniano **(40a)** que transporta aproximadamente 40% do volume de fluxo do círculo de Willis para cada hemisfério cerebral. Ela é melhor visibilizada na fissura silviana em uma secção axial do crânio. O espectro normal da ACM é caracterizado por uma velocidade sistólica de pico elevada (⬇) e uma velocidade diastólica baixa (⬆) **(Fig. 68.2a)**. O formato de onda é influenciado pela atividade fetal, pressão no crânio fetal e massas intracranianas. Os valores de IR **(Fig. 68.1a)** e IP **(Fig. 68.1b)** normais na ACM declinam uniformemente durante o curso da gestação.

Durante a gravidez, o fluxo diastólico na ACM é mais baixo que na artéria umbilical. Como resultado, a resistência vascular cerebral (IR_{ACM}) é mais alta que a resistência vascular umbilical (IR_{AU}) e a razão umbilicocerebral (RUC = IR_{AU}/IR_{ACM}) em uma gestação normal é menor que um. Quando alterado, este índice é sensível preditor (80%) de restrição de crescimento fetal.

Valor normal da razão umbilicocerebral (RUC)
$$RUC = \frac{IR_{AU}}{IR_{ACM}} < 1$$

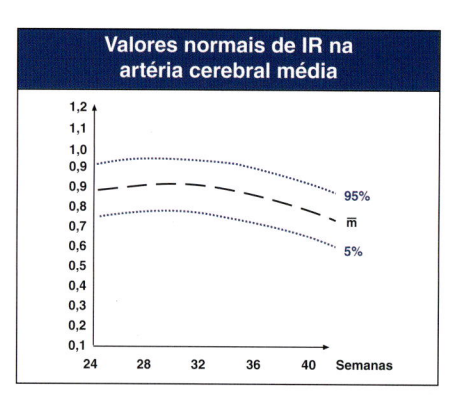

Fig. 68.1a

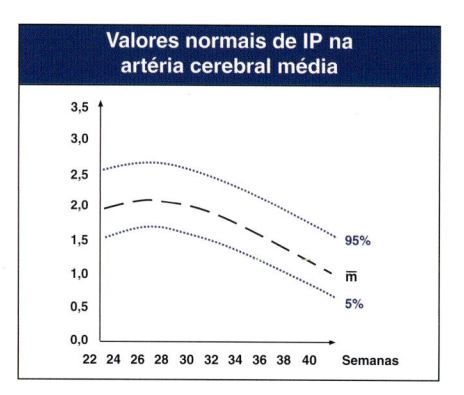

Fig. 68.1b

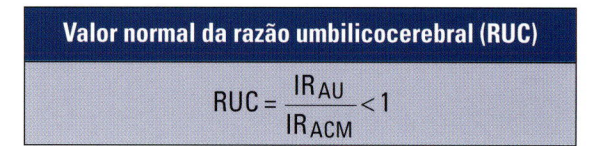

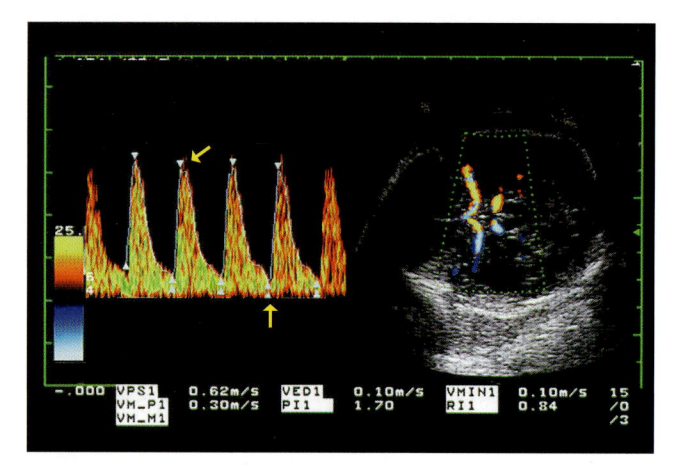

Fig. 68.2a

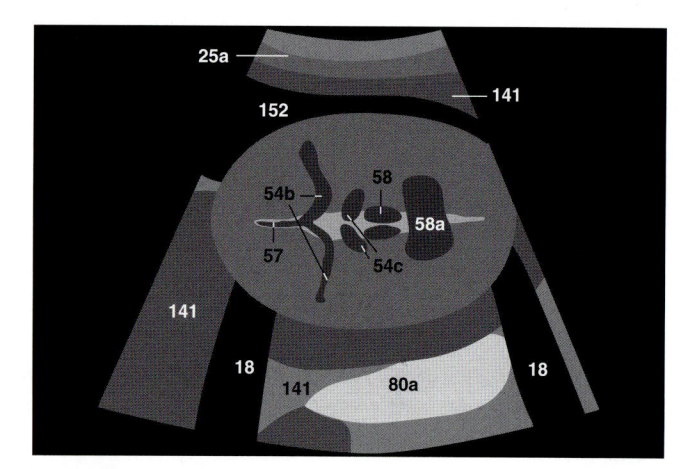

Fig. 68.2b

Nos casos de hipoxia fetal crônica, o volume sanguíneo da circulação fetal é redistribuído em favor dos órgãos vitalmente importantes: o coração, as suprarrenais e o cérebro. A vasodilatação da ACM promovendo aumento do fluxo diastólico e hiperperfusão correspondente é considerada patológica **(Fig. 68.3)**. Este efeito de preservação do cérebro está associado à razão umbilicocerebral anormal (> 1). Entretanto, se a hipoxia persiste, este efeito de proteção se esgota, e o fluxo diastólico retorna para níveis de normalidade. Presumivelmente, isto reflete descompensação terminal no caso da acidemia ou edema cerebral.

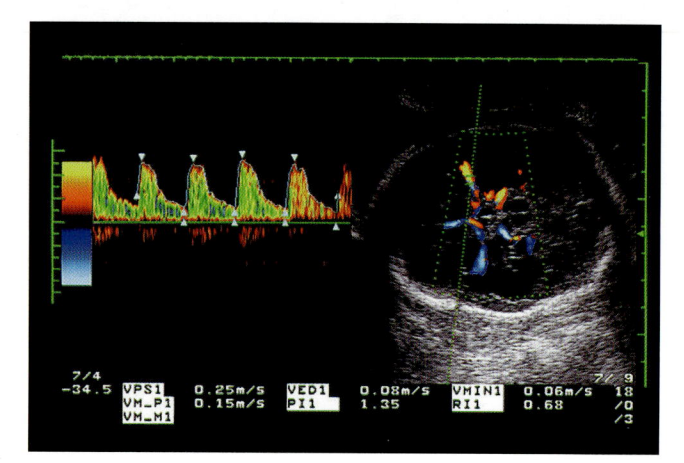

Fig. 68.3

Veia umbilical

O formato de onda espectral da veia umbilical pode ser medido na sua porção intra-abdominal, intra-hepática ou extra-abdominal. O formato de onda típico apresenta velocidade continuamente baixa de aproximadamente 10-15 cm/s. Fluxo pulsátil também pode ocorrer na veia umbilical **(143)** até cerca de 12 semanas, devido à diminuição fisiológica da complacência ventricular. Após 12 semanas, somente são registradas na respiração e nas variações dependentes da pressão **(Fig. 69.1a)**.

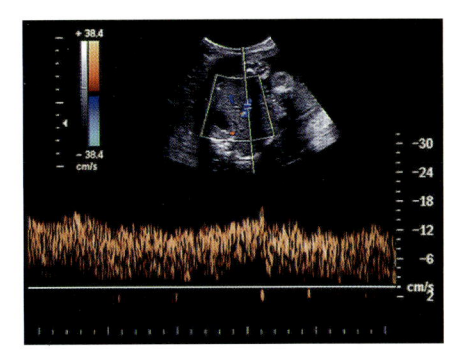

Fig. 69.1a

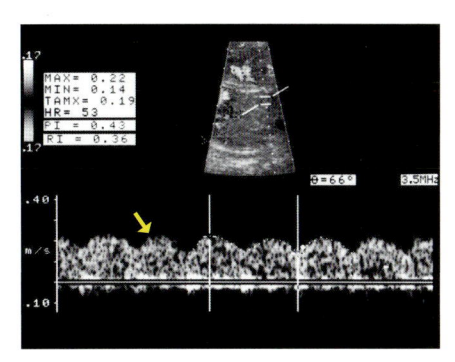

Fig. 69.1b

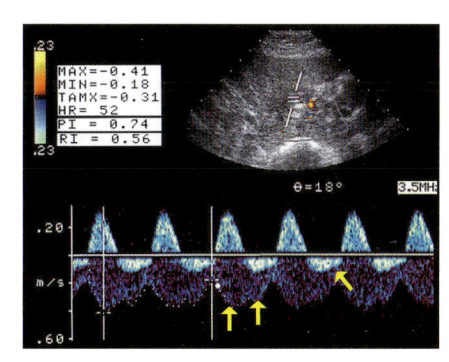

Fig. 69.1c

Se existir sobrecarga no coração como resultado de doença cardíaca congênita ou síndrome de transfusão feto-fetal (STFF), pulsação venosa (↘) ocorre como sinal de descompensação cardíaca ou insuficiência placentária terminal **(Fig. 69.1b)**. "Pulsações isoladas" **(Fig. 69.1b)** que se correlacionam com a sístole cardíaca são distinguidas das "pulsações duplas" **(Fig. 69.1c)**, que provavelmente resultam de significativa insuficiência cardíaca com fluxo reverso no ducto venoso (p. 68). Desta forma, pulsações duplas estão associadas ao aumento da mortalidade perinatal em aproximadamente 55% dos casos (6.10). Tanto os formatos de ondas arteriais como venosos mostrados na **Figura 69.1c** estão severamente alterados. Além das pulsações duplas na veia umbilical (↑↑), fluxo reverso (↖) está presente na artéria umbilical (padrão classe III, p. 64).

Veia cava inferior (VCI)

O padrão de onda típico da veia cava inferior (VCI, **76**) é caracterizado pela identificação de 3 pontos de aceleração do fluxo: a onda S (↓) originada pelo movimento da valva durante a contração ventricular, a onda D (↙) originada pelo enchimento ventricular passivo e a onda A (↑) que apresenta fluxo reverso fisiológico originado da contração atrial **(Fig. 69.3a)**. Valores normais do IP para a VCI estão demonstrados na **Figura 69.2**. A onda A (fluxo reverso) está aumentada na presença de sobrecarga de volume no ventrículo direito ou na hipoxia miocárdica grave.

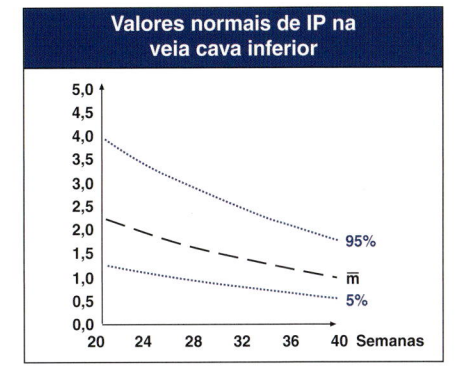

Fig. 69.2 Valores normais de IP na veia cava inferior

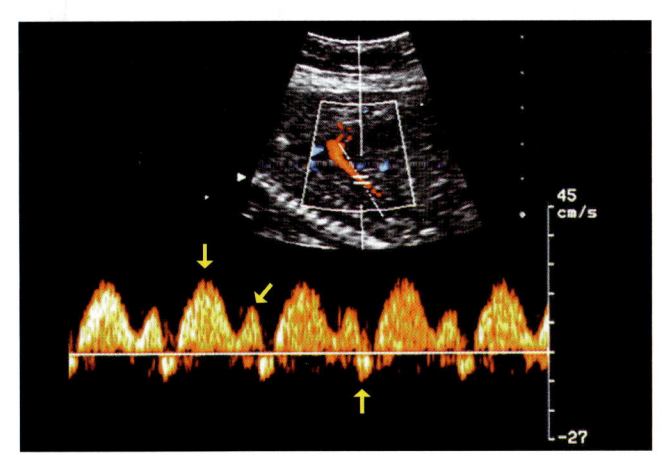

Fig. 69.3a

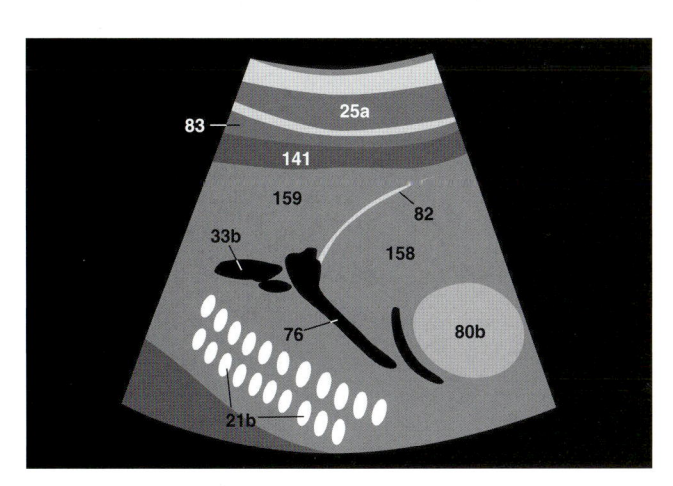

Fig. 69.3b

Ducto venoso

O ducto venoso (**DV, 146**) é facilmente identificado por seu padrão de fluxo turbulento. O DV transporta aproximadamente 50-60% (70% na hipoxia fetal) do sangue rico em oxigênio proveniente da placenta **(151)** para o átrio direito via veia umbilical **(143)** e veia cava inferior **(76)**. Após o sangue segue pelo forame oval **(161)**, em direção ao átrio esquerdo. O esquema anatômico destas conexões está representado na **Figura 70.1**. O ducto venoso é mais facilmente visibilizado em um corte transverso do epigástrio fetal **(Fig. 70.2)**. Três ondas anterógradas são visíveis no formato de onda do ducto venoso: a onda S (⬇) originada pela contração ventricular, a onda D (↙) originada pelo enchimento ventricular passivo e a onda A (⬆) originada pela contração atrial **(Fig. 70.2)**. Valores normais de IP estão demonstrados na **Figura 70.3**.

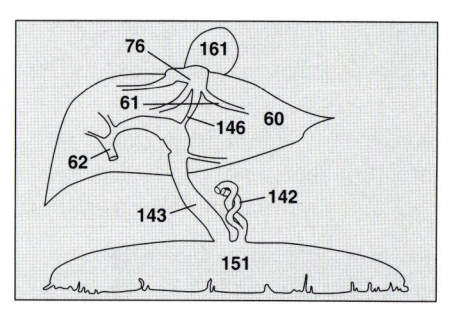

Fig. 70.1

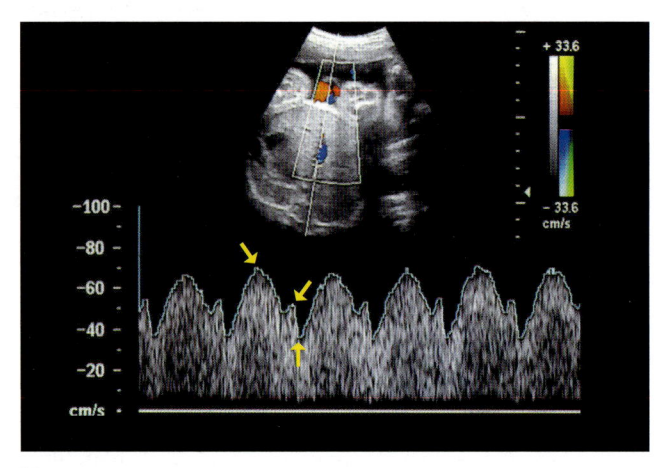

Fig. 70.2a

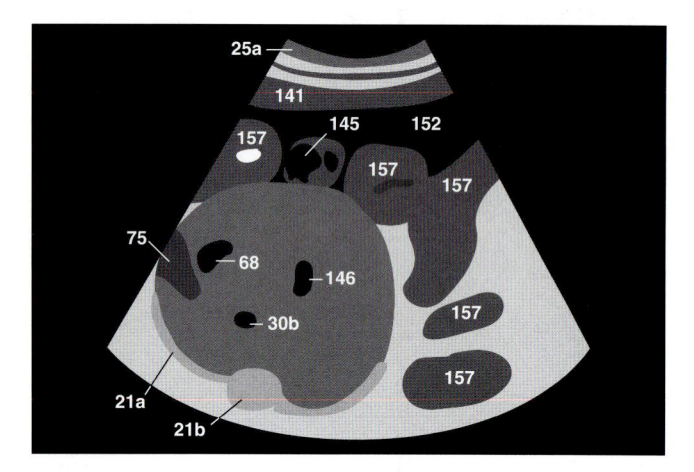

Fig. 70.2b

Todos os distúrbios hemodinâmicos do coração que ocorrem em associação com a insuficiência tricúspide promovem declínio constante do fluxo diastólico (⬇ **Fig. 70.4a**) e fluxo diastólico reverso (⬆) no ducto venoso **(Fig. 70.4b)**. Estes distúrbios incluem arritmias, defeitos congênitos, anemias, STFF e insuficiência placentária. Fluxo reverso no ducto venoso está associado com CTG anormal e aumento da mortalidade perinatal [6.11].

O exame Doppler colorido do ducto venoso é particularmente importante nos casos de significativa restrição de crescimento com anormalidades das ondas arteriais. O exame Doppler do ducto venoso pode ser muito útil nos casos onde exista deterioração progressiva da condição fetal e risco iminente de parto prematuro (< 35 semanas). Se o fluxo no DV ainda está "normal", o caso pode ser encaminhado para profilática aceleração da maturação pulmonar. Se há fluxo reverso no DV ou anormalidades na CTG, o feto deve nascer por parto cesariana.

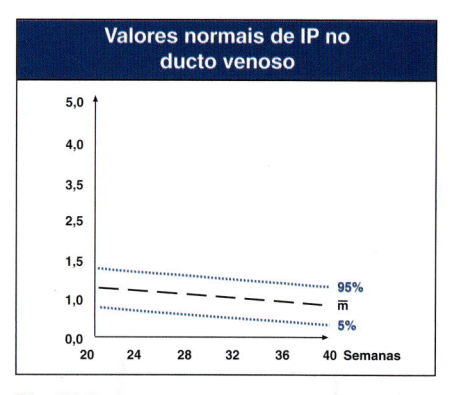

Fig. 70.3

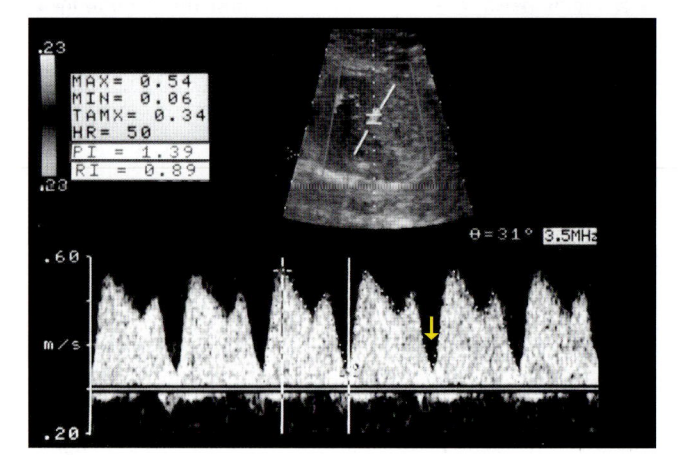

Fig. 70.4a

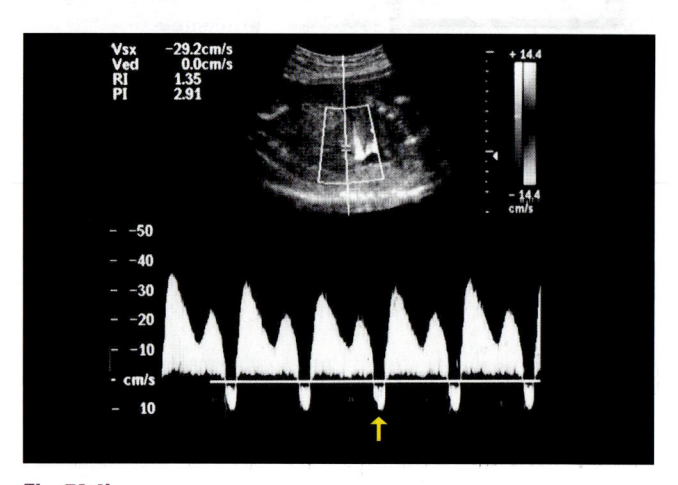

Fig. 70.4b

Ovários

O melhor momento para o exame Doppler colorido na investigação de massas suspeitas do trato reprodutor feminino é entre o 3º e 10º dias do ciclo menstrual. Durante esta fase do ciclo, a resistência vascular é geralmente alta devido aos efeitos estrogênicos. Esta resistência reduz-se significativamente perto do meio do ciclo e permanece baixa durante a segunda metade do ciclo. Nas mulheres pós-menopausa que não estão em terapia da reposição hormonal, perfusão ovariana apresenta padrão de alta resistência, tipicamente caracterizada por uma incisura diastólica precoce (↙) no formato da onda espectral (**Fig. 71.1a**). Estes padrões do fluxo são característicos da perfusão normal do útero, ovários e trompas.

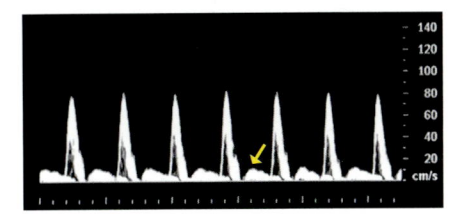

Fig. 71.1a

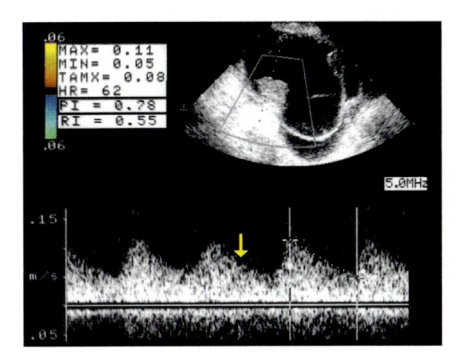

Fig. 71.1b

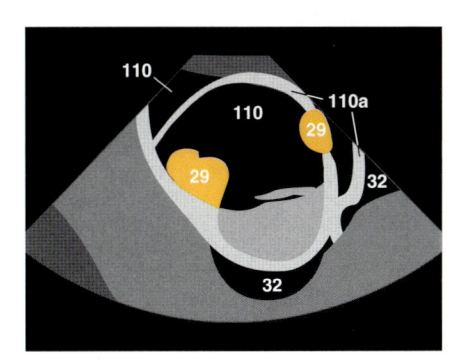

Fig. 71.1c

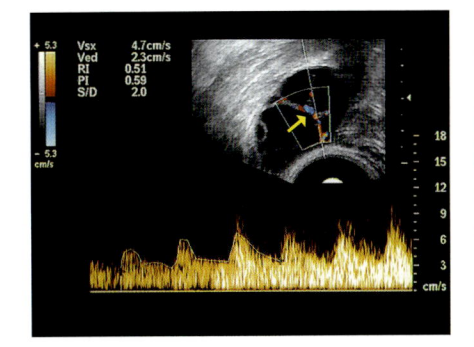

Fig. 71.2a

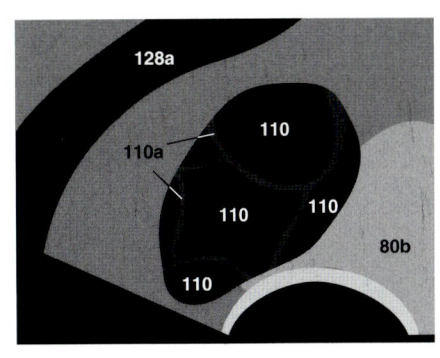

Fig. 71.2b

Por outro lado, tumores malignos possuem padrão de neovascularização caracterizado por: ausência de uma camada muscular na parede dos vasos, desenvolvimento de sinusoides e numerosos *shunts* arteriovenosos. Isto acarreta um padrão de baixa resistência com IP menor que 0,4 e IR menor que 1,0. O formato da onda apresenta leve declive da sístole até o final da diástole, sem incisura (**Fig. 71.1b** ↓). O mesmo padrão de neovascularização pode ser visto nos casos de tumores benignos metabolicamente ativos de crescimento rápido, na maturação folicular, formação de cicatrizes e nos processos inflamatórios.

Índices muito baixos na parede de um folículo ovariano maduro ou cisto **(110)** podem ser confundidos com achados similares encontrados em um carcinoma misto sólido-cístico de ovário. Isto complica a diferenciação benignidade-malignidade das massas ovarianas, especialmente nas mulheres pré-menopausa e nas que realizam terapia de reposição hormonal. Esta incerteza implica aumento da importância de fatores como a distribuição dos vasos em uma massa suspeita. Por exemplo, a detecção da vascularização (↗) intrasseptal **(110a)** nas massas ovarianas císticas (**Fig. 71.2a**) eleva o índice de suspeita para malignidade. Combinação da IDC com o marcador de tumor ovariano CA-125 pode melhorar significativamente a sensibilidade do método. Achados ultrassonográficos anormais e níveis elevados de CA-125 são indicativos de malignidade e justificam exploração cirúrgica aberta ou laparoscópica. Os critérios ultrassonográficos para classificação das massas ovarianas estão demonstrados na **Tabela 71.3**.

Classificação das massas ovarianas utilizando ultrassonografia modo B			
Massa	**Fluido**	**Margem interna**	**Interpretação**
Unilocular	Claro (0)	Lisa (0)	
	Ecos internos (1)	Irregular (2)	
Multilocular	Claro (1)	Lisa (1)	**Escore do ultrassom**
	Ecos internos (1)	Irregular (2)	
Sólido-cística	Claro (1)	Lisa (1)	≤ 2 Benigna
	Ecos internos (2)	Irregular (2)	3-4 Indeterminada
Crescimentos papilares	Suspeito (1)	Definitiva (2)	> 4 Suspeita
Área sólida	Homogêneo (1)	Ecogênica (2)	
Fluido peritoneal	Não presente (0)	Presente (1)	
Unilateral/bilateral	Unilateral (0)	Bilateral (1)	
Classificação dúplex colorida das massas ovarianas			
Doppler colorido	**Índice de resistência**		**Interpretação**
• Vasos não detectáveis (0)	(0)		**Escore Doppler colorido**
• Vasos uniformes separados (1)	> 0,40	(1)	
• Distribuição vascular aleatória (2)	< 0,40	(2)	≤ 2 Benigna
Se há suspeita de corpo lúteo:			3-4 Suspeita
Repetir o ultrassom na fase proliferativa do próximo ciclo menstrual			

Tabela 71.3. [6.8]

Ginecologia

Útero

A perfusão do útero **(141)** depende de idade reprodutiva da paciente e se ela está recebendo terapia hormonal. O padrão de onda espectral normal da artéria uterina **(140)** é caracterizado por uma velocidade de fluxo elevada, índice de resistência (IR) maior que 0,5 e incisura pós-sistólica (⬇) **(Fig. 72.1)**.

Valores de IR de 0,4-0,5 na artéria uterina e nos vasos endometriais podem refletir aumento funcional da perfusão durante a segunda metade do ciclo, ou pode significar uma neoplasia uterina ou endometrial **(Tabela 72.4)**. IR < 0,4 é suspeito para malignidade [6.5].

Miomas uterinos **(29)** habitualmente apresentam acentuação da vascularização periférica **(Fig. 72.2a)**. A perfusão dos miomas diminui em resposta à terapia hormonal com análogos do GNRH, e a IDC pode ser utilizada para monitorizar esta resposta terapêutica.

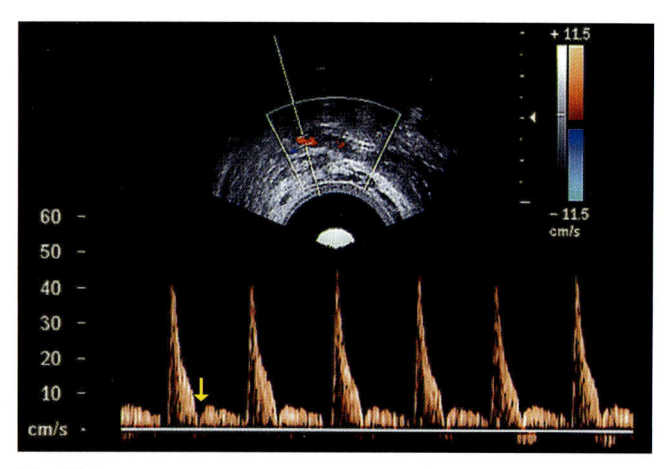

Fig. 72.1

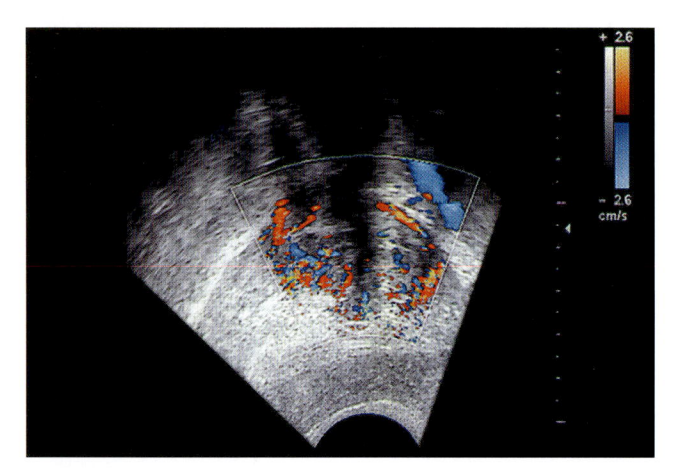

Fig. 72.2a

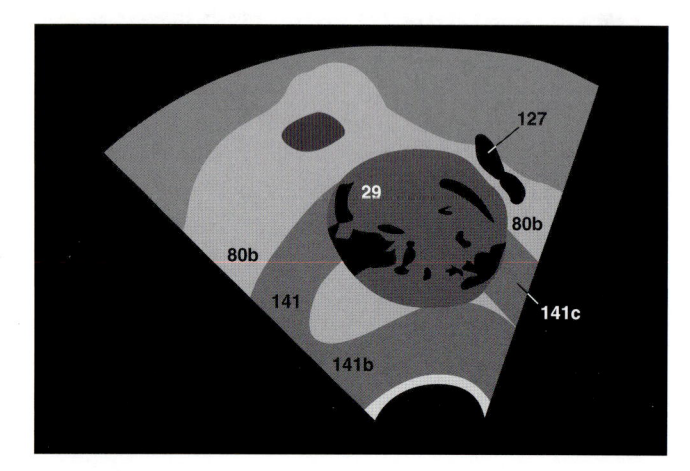

Fig. 72.2b

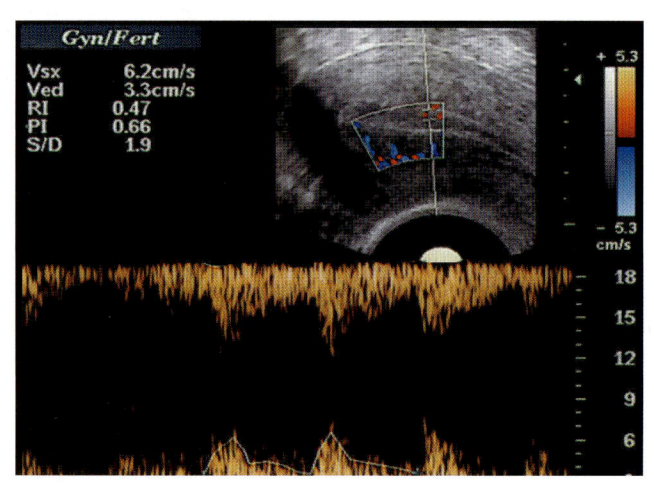

Fig. 72.3a

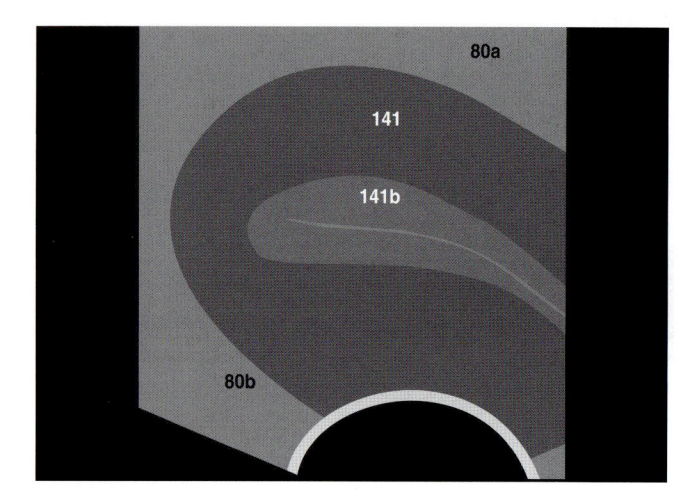

Fig. 72.3b

Terapia hormonal nos casos de fertilização *in vitro* (FIV) pode melhorar significativamente a perfusão uterina **(Fig. 72.3a)**. Diversos estudos [6.6] mostram que IP > 3,0 está associado à perfusão uterina subótima e implantação mal-sucedida após transferência de embrião.

Valores normais de IR na artéria uterina	
Normal	> 0,50
Limítrofe	0,50-0,40
Suspeita	< 0,40

Tabela 72.4

Tubas uterinas

Gravidez ectópica

A incidência de gravidez ectópica tem aumentado nos últimos anos. A gravidez ectópica deve ser suspeitada quando o nível de β-hCG for > 6.500 mUI/mL em uma paciente com cavidade uterina vazia [6.11]. Aproximadamente 96% de todas as gestações ectópicas ocorrem nas tubas uterinas, geralmente na região ampular. A IDC tem papel complementar no diagnóstico da gravidez ectópica, uma vez que a atividade cardíaca fetal pode ser detectada em apenas 10% das gestações ectópicas (**Fig. 73.1a**) [6.12]. Caso exista suspeita de gestação ectópica com base na clínica, e os achados anexiais forem duvidosos, o ultrassom pode demonstrar uma estrutura ecogênica típica em forma de anel, além da vascularização coriônica (**Fig. 73.1**).

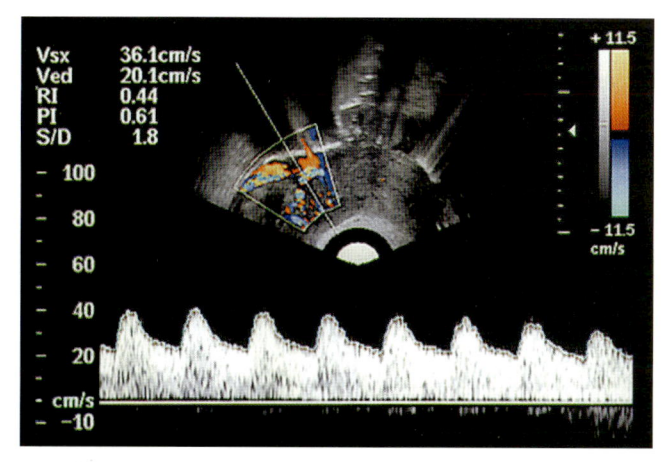

Fig. 73.1a

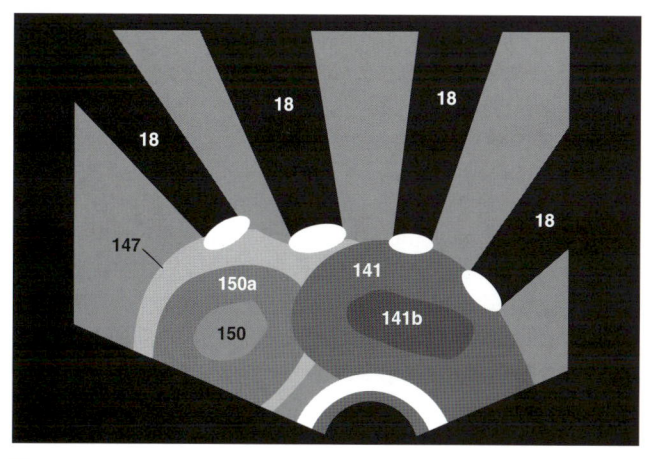

Fig. 73.1b

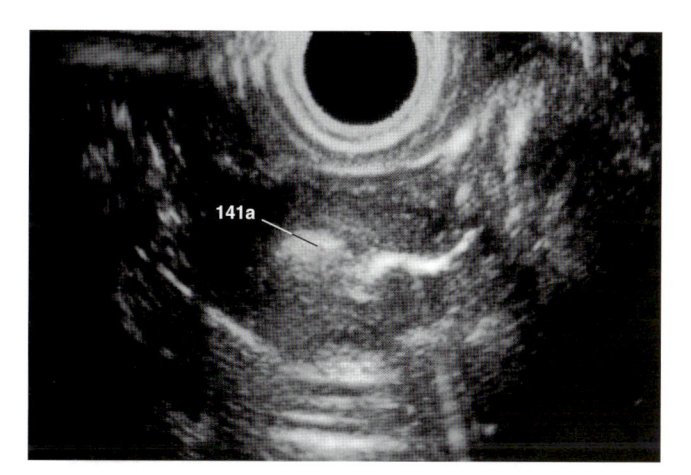

Fig. 73.2

Infertilidade

Fatores tubários são responsáveis por 1/3 dos casos de infertilidade feminina. A IDC realizada com agentes de contraste ultrassonográfico pode reduzir significativamente custos e riscos nas avaliações de infertilidade (ver p. 107). Para a histerossalpingografia ultrassonográfica transvaginal, o agente ecogênico Echovist® 200 é instilado na cavidade uterina por meio de catéter transcervical após excluir-se doença inflamatória pélvica e galactosemia.

A imagem no modo B é então obtida para definir a configuração interna da cavidade uterina (**141a**) (**Fig. 73.2**) e excluir-se demais anormalidades (útero subseptado ou arqueado etc.). Miomas submucosos intracavitários e pólipos também podem ser visibilizados. O material de contraste instilado segue em direção às tubas uterinas, passando através das regiões cornual, ístmica e ampular. Se as tubas estiverem preservadas e íntactas, o material de contraste goteja no peritônio e se acumula no fundo de saco. Caso exista hidrossalpinge o material preencherá a trompa dilatada sem alcançar o fundo de saco.

Se uma tuba uterina estiver obstruída ao nível do istmo, o material de contraste não irá progredir na tuba. Se o gotejamento do contraste proveniente da parte distal da tuba for questionável, a IDC pode ajudar com a detecção do fluxo. Este método tem sensibilidade de aproximadamente 90% [6.13] e pode ajudar a eliminar a necessidade de laparoscopia invasiva.

Obstetrícia e ginecologia

Avaliação crítica

A IDC é uma modalidade não invasiva estabelecida para vigilância e acompanhamento clínico das gestações de alto risco. Numerosos estudos randomizados demonstraram seu valor diagnóstico e clínico. A IDC proporciona acurada análise das modificações fisiológicas e patológicas da circulação fetoplacentária. Além disso, proporciona importante suplemento para outros métodos de vigilância (CTG, perfil biofísico fetal) que ajudam na decisão clínica. Decisões terapêuticas, entretanto, devem ser realizadas em conjunto com a situação clínica.

Ao contrário da obstetrícia, o uso da IDC no diagnóstico das massas ginecológicas é ainda controverso. A pelve menor é composta por numerosos sistemas vasculares que possuem variedade de velocidade de fluxos e estão sujeitos a influências hormonais cíclicas. Deve ser lembrado que a falta de padronização dos locais de medida do Doppler impõe aumento da responsabilidade individual do examinador.

Treinamento, experiência e a familiaridade com IDC são essenciais para a interpretação correta dos achados ginecológicos suspeitos. Pode ser necessário acrescentar RM ou TC na avaliação não invasiva. Após análise dos achados disponíveis, o diagnóstico definitivo deve ser estabelecido por laparoscopia ou laparotomia.

Outros adjuntos para o modo B são o ultrassom tridimensional (3D) e a IDC 3D. A interpretação tridimensional pode acrescentar informação adicional analisando as relações espaciais, dados volumétricos e imagens seccionais. Ultrassom 3D também pode ser utilizado, embora não frequentemente, na detecção pré-natal de anomalias fetais – p. ex., exclusão de fenda labial e palatina (Fig. 74.1), espinha bífida, massas intracranianas, malformações vasculares etc. – e em estudos sobre tumores, nos quais se exige planejamento pré-operatório preciso.

Um novo método na ecocardiografia fetal, conhecido como Doppler tissular cardíaco (DTC), permite imagem de fluxo colorido do tecido muscular cardíaco (Fig. 74.2). Estudos clínicos prospectivos precisam, ainda, determinar se o DTC é superior à ecocardiografia de fluxo colorido convencional ou pode ser um auxílio no diagnóstico das doenças cardíacas fetais.

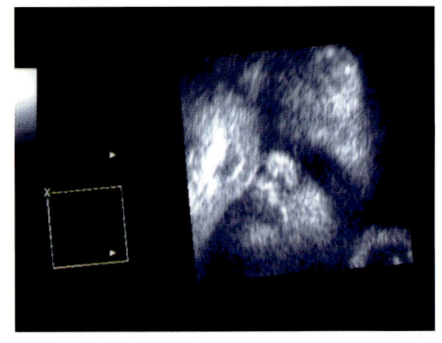

Fig. 74.1

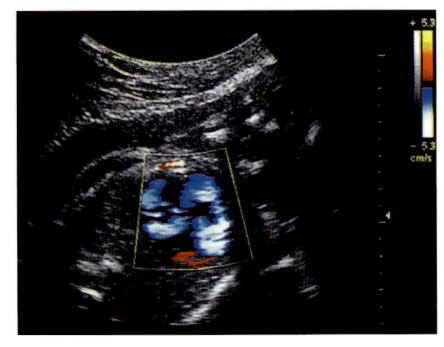

Fig. 74.2

Desafio – Faça o desafio seguinte para testar seu conhecimento:

1. Quando um exame Doppler está indicado durante a gravidez? Nomeie no mínimo 5 indicações.
2. O que significa o termo "razão umbilicocerebral" (RUC)?
3. Uma mulher de 40 anos de idade apresenta-se com leucocitose (leucócitos 20.000) e uma massa ovariana esquerda suspeita. Seu último período menstrual foi há 3 semanas. Que critérios você usaria para determinar se a massa é benigna ou maligna (Fig. 74.3)? O que você incluiria no diagnóstico diferencial?
4. Uma mulher de 30 anos de idade apresenta-se em sua 30ª semana de gravidez com RCIU de 4 semanas, fluxo anormal na artéria umbilical (Fig. 74.4) e incisura bilateral nas artérias uterinas. Além do espectro Doppler, nota-se redução da quantidade de líquido amniótico. Que estudos adicionais você recomendaria? O que você aconselharia?

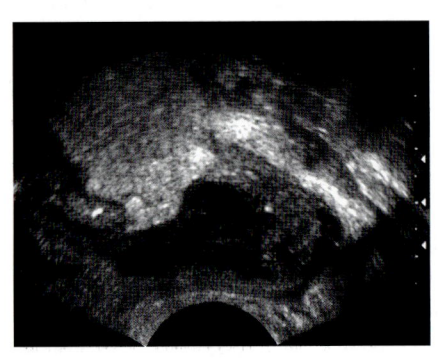

Fig. 74.3

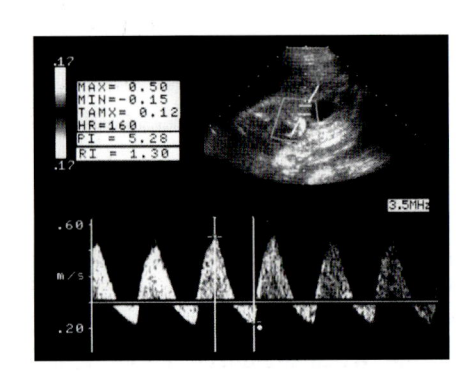

Fig. 74.4

7 Artérias periféricas

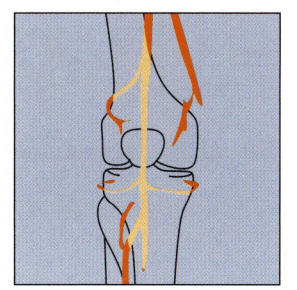

Matthias Hofer

Medidas de pressão do Doppler periférico	76
Índice tornozelo-braquial (ITB)	
Gradiente de pressão tornozelo-braço (GPTB)	
Técnica de exame	77
Artérias da extremidade inferior	
Artérias da extremidade superior	
Achados normais	
Achados patológicos	78
Doença arterial oclusiva periférica (DAOP)	
Critérios para estenose	
Síndrome de Leriche	
Aneurisma verdadeiro, aneurisma falso, aneurisma dissecante	79
Malformação arteriovenosa (MAV)	
Síndromes de compressão arterial	
Síndrome de aprisionamento poplíteo	
Acompanhamento pós-cirúrgico	80
Avaliação das fístulas de hemodiálise	81
(Markus Hollenbeck)	
Avaliação crítica e desafio	82

Introdução

Um trabalho diagnóstico básico das artérias periféricas da extremidade tem suporte em um exame clínico que inclui os testes de Ratschow ou Allen, a avaliação do pulso, da distância da marcha e a medida do índice tornozelo-braquial (ITB). Com base nestes achados, a decisão é tomada para proceder com a varredura dúplex colorido (IDC) da extremidade.

A angiografia de subtração digital intra-arterial (ASD) tem sido o padrão de excelência tradicional no diagnóstico da doença arterial oclusiva periférica (DAOP). Porém, a IDC das artérias periféricas está se tornando, crescentemente, mais importante como uma técnica não invasiva nas situações de rotina diagnóstica.

As indicações principais para a IDC, além da avaliação da DAOP e aterosclerose em dilatações, são a quantificação da estenose na DAOP, estudos funcionais e acompanhamento pós-operatório de reconstrução vascular (*bypass*, endarterectomia, fístula de hemodiálise). Em um número crescente de casos, a IDC pode eliminar a necessidade de ASD diagnóstica antes de procedimentos de intervenção e cirurgias vasculares. A terapia de compressão dos aneurismas falsos (ver p. 79) está dentre as aplicações terapêuticas da IDC, que podem ajudar a reduzir a necessidade de procedimentos cirúrgicos vasculares.

Os equipamentos requeridos para a IDC arterial periférica incluem um transdutor de 3,5 MHz para o nível pélvico e um transdutor de 5 ou 7,5 MHz para os vasos distais das extremidades superior e inferior, dependendo das condições acústicas (paciente magro ou obeso). Idealmente, o paciente deveria repousar confortavelmente em uma posição supina nivelada por 15 minutos antes do exame dos vasos pélvicos, femorais ou da extremidade superior a fim de reduzir influências no fluxo sanguíneo e garantir resultados reprodutíveis. Para o exame da região poplítea ou inferior da perna, o paciente deve ser movido para uma posição de decúbito lateral ou, preferivelmente, para a posição prona. A temperatura da sala deve ser em torno de 21°C para evitar vasoconstrição induzida pelo frio.

Medidas de pressão do Doppler periférico

É melhor utilizar um pequeno aparelho de Doppler contínuo (DOC) unidirecional com transdutor operando em 8 MHz ou 4 MHz. Primeiro meça as pressões sistólicas braquiais em ambos os lados com um manguito Riva-Rocci. Então determine as pressões no tornozelo de cada lado com o transdutor Doppler (um manguito BP é colocado cerca de 10 cm acima do maléolo, enquanto as medidas Doppler são realizadas.) A seguir, coloque o transdutor Doppler por trás do maléolo medial para localizar a artéria tibial posterior (87b); localize também a artéria pediosa dorsal (89a) e meça as pressões em um ângulo feixe-vaso de aproximadamente 60°. Evite colocar qualquer pressão no transdutor. Se as pressões forem anormais ou não puderem ser encontradas, localize a artéria fibular (88a). Frequentemente, este é o vaso mais bem preservado e pode, ainda, manter um suprimento sanguíneo adequado para a perna.

Índices: após medir as pressões sistólicas, compare a pressão mais alta do tornozelo com a pressão braquial mais alta em cada lado para determinar o índice tornozelo-braquial (ITB) e o gradiente de pressão tornozelo-braço (GPTB) (Tabela 76.1). Evite as fontes de erro que podem fornecer resultados excessivamente altos ou excessivamente baixos de pressão listados na Tabela 76.2. Se uma discrepância é observada entre os valores medidos e as queixas clínicas, repita a determinação do ITB após o exercício. Uma discrepância de mais de 20 mmHg nas pressões braquiais também merece investigação adicional.

Uma modificação > 0,15 no ITB ou ≥ 20 mmHg no GPTB durante o acompanhamento do paciente sugere um aumento significativo no estreitamento do vaso e deve ser investigada pela IDC. Uma queda na pressão do tornozelo abaixo de 50 mmHg é considerada crítica (risco de necrose).

ITB	= Pressão do tornozelo/pressão sistólica do braço
GPTB	= Pressão sistólica do braço – pressão do tornozelo

ITB	GPTB	Interpretação
> 1,2	< – 20 mmHg	Suspeita de esclerose de Mönckeberg (redução na compressibilidade dos vasos)
≥ 0,97	entre 0 e -20 mmHg	Normal
0,7-0,97	entre + 5 e + 20 mmHg	Estenose vascular ou oclusões bem "colateralizadas", suspeita de DAOP
< 0,69	> 20 mmHg	Suspeita de oclusões pobremente "colateralizadas" e oclusões em múltiplos níveis

Tabela 76.1

Fontes de erro nas medidas de pressão do Doppler	
Superestimação das pressões	Subestimação das pressões
Posicionamento muito elevado da parte superior do corpo	Desinsuflação muito rápida do manguito
Insuficiência venosa crônica	Pressão excessiva com o transdutor
Edema de tornozelo	Período de repouso insuficiente
Hipertensão	Hipertensão na articulação do tornozelo
Esclerose de Mönckeberg	Estenose entre o manguito e o transdutor

Tabela 76.2

Técnica de exame na extremidade inferior

O exame sempre começa na região pélvica. Algumas amostras selecionadas são suficientes para diferenciarem achados fisiológicos de patológicos, sem precisar explorar toda a perna.

A amostra inicial é limitada à artéria ilíaca externa (84a), artéria femoral comum (85), artéria femoral superficial (85a), artéria femoral profunda (85b), artéria poplítea (86a) e, na perna, à artéria tibial anterior (87a), à artéria tibial posterior (87b), e também à artéria fibular (88a), se desejado (Fig. 76.3a). Se anormalidades são encontradas, toda a árvore vascular deve ser examinada.

Uma região vascular importante é a bifurcação da artéria femoral comum (85), uma vez que é um local de predileção para a doença aterosclerótica. Se a varredura demonstra uma oclusão da artéria femoral superficial (85a) (localização mais comum de oclusões no canal dos adutores), atenção adicional deve ser dada à femoral profunda (85b) devido à sua importância especial como uma via colateral para as artérias da perna. É ocasionalmente difícil traçar o vaso abaixo do joelho por causa de seu pequeno calibre e durante sua passagem através do canal dos adutores. É importante analisar os segmentos vasculares mais distais nestes níveis, à medida em que eles proporcionam informação sobre o estado de canais vasculares mais proximais (Tabela 78.3).

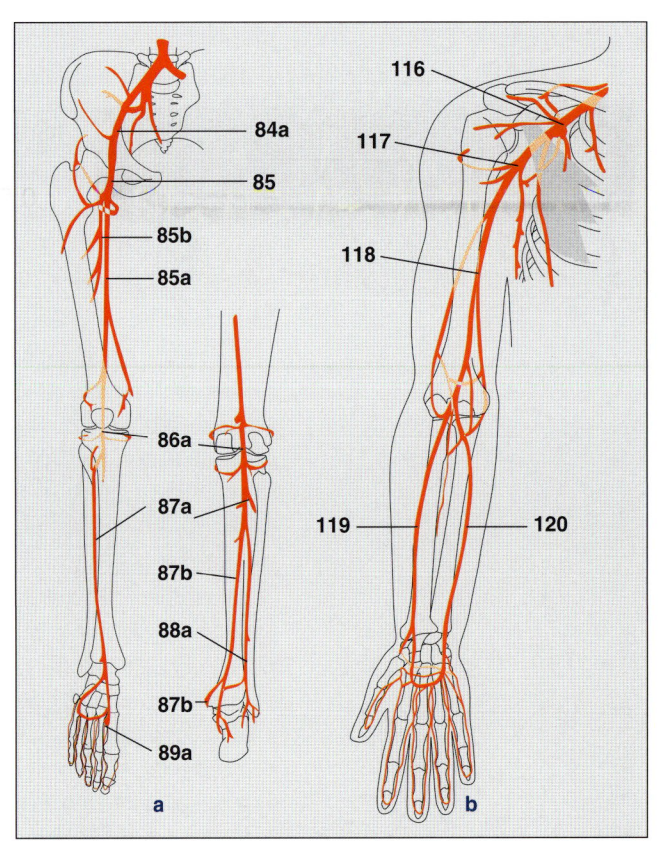

Fig. 76.3

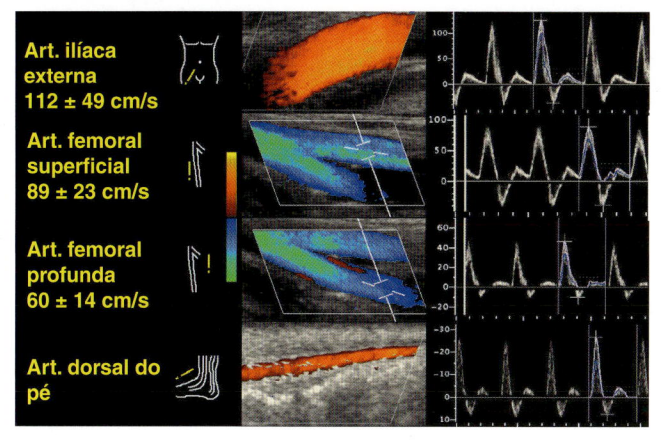

Artérias periféricas

Fig. 77.1
- Art. ilíaca externa: 112 ± 49 cm/s
- Art. femoral superficial: 89 ± 23 cm/s
- Art. femoral profunda: 60 ± 14 cm/s
- Art. dorsal do pé

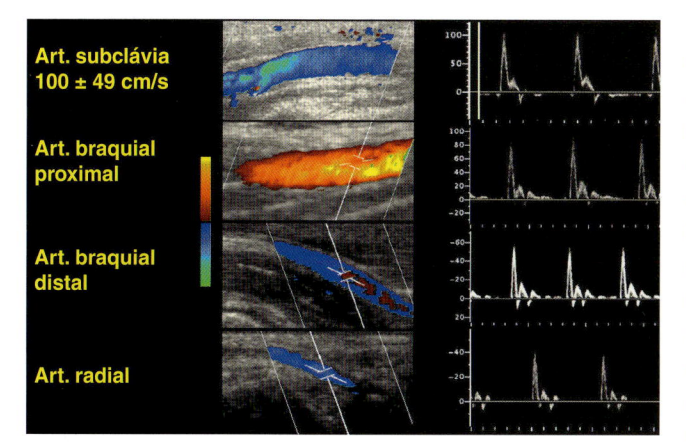

Fig. 77.2
- Art. subclávia: 100 ± 49 cm/s
- Art. braquial proximal
- Art. braquial distal
- Art. radial

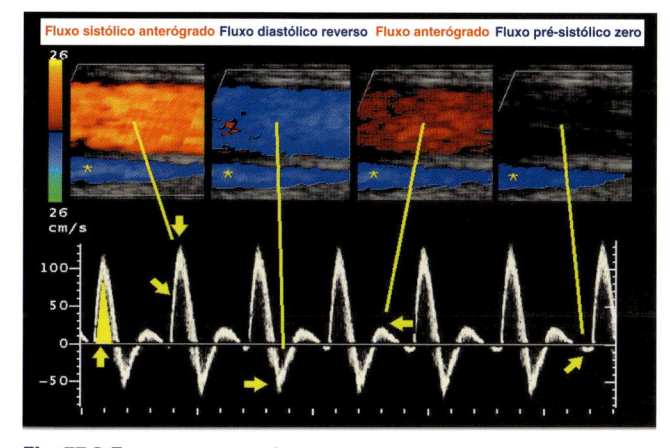

Fig. 77.3 Espectro normal em repouso.
(Fluxo sistólico anterógrado | Fluxo diastólico reverso | Fluxo anterógrado | Fluxo pré-sistólico zero)

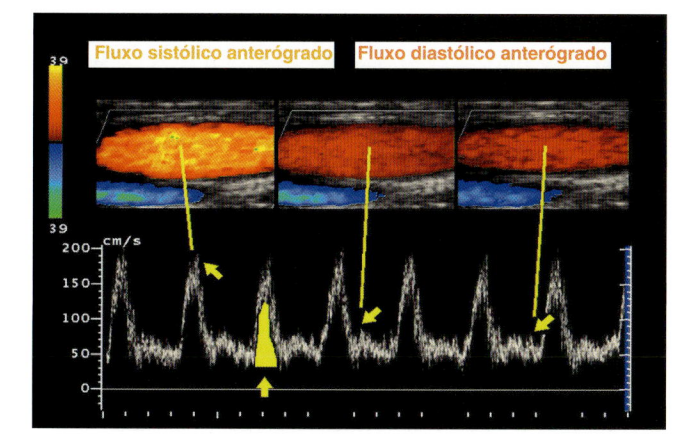

Fig. 77.4 Espectro normal durante o exercício.
(Fluxo sistólico anterógrado | Fluxo diastólico anterógrado)

Técnica de exame na extremidade superior

O exame da extremidade superior sempre começa na região da artéria subclávia (116) (local de predileção para oclusão), seguido pela artéria axilar (117) e artéria braquial (118). A cerca de 1 cm distalmente ao cotovelo, a artéria braquial se divide em artéria radial (119) e artéria ulnar (120) (Fig. 76.3b). As porções proximal e distal de ambos os vasos são visibilizadas enquanto o braço está em supino e levemente abduzido. Cuidado: síndromes de encarceramento podem ser perdidas se o braço não estiver fortemente abduzido, uma vez que esta posição pode suprimir modificações pós-estenóticas típicas no formato da onda espectral (ver **Tabela 78.3**).

Padrão de fluxo normal em repouso

Após identificar os vasos na imagem modo B, examine então com a IDC no eixo longitudinal e, se necessário, no eixo transverso. O Doppler colorido é utilizado inicialmente na perna (infragenicular) e antebraço, na medida em que torna mais fácil localizar e traçar os vasos. Ajuste a FRP previamente para as velocidades de fluxo antecipadas (**Figs. 77.1, 77.2**; ver p. 12). Para varreduras longitudinais, utilize o feixe direcional (*beam steering*) e, cuidadosamente, incline o transdutor para melhorar o ângulo feixe-vaso e otimizar a imagem de fluxo colorido (ver p. 12). Devido à sua elevada resistência periférica, os espectros das artérias mostram um padrão de fluxo trifásico típico (**Fig. 77.3**) consistindo de um acentuado aclive sistólico (↘), um pico sistólico (↓), um componente de fluxo reverso ("mergulho") no início da diástole (→), fluxo anterógrado no final da diástole (←) e fluxo zero pré-sistólico (↗). Observe o fluxo contínuo típico na veia acompanhante (*) em cada estágio do ciclo cardíaco.

Padrão de fluxo normal durante o exercício

O exercício evoca uma diminuição na resistência periférica, normalmente resultando em um espectro bifásico. Este difere do espectro em repouso pela ausência do fluxo reverso diastólico inicial, um nível maior de fluxo diastólico (↙) e uma VSP maior (↖) (**Fig. 77.4**). O exercício pode consistir de fechamento repetitivo do punho ou movimentos circulares do pé.

O filtro de parede deve ser ajustado para 100 Hz ou menos e o volume de amostragem deve ocupar não mais de 2/3 do lúmen do vaso para prevenir artefatos de parede. Uma janela espectral clara (↑) sob o pico sistólico é um achado normal que sinaliza a ausência de componentes de fluxo turbulento. Se a estenose estiver presente, a janela encher-se-á (ver **Fig. 78.4**). A estenose pode ser quantificada analisando o formato de onda espectral (ver **Tabela 78.3**), determinando a razão da velocidade sistólica de pico (razão VSP, ver p. 14), ou por planimetria em uma imagem de secção transversa verdadeira (ver **Fig. 81.3b**). Uma redução da área seccional transversa maior que 30% precisa estar presente para produzir uma modificação espectral detectável. O IP e o IR acrescentam pouca informação, na medida em que eles estão sujeitos a grandes mudanças devido à variação da resistência periférica (p. ex., o IP pode variar de 3 a 30) [7.1]. As velocidades de fluxo também variam, é claro, porém as velocidades sistólicas de pico devem ser de aproximadamente 100 cm/s na coxa e de aproximadamente 50 cm/s na perna (**Fig. 77.1**) [7.6].

Artérias periféricas

Doença arterial oclusiva periférica (DAOP)

A aterosclerose relacionada à DAOP é a doença mais comum das artérias da extremidade (95%). O dúplex colorido pode ser utilizado para a varredura de pacientes com suspeita clínica de DAOP e para o acompanhamento após o tratamento cirúrgico. O sistema de estadiamento clínico está resumido na **Tabela 78.1**. Aproximadamente 10% da população possui doença circulatória periférica, com 10% dos casos envolvendo as artérias da extremidade superior e 90% as artérias da extremidade inferior (35% pelve, 50% coxa). A doença em múltiplos níveis e o envolvimento bilateral são comuns. O sinal ultrassonográfico precoce da aterosclerose incipiente é o espessamento da íntima e da média. A doença oclusiva também é manifestada por alterações da parede na imagem modo B (estreitamento luminal, placa mole ou dura) e por turbulência e irregularidades do fluxo no Doppler colorido. As ferramentas primárias para a quantificação da estenose são a análise espectral (**Tabela 78.3**) e a determinação da razão da VSP (ver p. 14).

A **Figura 78.4** mostra uma estenose de aproximadamente 90% na artéria femoral comum com alterações típicas espectrais intra e pós-estenóticas. Observe que a VSP pré-estenótica pode estar marcadamente reduzida na presença de doença de múltiplos níveis e, portanto, o aumento relativo da VSP é utilizado como um critério para a estenose. Quando uma imagem transversa está disponível, as áreas luminares original e residual podem ser determinadas por análise planimétrica (ver **Fig. 81.3b**). Quando uma oclusão trombótica é encontrada, o comprimento do segmento ocluído deve ser determinado. Fluxo sanguíneo lento ou placa com sombra acústica no segmento vascular mais distal podem subestimar o comprimento da oclusão.

Estadiamento da DAOP crônica (classificação de Fontaine)	
Estágio I:	Estenoses ou oclusões sem sintomas clínicos
Estágio II a:	Claudicação intermitente para distância de marcha > 200 m
II b:	Claudicação intermitente para distância de marcha < 200 m
Estágio III:	Dor ao repouso
Estágio IV a:	Isquemia com distúrbios tróficos e necrose
IV b:	Isquemia com gangrena úmida

Tabela 78.1

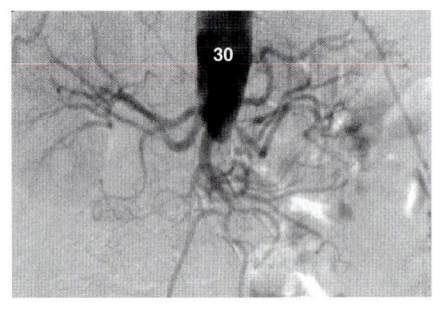

Fig. 78.2

Síndrome de Leriche

Uma forma especial de DAOP é a síndrome de Leriche, que se refere à trombose crônica (↗) da bifurcação aórtica (**30**), com ausência bilateral dos pulsos da artéria femoral comum. Uma circulação colateral extensa (⇒) (**Figs. 78.2, 78.5**) geralmente se desenvolve para compensar a oclusão, e é frequentemente detectada incidentalmente nos pacientes avaliados para claudicação intermitente ou para disfunção erétil (ver p. 56). Observe como a diminuição da resistência periférica produz um formato de onda bifásico na artéria epigástrica inferior (⇒, **Fig. 78.5**), que funciona como um canal colateral.

Critérios para estenose na análise espectral				
Porcentual de estenose	Espectro pré-estenótico	Espectro intra estenótico	Espectro logo após estenose	Espectro distal à estenose
0-50%	Normal: • Trifásico ou bifásico • Banda de frequência estreita • Janela espectral clara	• Aumento na VSP (de < 100% e/ou < 180 cm/s)	• Sem turbulência significativa • Possível fluxo reverso	• O mesmo que o pré-estenótico
51-75%	Normal	• Aumento na VSP (> 100% e/ou > 180 cm/s) • Ligeira diminuição na pulsatilidade	• Fluxo reverso • Ligeira turbulência possível • Algum enchimento da janela espectral	• Pulsatilidade normal ou ligeiramente reduzida
76-99%	• Velocidade normal ou ligeiramente reduzida • Pulsatilidade aumentada	• Aumento na VSP (> 250% e/ou > 180 cm/s) • Pulsatilidade diminuída	• Turbulência significativa • Enchimento completo da janela espectral	• VSP reduzida • Pulsatilidade reduzida • Pico sistólico achatado
100%	• Baixa velocidade • Pulsatilidade aumentada • Complexo estreito com elevado componente de fluxo reverso	• Sem sinal de fluxo	• Fluxo discreto na conexão distal do vaso devido a colaterais	• Pico sistólico muito achatado

Tabela 78.3

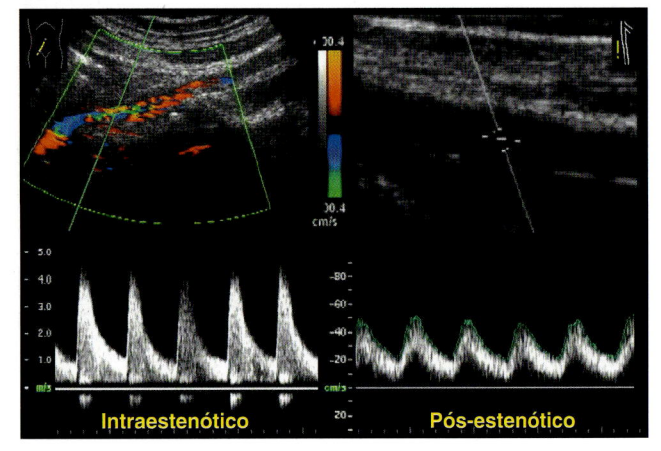

Fig. 78.4

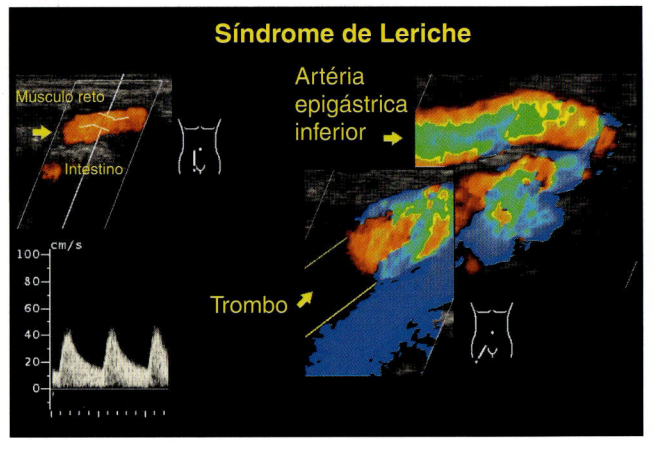

Fig. 78.5 Documentação do fluxo colateral na síndrome de Leriche.

Aneurisma verdadeiro, aneurisma falso, aneurisma dissecante

Os pontos principais no diagnóstico do aneurisma são a determinação da extensão precisa do aneurisma, a avaliação do lúmen perfundido (trombos são uma fonte potencial de embolismo) e identificar a dissecção da parede do vaso. Um aneurisma verdadeiro é uma dilatação que envolve todas as camadas da parede do vaso (ver p. 35). Esta lesão frequentemente afeta a artéria poplítea e pode ser solitária ou multifocal (Fig. 79.1 ↗).

Aneurismas falsos (Fig. 79.2 ⇩) mais comumente resultam de punção arterial iatrogênica, neste caso da artéria ilíaca externa distal (↖). Eles também podem se desenvolver em locais de sutura após cirurgia vascular. As principais complicações do aneurisma falso são a ruptura e a compressão do nervo adjacente. A massa aneurismática consiste de um hematoma perivascular que se comunica com o lúmen do vaso. A IDC normalmente mostra fluxo bidirecional uniforme no colo do aneurisma (Fig. 79.3a). Terapeuticamente, o operador pode induzir trombose do hematoma perfundido aplicando compressão sob guia da IDC (Fig. 79.3b) [7.4]. As contraindicações são aneurismas acima do ligamento inguinal, um aneurisma de mais de 7 cm de diâmetro e isquemia preexistente da extremidade. Resultados similares podem ser alcançados por compressão vascular com um dispositivo pneumático (*FemoStop*) [7.8]. A taxa de trombose espontânea de pseudoaneurisma fica apenas em torno de 30-58% [7.4].

Malformação arteriovenosa (MAV)

MAVs podem ser congênitas ou adquiridas como um resultado de punção (fístula AV) ou trauma vascular (em aproximadamente 0,7% das cateterizações cardíacas [7.3]). Uma MAV é uma comunicação anormal entre o sistema arterial de alta pressão e o sistema venoso de baixa pressão. Isto produz transtornos típicos de fluxo e modificações espectrais, tanto proximais como distais à fístula e no seu componente venoso. Com a resistência periférica diminuída devido ao componente venoso, o espectro arterial é bifásico proximal à fístula (Fig. 79.4), e trifásico distal à fístula. O fluxo arterial direcionado ao componente venoso causa turbulência e pulsações arteriais na veia, que também podem ser visibilizadas (Fig. 79.4). Um grande volume de desvio impõe uma carga potencialmente danosa sobre o coração (ver p. 81).

Síndromes de compressão arterial

Síndromes de compressão arterial resultam de constrição persistente ou recorrente (p. ex., devido a modificações posturais) das estruturas neurovasculares devido a várias causas, levando à perfusão deficiente da árvore vascular mais distal. Os estresses não fisiológicos sobre o segmento vascular comprimido levam a lesões intimais que predispõem a estenose, trombose e embolismo. As principais síndromes de compressão da extremidade superior são as síndromes do desfiladeiro torácico ("*outlet syndrome*") e a "*inlet syndrome*" (síndrome de compressão venosa subclávia/axilar). A manifestação mais comum na extremidade inferior é a síndrome do aprisionamento poplíteo. A contração dos músculos da panturrilha altera a relação entre a artéria poplítea e o músculo gastrocnêmio medial, causando compressão da artéria. Isto é a causa de aproximadamente 40% dos casos de claudicação intermitente que ocorrem antes dos 30 anos. A IDC pode demonstrar a modificação no padrão de fluxo durante o exercício e a relação anatômica entre vasos e os músculos.

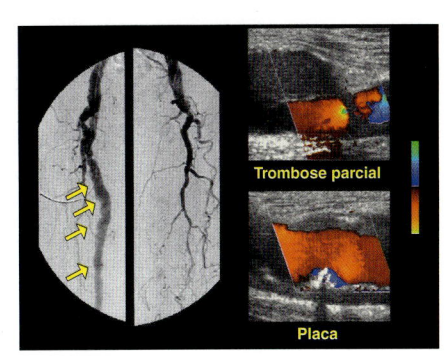

Fig. 79.1

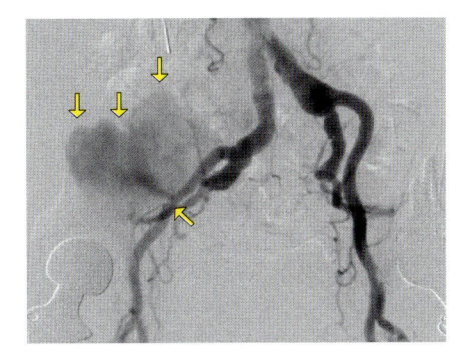

Fig. 79.2

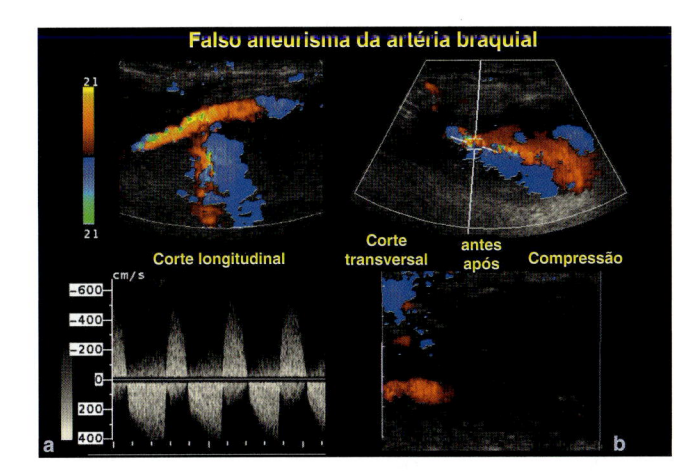

Fig. 79.3

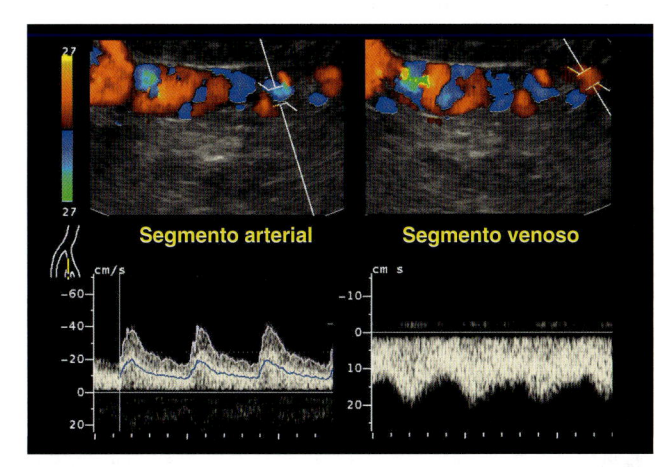

Fig. 79.4

Acompanhamento pós-cirúrgico

A IDC pode avaliar diretamente o sucesso de cirurgia de *bypass* vascular e também pode detectar possíveis complicações como reestenose e oclusão do *bypass* em um estágio inicial. As anastomoses proximais e distais no *bypass* propriamente dito (⬉) devem ser examinadas para procurar irregularidades do fluxo e medidas da VSP devem ser obtidas em três pontos (**Fig. 80.3**). Os critérios para estenose do *bypass* são mostrados na **Tabela 80.1.** As paredes ecogênicas (⬊) das próteses vasculares ou *stents* e as sombras acústicas (⬈) projetadas pelo material do *stent* não devem ser interpretadas erroneamente como placas ou reestenoses.

As junções vaso-*stent* e as linhas de sutura anastomóticas formam locais de predileção para reestenose. As causas mais frequentes estão listadas na **Tabela 80.2.**

Se o espectro mostra baixa amplitude, alta pulsatilidade e um componente elevado de fluxo reverso, é muito provável que uma oclusão esteja presente (**Fig. 80.4**). A oclusão (⬅) da artéria femoral comum é manifestada por interrupção do fluxo colorido e ausência de sinais de fluxo espectral logo caudal à anastomose distal do *bypass* (⬇). Qual é a causa das sombras com ângulos diferentes (⬈) na **Figura 80.3**? (Ver acima.)

Acompanhamento após ATP

A **Figura 80.5a** mostra o local onde o fluxo está reconstituído distal a uma oclusão da artéria femoral superficial. Por causa da vasodilatação periférica, o fluxo distal à oclusão possui um espectro bifásico típico (**Fig. 80.5b**) com uma VSP reduzida (⬅) e um fluxo tardio diastólico aumentado (⬆). O exame de acompanhamento após uma angioplastia transluminal percutânea (ATP) bem-sucedida mostra um aumento marcado na VSP (➡) (**Fig. 80.6**) com fluxo diastólico tardio normal (⬇). O borramento da janela espectral ocorre em exames precoces após a intervenção. Pode não ter havido tempo suficiente para a regularização da íntima, resultando na persistência de fluxo turbulento.

Critérios para estenose em *bypass*
VSP ≤ 45 cm/s
VSP > 250 cm/s
Alteração na razão VSP de > 2,5 (parâmetro mais confiável para estenose > 50%)

Tabela 80.1

Causas de estenose recorrente
Trombose aguda
Dissecção vascular após ATP devido a rompimentos do complexo íntima-média
Stent inapropriadamente dilatado
Irregularidades na junção do *bypass* ou *stent* com o vaso sanguíneo
Hiperplasia miointimal
Progressão da doença subjacente
Infecção

Tabela 80.2

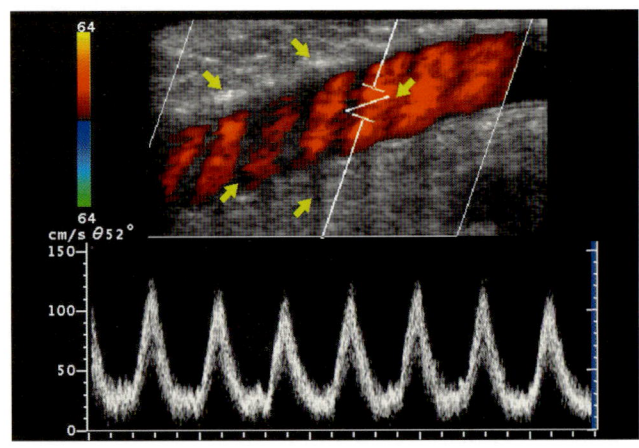

Fig. 80.3

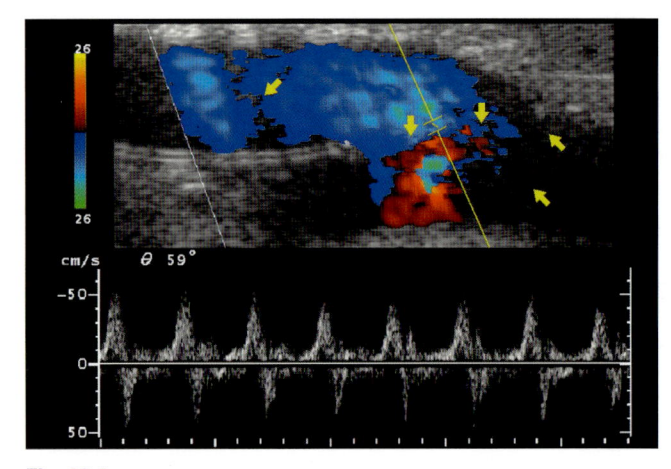

Fig. 80.4

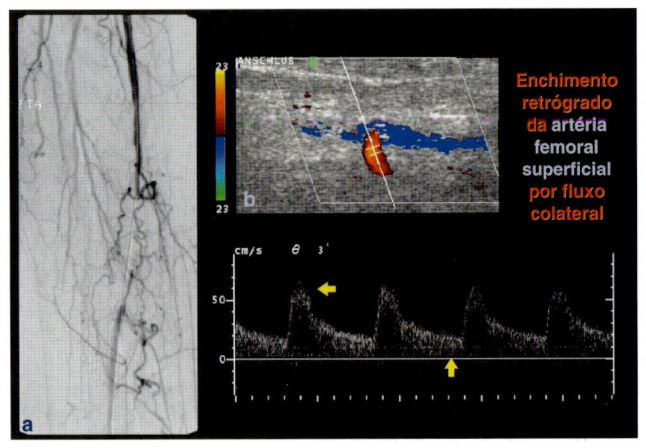

Fig. 80.5

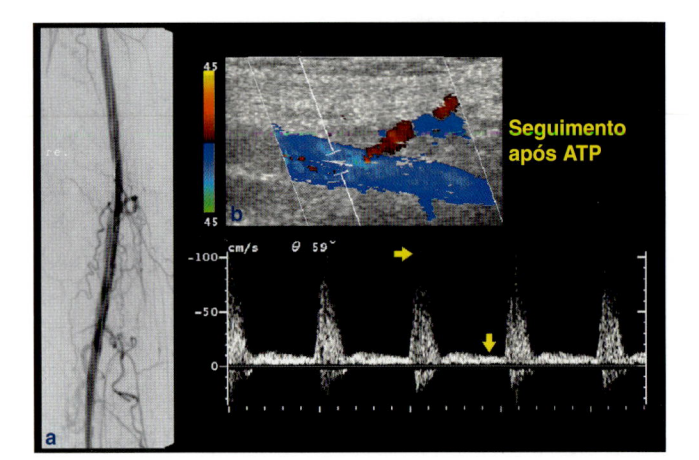

Fig. 80.6

Artérias periféricas

Fórmula para cálculo de fluxo em fístula de hemodiálise
$Vol = \pi \cdot r^2 \cdot V_{média} \cdot 60$
Vol = volume de fluxo em mL/min
r = raio (1/2 do diâmetro) em cm
$V_{média}$ = média da velocidade de fluxo em cm/s (representa a $V_{média}$ no tempo e não a média dos picos de velocidade)

Tabela 81.1

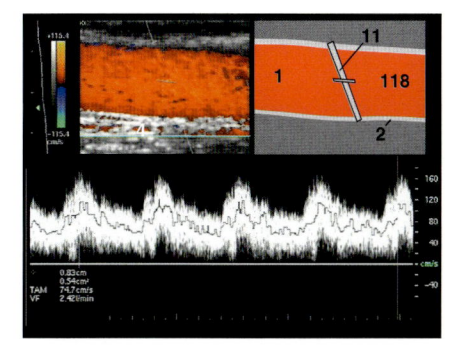

Fig. 81.2

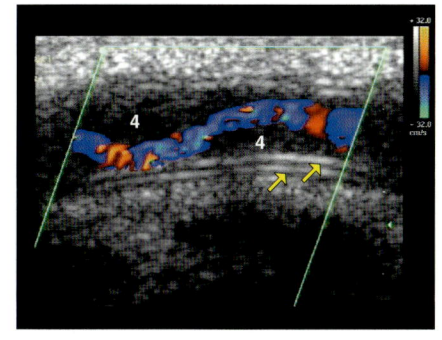

Fig. 81.3a

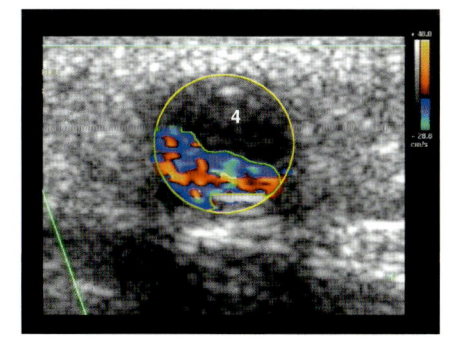

Fig. 81.3b

Avaliação das fístulas de hemodiálise

Transdutores lineares de alta frequência (p. ex., 7,5 MHz) são utilizados na avaliação de fístulas AV para acesso de hemodiálise. Por causa da dificuldade em correlacionar os achados da IDC às estruturas anatômicas, o exame deve ser correlacionado com informações do cirurgião e/ou do médico que realiza a diálise. Nós recomendamos o seguinte protocolo:

1) Sempre começar na artéria braquial ao avaliar o fluxo aferente, que geralmente é visibilizada em secção transversa. O espectro deve mostrar um padrão definido de baixa resistência com fluxo diastólico forte. Se este não é o caso, deve ser presumido que uma má função da fístula está presente. Um padrão de alta resistência significa que o sangue arterial que chega não está fluindo livremente pela fístula e que, portanto, o fluxo está restrito em algum ponto por estenose.

2) Diversas medidas de volume de fluxo dúplex (no mínimo 3, preferivelmente 6) devem ser obtidas na artéria aferente. Isto é mais bem realizado na artéria braquial alguns centímetros acima do cotovelo. Estas medidas são essenciais tanto para o acompanhamento como para uma avaliação geral. Um fluxo de volume < 300 mL/min em uma fístula de Cimino ou < 500 mL/min em um enxerto Gore-Tex significa insuficiência. Os respectivos valores de corte inferiores para as fístulas "normais" são de 600 e 800 mL/min.

3) O fluxo na artéria aferente é examinado à procura de sinais de estenose (aceleração de fluxo e turbulência). Não há um valor de velocidade de corte que possa confirmar uma estenose. A detecção depende da medida da redução da área de secção transversa relativa aos segmentos normais pré e pós-estenóticos na imagem modo B. Isto também se aplica para estenoses no componente venoso da fístula. A veia deve ser varrida com o transdutor "flutuando" aplicado com uma pressão suave, uma vez que qualquer compressão causará artefatos. A veia de acesso é examinada até as veias centrais para buscar por sinais de estenose, aneurisma, hematoma perivascular ou trombose parcial. Como na ASD, a quantificação das estenoses é comprometida pela falta de um valor de referência devido aos calibres luminais variáveis no curso da veia de acesso. Os locais seguintes são típicos de ocorrência de estenose:
   – A área anastomótica entre a artéria e a veia de drenagem.
   – O local onde a fístula é geralmente acessada.
   – As veias centrais (p. ex., após a colocação de um catéter venoso central na veia subclávia ou jugular interna)
   – Na fístula Gore-Tex: na anastomose distal entre o enxerto Gore-Tex e a veia de drenagem.

A **Figura 81.2** ilustra a medida do volume de fluxo na artéria braquial. Esta artéria foi varrida em um ângulo elevado devido ao curso desfavorável do vaso, que corre quase paralelo à face do transdutor. O volume de amostragem **(11)** varre o diâmetro total da artéria **(1)**. O fluxo sanguíneo mostra um padrão definido de baixa resistência. Com um volume de fluxo de quase 2,5 L/min, a falência do coração do paciente pode ser atribuída ao fluxo aumentado da fístula. A falência cardíaca regrediu após o fechamento cirúrgico da fístula seguindo-se ao transplante renal.

A **Figura 81.3a** mostra uma estenose segmentar longa de alto grau em uma fístula Gore-Tex. O material Gore-Tex é reconhecido pelo contorno duplo (↗↗) da parede da fístula. A quantificação da estenose é melhor realizada na secção transversa **(Fig. 81.3b)** medindo-se a área vascular total e a área com fluxo colorido (perfundida) em relação ao trombo hipoecoico **(4)**. O cálculo indica uma redução luminal de 75%.

Avaliação crítica

As modalidades não invasivas de IDC e ARM vêm ganhando importância clínica devido à sua ausência de radiação ionizante nos frequentes acompanhamentos dos pacientes, bem como por seus benefícios para aqueles com alergias a contraste, falência renal ou adenomas tireoideanos autônomos.

Enquanto a ASD é um estudo invasivo que é útil para mapeamento topográfico, a IDC pode, adicionalmente, fornecer informação diagnóstica diferencial nas lesões estenóticas, parâmetros funcionais e consequências nos tecidos circunvizinhos. Ela também pode detectar a presença de trombos nos aneurismas. Nas mãos de um ultrassonografista experiente, a IDC é uma excelente opção não invasiva para o exame dos vasos periféricos.

As desvantagens tradicionais da IDC, como a visibilização limitada dos vasos que estão situados profundamente ou obscurecidos por calcificações, têm sido significativamente reduzidas, devido, particularmente, ao uso de agentes de contraste do ultrassom. A **Figura 82.1b** mostra como a administração de contraste melhorou a detecção de uma estenose da artéria tibial, que era pobremente visibilizada sem meio de contraste **(Fig. 82.1a)**.

A técnica de imagem panorâmica *SieScape*, quando combinada com *power* Doppler, pode melhorar significativamente a documentação da patologia envolvendo um segmento vascular longo **(Fig. 82.2)**. A combinação destas técnicas pode proporcionar uma pesquisa topográfica de alterações vasculares de até 60 cm de comprimento [7.4].

A IDC é frequentemente de valor limitado em estudos para os vasos da perna, especialmente quando calibres pequenos, placas múltiplas e fluxo reduzido estão presentes devido à doença em múltiplos níveis. A ASD é, ainda, a modalidade de escolha para a avaliação de doença arterial infragenicular.

Além da IDC, parece que a RM com gadolínio e a ARM com contraste de fase dos vasos periféricos irão, um dia, se tornar alternativas atraentes sobre a ASD invasiva [7.2]. A angiografia por TC, por outro lado, não tem importância atual nos estudos vasculares periféricos. Suas desvantagens incluem artefatos oriundos de placas contendo cálcio, a necessidade de altas doses de contraste intravenoso e exposição à radiação elevada a partir de longos tempos de aquisição. Ela é mais bem utilizada para detecção de aneurismas em vasos localizados centralmente [7.2].

Avaliação das fístulas de hemodiálise

A IDC pode ser superior à angiografia em alguns aspectos. Além da capacidade de medir o volume de fluxo, a IDC pode também proporcionar um diagnóstico etiológico, por exemplo, identificando um hematoma como causa do estreitamento vascular. A IDC também é útil como exame de acompanhamento. Quando o volume de fluxo é conhecido, é mais fácil avaliar o significado de uma estenose do que quando é utilizada a angiografia. Assim, uma abordagem de aguardar e observar pode ser tomada com uma estenose moderada a alta, se o fluxo da fístula é considerado satisfatório.

Estudos prospectivos e randomizados iniciais demonstram que exames regulares de IDC em intervalos de 6 meses, com dilatação profilática da estenose de mais de 50%, podem prolongar significativamente a sobrevivência do acesso da hemodiálise e reduzir os custos [7.9].

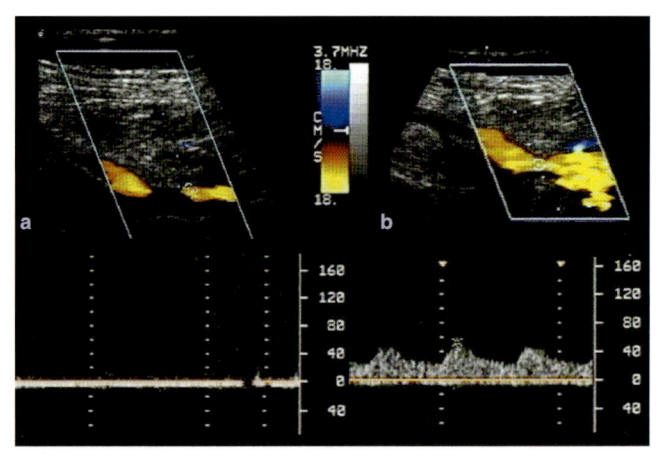

Fig. 82.1

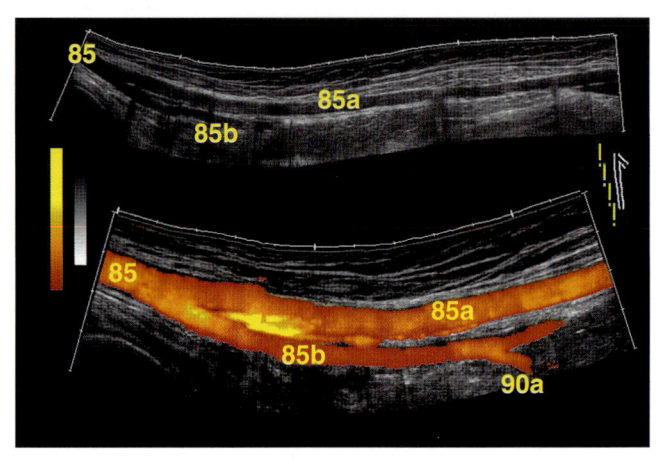

Fig. 82.2

Desafio – Faça o desafio seguinte para testar seu conhecimento:

1. A **Figura 82.3** mostra uma estenose de aproximadamente 80%. Nos quadrados verdes, desenhe os formatos de onda espectrais que devem corresponder aos níveis **b** e **c** e identifique os vasos que são mostrados. Observe que a velocidade sistólica já está marcadamente reduzida no nível pré-estenótico (**a**). O que está ocasionando esta VSP baixa?
2. O que torna difícil determinar o comprimento de uma trombose arterial? (Resposta na p. 78)

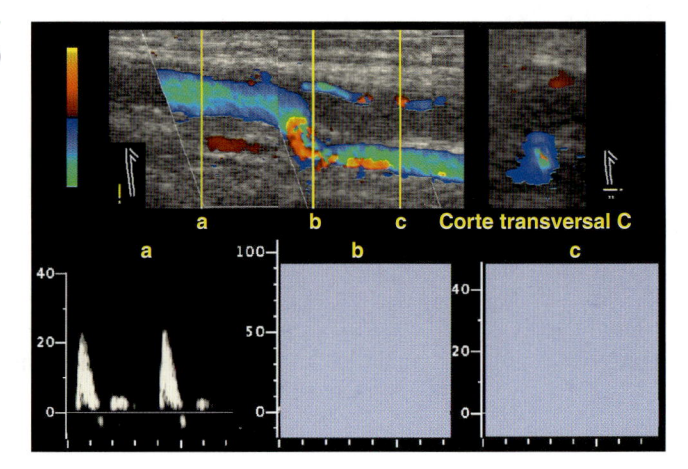

Fig. 82.3

8 Veias periféricas

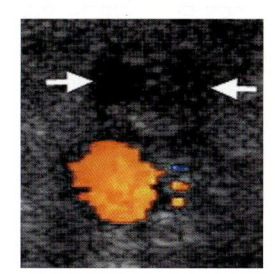

Andreas Saleh

Veias profundas da extremidade inferior	84
Exame da trombose	
Anatomia prática	
Técnica de exame	85
Achados patológicos	86
Problemas especiais e soluções	
Veias superficiais da extremidade inferior	87
Exame da insuficiência venosa	
Anatomia prática	
Técnica de exame e achados	88
Veias da extremidade superior	88
Exame da trombose na extremidade superior	
Anatomia prática	89
Técnica de exame e achados	
Avaliação crítica e desafio	90

Checagem para TVP

1. Existe trombose?
2. Qual é a extensão da trombose?
3. Qual é a idade da trombose?
4. O trombo está aderente à parede do vaso?
5. Qual é a causa da trombose?

Tabela 83.1

Checagem para IVC

1. A insuficiência venosa está presente?
2. Quais são os limites distal e proximal da insuficiência venosa?
3. Existe uma junção safeno-femoral ou safeno-poplítea anômala?
4. O sistema venoso profundo está patente e competente?

Tabela 83.2

Introdução

Os diferentes territórios vasculares das extremidades superior e inferior são caracterizados por distintos fenômenos fisiopatológicos e, portanto, são discutidos sob títulos separados. A técnica de exame precisa estar em conformidade com as circunstâncias peculiares da anatomia regional. Entretanto, a informação apresentada sob um título em particular se aplica a outros títulos também; é por isso que este capítulo sobre veias periféricas está colocado como uma unidade educacional em separado.

A trombose venosa profunda (TVP) é de interesse primário no sistema venoso profundo da extremidade inferior. Os maiores fatores de risco são a imobilização pós-traumática ou pós-operatória, viagens aéreas ou de ônibus de longa distância, síndromes paraneoplásicas e hipercoagulopatias. Os sinais clínicos de TVP são confusos, e casos duvidosos são resolvidos pela avaliação por imagem, dando atenção particular à lista de checagem de TVP mostrada à esquerda (Tabela 83.1).

A maioria dos problemas circulatórios no sistema venoso superficial da extremidade inferior é baseada na incompetência valvar (insuficiência venosa). A varicosidade primária é uma doença das veias superficiais da extremidade inferior na qual as valvas venosas são incapazes de fechar devido a causas que não estão totalmente compreendidas. A varicosidade secundária resulta de uma carga de volume aumentada no sistema venoso superficial, que funciona como uma via colateral quando a TVP está presente (síndrome pós-trombótica). As veias varicosas primárias e secundárias podem levar ao quadro clínico de insuficiência venosa crônica (IVC). A avaliação por imagem deve concentrar-se nas questões listadas na Tabela 83.2.

A trombose das veias superficiais (tromboflebite) é, geralmente, um diagnóstico clínico e raramente necessita de estudos por imagem.

A trombose da extremidade superior (síndrome de Paget-von Schroetter) é rara. Geralmente ela é uma complicação relacionada ao cateterismo ou resulta de excesso de esforço físico (trombose de esforço). As manifestações clínicas são geralmente pronunciadas (edema do braço) e o propósito principal do exame é confirmar a impressão clínica.

Princípios básicos no diagnóstico de trombose

Uma veia saudável pode ser completamente comprimida com a sonda de ultrassom (**Fig. 84.1b**), mas não poderá ser comprimida se contiver material trombótico (**Fig. 84.1c**). Esse teste de compressão é conduzido na transversal, porque o feixe pode desviar-se, lateralmente em corte longitudinal e imitar a compressibilidade, levando a um diagnóstico falso-negativo de trombose.

Os trombos não podem ser confiavelmente detectados na imagem em modo B porque são, com frequência, tão hipoecoicos quanto o sangue em fluxo. O fluxo colorido é usado inicialmente só para navegação, pois torna os vasos mais fáceis de serem localizados. Com uma boa imagem em modo B, o teste de compressão pode ser realizado sem fluxo colorido. O critério decisivo não é a habilidade de "repelir a cor", mas a compressibilidade completa do lúmen do vaso. Se a imagem em modo B for ruim, será melhor ativar o fluxo colorido e combiná-lo com a compressão distal (↙), se necessário. A técnica mais adequada é combinar ambos os aspectos com um movimento de balanço da mão: Para isso, aplicar primeiro a pressão distal com a eminência hipotenar da mão, segurando a sonda (**Fig. 84.2a**). Identificar a veia (pelo menos parcialmente patente) pela aceleração de fluxo resultante e aplicar a compressão com a sonda imediatamente (↓ na **Fig. 84.2b**). A **Figura 84.3** ilustra esse teste da gangorra ("see-saw test") realizado no grupo de veias peroneais. Sinais de fluxo espontâneos não são detectados inicialmente nas veias peroneais (↑ na **Fig. 84.3a**). Quando se aplica a compressão distal (**Fig. 84.2a**), pode-se visualizar a aceleração de fluxo (↙) (**Fig. 84.3b**). A seguir, comprimir completamente a veia com a sonda (**Fig. 84.2b**, ← na **Fig. 84.3c**). Observe que apenas o segmento de veia que é comprimido pode ser avaliado. Por isso, é necessário varrer todas as veias da perna em todo o seu curso, enquanto aplica-se a compressão intermitente. Uma vez que isso exige um examinador experiente, que nem sempre está disponível, algoritmos foram desenvolvidos que podem limitar o teste de compressão a dois pontos na extremidade inferior: a virilha e a fossa poplítea. Quando se combinam esses pontos com um teste de sangue (dímeros D), pode-se diagnosticar trombose com grau razoavelmente alto de confiança [8.1].

Anatomia prática

As veias profundas da extremidade inferior acompanham as artérias homônimas. Geralmente, as veias são duplas abaixo do joelho. Para demonstrar as veias tibiais anteriores (**130a**), coloque o transdutor sobre o músculo tibial anterior palpável (**139**), lateralmente à margem tibial anterior (**Fig. 84.4a**). O grupo tibial anterior está localizado posteriormente aos músculos extensores e imediatamente anterior à membrana interóssea (**134**). Principiantes têm uma tendência de usar uma amplitude de varredura excessiva e procurar em planos muito profundamente. As margens interósseas da tíbia (**21f**) e fíbula (**21e**) marcam o nível da membrana interóssea (**134**), que pode ser diretamente visibilizada com o ultrassom.

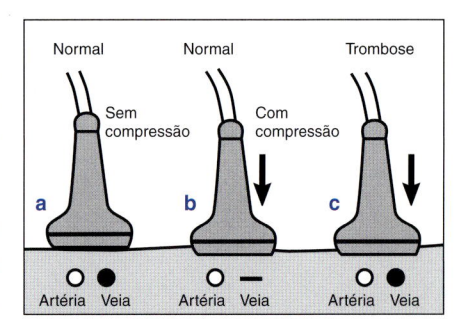

Fig. 84.1

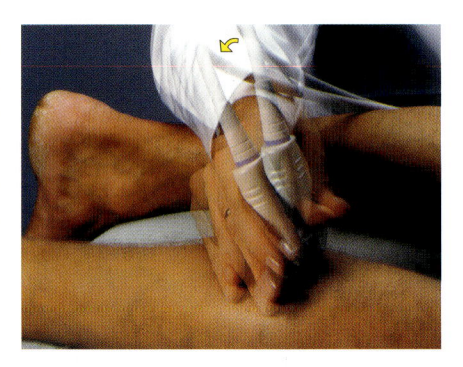

Fig. 84.2a

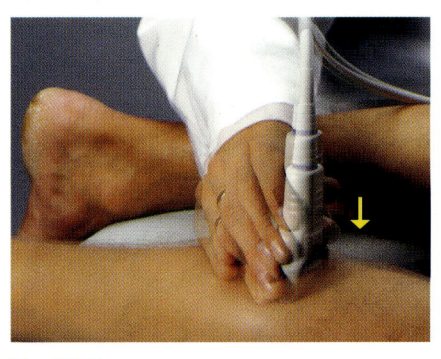

Fig. 84.2b

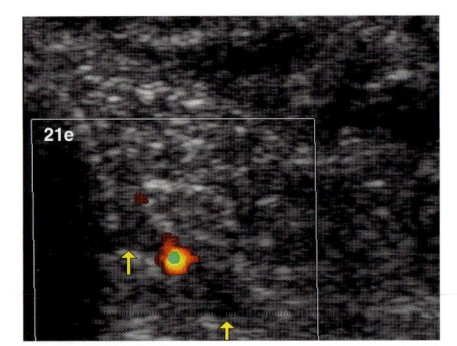

Fig. 84.3a

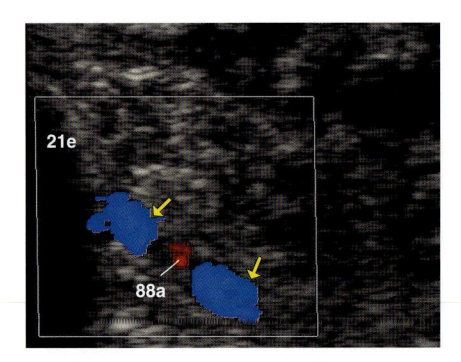

Fig. 84.3b

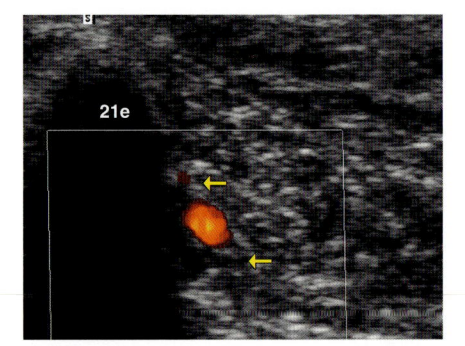

Fig. 84.3c

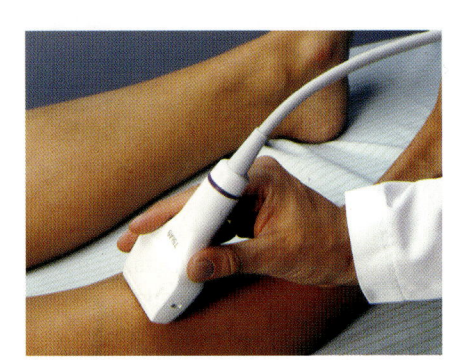

Fig. 84.4a

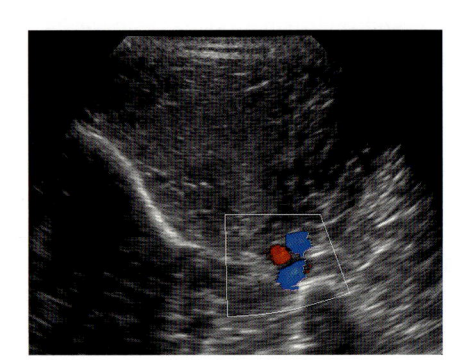

Fig. 84.4b

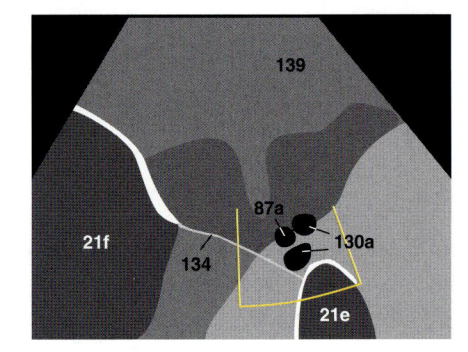

Fig. 84.4c

8   Veias periféricas

As veias tibiais posteriores **(130b)** e as veias fibulares **(88b)** estão localizadas no compartimento flexor entre o músculo tríceps sural **(132)** e os flexores profundos **(133)**. Os relevos ósseos são utilizados para orientação: quando a perna é mantida em posição neutra, a superfície tibial posterior **(21f)** é mais anterior do que a superfície fibular posterior **(21e)**. As veias tibiais posteriores **(130b)** estão aproximadamente centralizadas sobre a superfície tibial posterior, enquanto as veias fibulares **(88b)** estão em proximidade muito estreita à fíbula **(Fig. 85.1)**.

A orientação anatômica para a identificação da veia poplítea **(86b)** é a artéria acompanhante **(86a)**, que corre anterior à veia. A veia é fácil de encontrar devido ao seu grande calibre e localização superficial **(Fig. 85.2)**. Mesmo uma leve pressão do transdutor é frequentemente suficiente para comprimir a veia completamente, causando o seu desaparecimento da imagem. A veia poplítea é dupla em aproximadamente 20% dos casos, e tripla em aproximadamente 2%. A veia femoral repousa posterior à artéria no canal dos adutores, tornando-se medial à artéria em um nível mais proximal. A veia ilíaca corre posteromedialmente à artéria acompanhante. A veia femoral profunda funde-se à veia femoral superficial 4-12 cm abaixo do ligamento inguinal. Ela corre anterior à artéria homônima. A veia femoral superficial é dupla em aproximadamente 20% dos casos, e 3 ou mais veias existem em 14% dos casos.

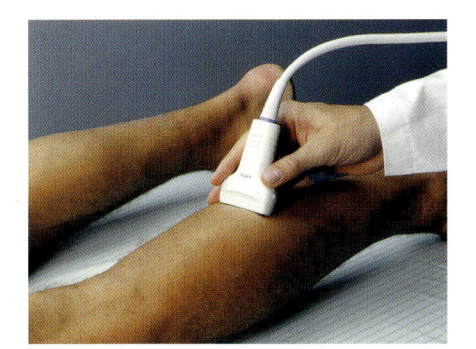

Fig. 85.1a 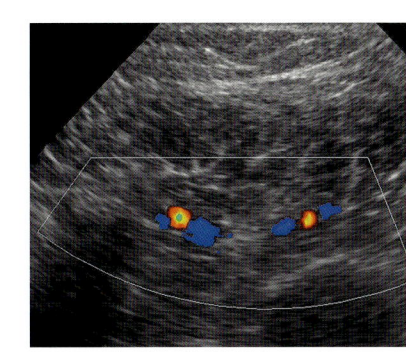   Fig. 85.1b 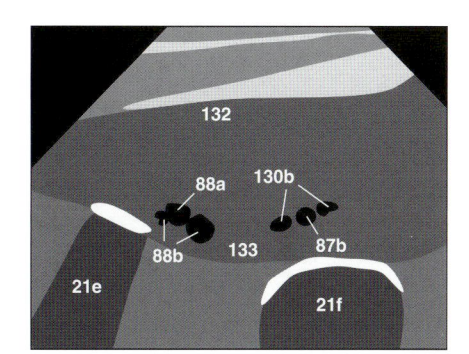   Fig. 85.1c

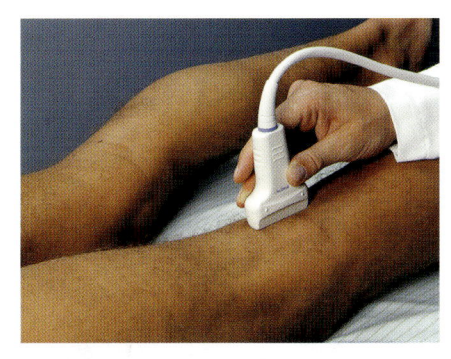

Fig. 85.2a 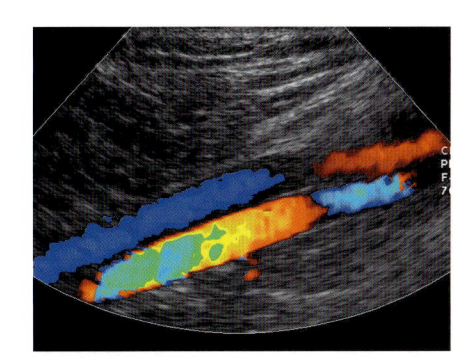   Fig. 85.2b 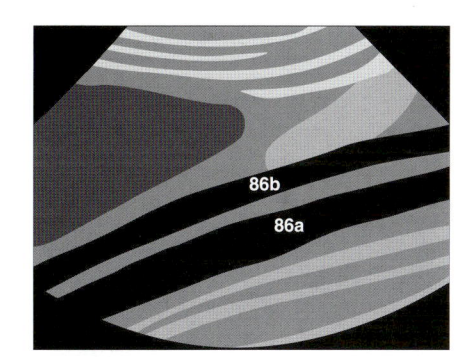   Fig. 85.2c

Técnica de exame

Para o exame dúplex da extremidade inferior, o paciente é posicionado em supino com a extremidade superior do corpo ligeiramente elevada. Inicie o exame na virilha utilizando um transdutor linear de 4-7 MHz. Trace a veia femoral distalmente ao epicôndilo femoral, enquanto se aplica compressão intermitente. Observe também o curso da veia femoral profunda. Continue para baixo ao longo da perna e varra as veias tibiais anteriores, antes de mover o paciente para a posição prona. Uma pequena almofada é colocada sob o tornozelo para flexionar levemente o joelho. Visibilize a veia poplítea em secção transversa. Primeiro localize o vaso proximalmente, enquanto se aplica pressão intermitente (frequentemente o canal dos adutores distalmente é visibilizado melhor em uma abordagem posterior do que por via anterior). A seguir trace o vaso distalmente e avalie separadamente os grupos de veias posteriores, fibulares e tibiais. Seja cuidadoso ao examinar as veias fibulares proximais. Por causa da ectasia fisiológica das veias fibulares e da tensão normal da pele sobre a cabeça fibular, uma pressão forte e frequentemente dolorosa precisa ser exercida para comprimir estas veias. A conclusão do exame depende dos achados até este ponto e do contexto clínico **(Tabela 86.6)**. Conclua ou examinando a veia femoral comum, enquanto o paciente realiza a manobra de Valsalva, ou através de imagem de fluxo colorido das veias ilíacas, utilizando um transdutor convexo de 4-7 MHz.

Se você não puder avaliar adequadamente as veias da perna utilizando este protocolo-padrão, tente flexionar o joelho sobre a borda do leito ou mesa de exame, enquanto a perna está relaxada. Segure a perna com a mão esquerda, enquanto faz a varredura com a mão direita. O aumento da pressão hidrostática resulta em melhor enchimento das veias, o que as torna mais fáceis de serem identificadas. Por outro lado, a imagem de fluxo colorido é prejudicada por causa do fluxo sanguíneo lento e, consideravelmente, maior pressão com o transdutor é necessária para comprimir as veias do que na posição em repouso.

Achados patológicos

Um teste de compressão anormal confirma a presença de trombose. Uma trombose incompleta (◨) é parcialmente compressível (ver **Fig. 86.4**). A extensão é determinada pela localização da extremidade proximal do trombo e documentação com varreduras longitudinais e transversas. A documentação precisa da localização anatômica da extremidade proximal é crucial para o acompanhamento. A extremidade proximal de um trombo recente é geralmente não aderente à parede do vaso, embora o termo "trombo livre flutuante" deva ser evitado uma vez que ele é ambíguo e sua relevância clínica não é clara. O melhor modo de estimar a idade da trombose é determinar o diâmetro da veia trombosada em relação à artéria acompanhante. O diâmetro transverso de um trombo recente (→ ←) (< 10 dias de idade) na extremidade inferior é mais de 2 vezes o diâmetro da artéria acompanhante (**A**) (**Fig. 86.1**). Trombos antigos (→ ←) possuem um diâmetro menor devido à retração do coágulo (**Fig. 86.2**). A medida é documentada com imagens. A ecogenicidade de um trombo não é um indicador confiável de sua idade.

O protocolo-padrão nos pacientes com suspeita de TVP é examinar não apenas as veias da extremidade inferior, mas todo o membro inferior e a pelve. Ocasionalmente, isto irá descobrir a causa da TVP, tal como uma massa pélvica levando à obstrução do fluxo. Mesmo pequenas lesões, como uma trombose isolada de uma veia muscular (**131**), podem causar dor aguda (**Fig. 86.3**). Cistos de Baker (**110**) são particularmente comuns nos pacientes com artrite reumatoide. A **Figura 86.5** ilustra um cisto de Baker, cujo colo (↙) se comunica com o espaço articular posterior do joelho.

Problemas específicos e soluções

Visibilização pobre da veia femoral no canal dos adutores
Sustente a coxa por trás com a mão esquerda durante o exame. Tente também uma abordagem posterior para visibilizar as porções distais do canal dos adutores

A perna parece muito edemaciada para o exame de ultrassom
Primeiro considere modalidades alternativas. Se isso não for possível, localize a veia femoral na virilha e também localize a veia poplítea. Ambos os locais podem ser sempre avaliados com o ultrassom. Os achados, embora fornecendo informações parciais, são úteis para selecionar opções terapêuticas, quando a trombose está presente

A trombose está presente, porém os vasos pélvicos são difíceis de avaliar
A veia ilíaca externa pode quase sempre ser avaliada na sua porção distal, porém frequentemente a extremidade proximal do trombo não pode ser vista. Entretanto, geralmente não existe dificuldade na compressão da veia cava. Este achado é geralmente suficiente se o tratamento conservador for desejado, uma vez que o ultrassom tenha demonstrado envolvimento no nível pélvico e excluído trombose da veia cava

A trombose está ausente, porém os vasos pélvicos são difíceis de avaliar
Se não existe razão para suspeitar que trombose venosa isolada de veia pélvica esteja presente (p. ex., massa pélvica, linfoma maligno), a trombose neste nível pode ser indiretamente excluída por resposta normal da veia femoral comum frente à manobra de Valsalva

Aterosclerose significativa das artérias acompanhantes cria sobras acústicas que obscurecem as veias
Tente modificar a posição do transdutor para varrer atrás da artéria e avaliar a veia diretamente

As veias da perna não podem ser prontamente identificadas
Em um paciente com panturrilha muito espessa, ajuste a posição do transdutor para minimizar a distância entre o mesmo e as veias de interesse. Se elas ainda não puderem ser adequadamente visibilizadas, tente flexionar a perna sobre a borda da mesa (ver acima)

Tabela 86.6

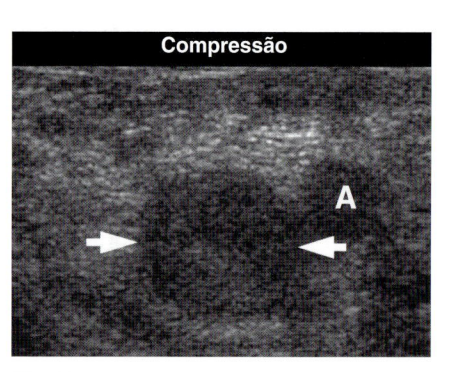

Fig. 86.1

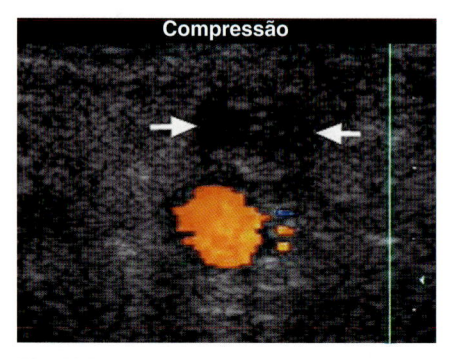

Fig. 86.2

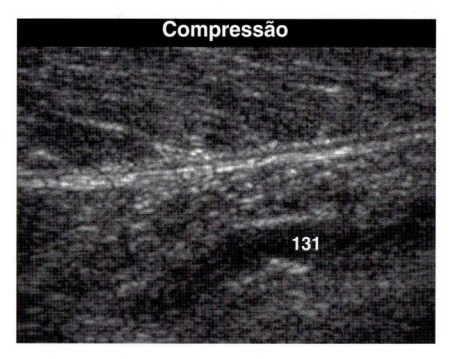

Fig. 86.3

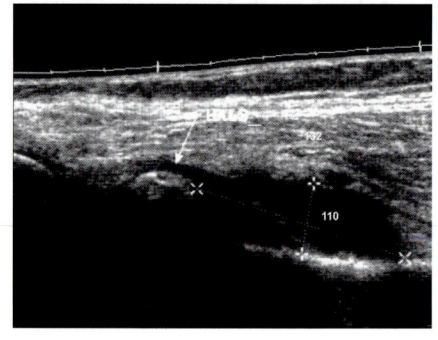

Fig. 86.5

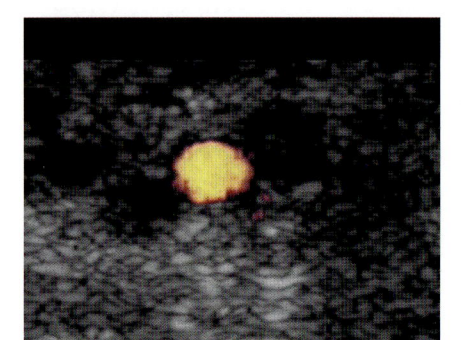

Fig. 86.4a

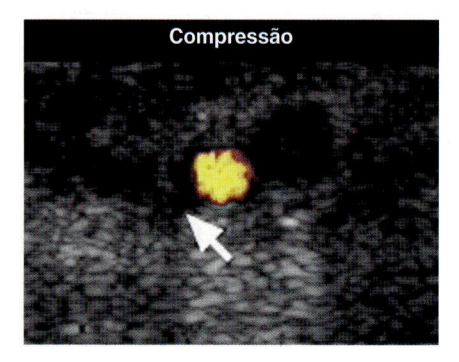

Fig. 86.4b

Veias periféricas

Exame na insuficiência venosa

Embora as valvas venosas (↖) possam ser diretamente visibilizadas com ultrassom sob condições favoráveis **(Fig. 87.1)**, o diagnóstico da insuficiência venosa é fundamentado nos critérios indiretos. Enquanto a pressão proximal é aumentada fazendo-se com que o paciente realize manobra de Valsalva ou aplicando-se pressão manual proximal (ver p. 84), o examinador tenta registrar um sinal de refluxo distal **(Fig. 87.2b)** que valvas venosas competentes deveriam evitar. A varicosidade safena completa começa com incompetência na região da valva terminal e, com o passar do tempo, progride para níveis mais distais. Como resultado, o sangue que enche a veia superficial (incompetente) vem do sistema venoso profundo. Quando a pressão proximal é aumentada (p. ex., por manobra de Valsalva), as valvas venosas profundas se fecharão se o sistema venoso profundo está competente, permitindo que ocorra refluxo apenas entre a valva terminal da veia superficial e a valva venosa profunda adjacente mais proximal. Este segmento é muito grande no caso da veia safena magna, porém a veia poplítea contém tantas valvas que o volume de refluxo é pequeno. Como resultado, é mais difícil detectar varicosidades na safena parva do que varicosidades na safena magna.

A valva venosa incompetente mais proximal marca o ponto de refluxo proximal **(162)**, ou o limite proximal da insuficiência venosa. A primeira valva competente na veia varicosa marca o ponto de refluxo distal **(163)**. Os pontos de refluxo proximal e distal proporcionam uma base para a classificação da varicosidade da safena **(Fig. 87.3)**. O ponto de refluxo proximal geralmente consiste de uma valva safeno-femoral incompetente (varicosidade completa da safena, pois envolve a croça **(Fig. 87.3a, b)**. O nível do ponto de refluxo distal determina a gravidade (extensão anatômica) da varicosidade na classificação de Hach: grau I, coxa proximal; grau II, coxa distal **(Fig. 87.3a)**; grau III, perna proximal **(Fig. 87.3b)**; grau IV, perna distal. Uma classificação similar de 3 graus é utilizada para a veia safena parva. Se o ponto de refluxo proximal está localizado distalmente à valva terminal, a varicosidade da safena é classificada como incompleta **(Fig. 87.3c)**.

Anatomia prática

A veia safena magna **(137a)** começa na borda medial do pé, corre anterior ao maléolo medial e penetra na veia femoral aproximadamente 3 cm abaixo do ligamento inguinal **(Fig. 87.3)**. Existem variantes nas quais a veia safena magna termina na veia epigástrica superficial (terminação proximal anômala) ou na veia femoral abaixo da confluência venosa (terminação distal anômala).

A veia safena parva **(137b)** começa na borda lateral do pé, ascende por trás do maléolo lateral e penetra na veia poplítea 3-8 cm acima da linha articular do joelho. A porção terminal da veia safena parva é subfascial e inacessível à inspeção. Normalmente, as veias safenas magna e parva se afilam em direção à periferia (sinal do telescópio, **Fig. 87.4a**). Um vaso tubular, não afilado, com fluxo anterógrado, é um sinal de colateralização extrafascial na trombose venosa profunda **(Fig. 87.4b)**, enquanto um vaso tubular com fluxo reverso indica insuficiência venosa. A marcada diminuição da velocidade de fluxo nas veias incompetentes **(27)** pode produzir ecos intraluminares espontâneos (↙) **(Fig. 87.5)**. Estes ecos desaparecem logo quando a pressão do transdutor é aplicada.

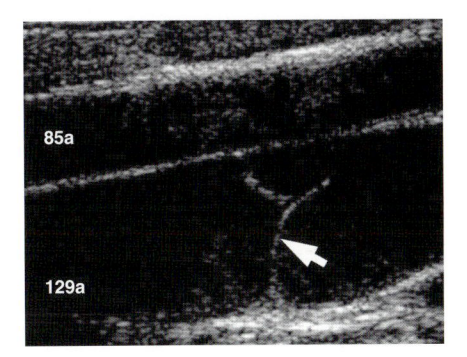

Fig. 87.1

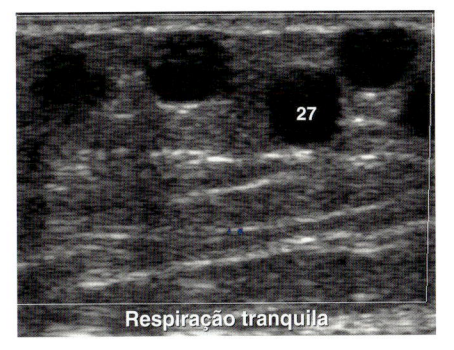

Fig. 87.2a

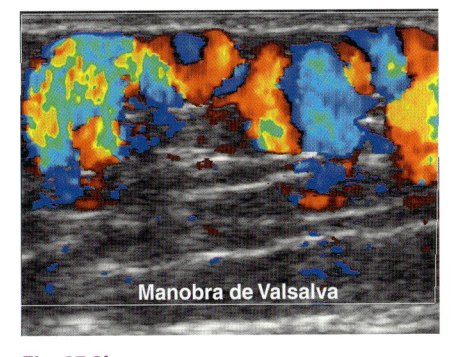

Fig. 87.2b

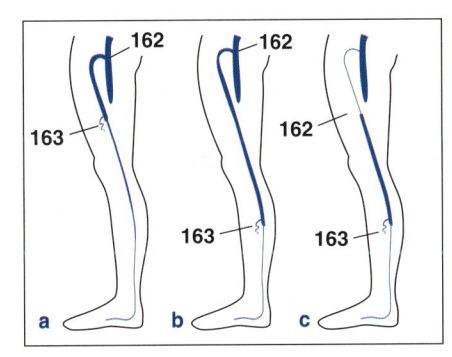

Fig. 87.3

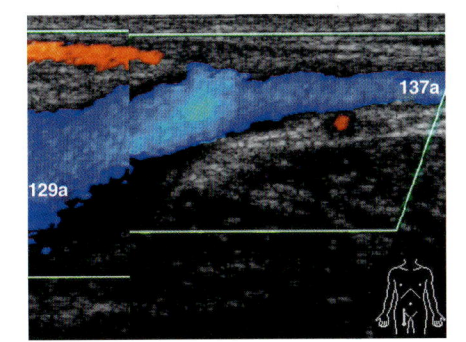

Fig. 87.4a

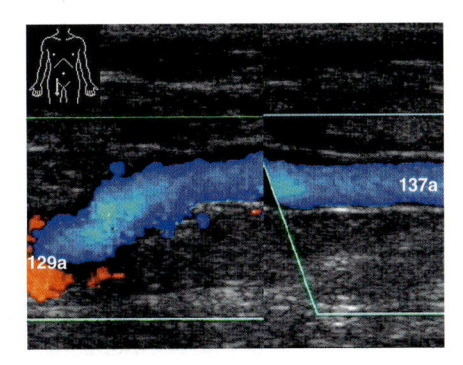

Fig. 87.4b

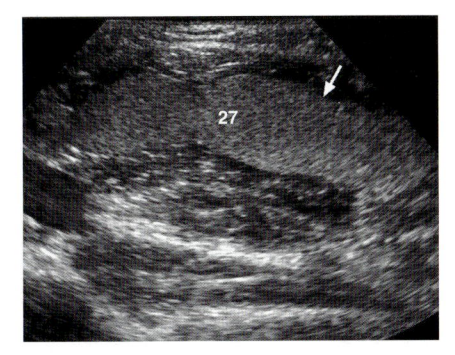

Fig. 87.5

Técnica de exame e achados

O paciente é examinado em posição de pé com a perna relaxada. Alternativamente, a perna pode ser flexionada junto a borda de uma mesa para examinar veias varicosas abaixo do joelho. Após as porções terminais das veias safenas terem sido identificadas, a pressão proximal é aumentada para testar a função das valvas terminais. O teste é repetido em vários níveis para localizar o limite distal da insuficiência venosa. A veia é comprimida proximalmente durante a manobra de Valsalva para determinar se a insuficiência de safena é isolada ou se existem tributárias adicionais (ramos incompetentes laterais, incompetência de perfurantes). Desta forma, o limite proximal da insuficiência venosa pode ser determinado em pacientes com varicosidade incompleta de safena. Veias perfurantes incompetentes podem ser diretamente visibilizadas com a IDC. Não há necessidade de um torniquete como aquele utilizado no DOC (Doppler de onda contínua). É impraticável varrer a extremidade inferior inteira à procura de veias perfurantes incompetentes, e o exame deve ser limitado às áreas clínicas suspeitas (p. ex., rupturas vasculares, alterações típicas da pele).

Exame de trombose na extremidade superior

A trombose da extremidade superior afeta mais comumente a veia subclávia. Em virtude desta veia estar localizada por trás da clavícula, o teste de compressão não pode ser utilizado. Também é difícil comprimir os terços proximal e médio da veia axilar. Assim, o critério principal para diagnosticar trombose da extremidade superior é a detecção de ausência de fluxo colorido. Artefatos coloridos podem ser enganosos, é claro. A **Figura 88.2a** mostra uma trombose parcial que é difícil de detectar (↗) por causa do ganho de cor excessivo. Quando a compressão é aplicada **(Fig. 88.2b)** e quando o vaso é varrido na secção longitudinal com a sensibilidade apropriada **(Fig. 88.2c)**, a extensão verdadeira da trombose (↙) pode ser observada. Outras veias importantes no ombro, pescoço e braço podem ser varridas e comprimidas como descrito acima (ver p. 84). O exame pode ser complementado pelo uso de manobras provocativas como na extremidade inferior, e a compressão distal é utilizada da mesma forma. A extremidade superior difere da inferior, posto que a inspiração profunda tende a acelerar o fluxo venoso na extremidade superior devido à diminuição da pressão intratorácica.

Achados e armadilhas

Lúmen ecogênico (suspeita de trombose)
Ecos intravasculares podem ser causados por excesso de ganho no modo B ou por condições acústicas desfavoráveis

Lúmen sem ecos (sem sinal de trombose)
Trombos frescos podem parecer sonolucentes (Fig. 89.2)

Sinal de fluxo não detectável no lúmen do vaso (suspeita de trombose)
O fluxo muito lento pode estar abaixo do limiar de detecção mesmo com ajustes ideais (ver p. 16). Frequentemente, um sinal colorido não pode ser obtido imediatamente proximal ou distal à trombose, como na perna ou no exame em ortostatismo. A sombra acústica devido a placa calcificada na artéria acompanhante pode impedir a formação de imagem de fluxo colorido

Sinal de fluxo detectável no lúmen do vaso (sem sinal de trombose)
Trombose incompleta ou parcialmente recanalizada pode produzir sinal de fluxo detectável. Assim, assegure-se de que a cor preenche o lúmen antes de excluir trombose. Ocasionalmente, isso é difícil de alcançar mesmo em pessoas saudáveis, é por isso que a compressão distal é frequentemente utilizada. Entretanto, esta técnica pode fazer com que uma trombose parcial seja ocultada pelo extravasamento de sinal dos ecos (excesso de ganho de cor) (Fig. 88.2a)

Tabela 88.1

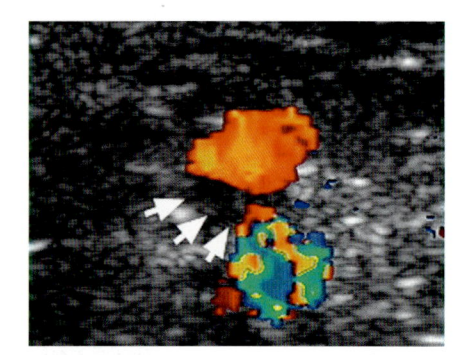

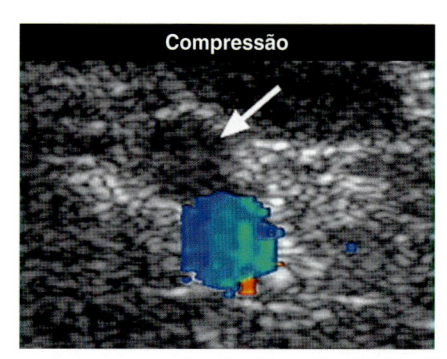

Fig. 88.2a

Fig. 88.2b

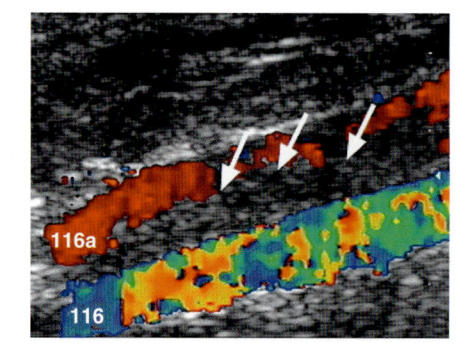

Fig. 88.2c

Veias periféricas

Anatomia prática

O exame das veias da extremidade superior é complicado pela posição "escondida" da veia subclávia por trás da clavícula **(21c)**. A porção supraclavicular da veia **(116a) (Fig. 89.1c)** é anterior à artéria subclávia **(116)**. Quando o transdutor é angulado em direção à clavícula, geralmente a veia pode ser visibilizada apenas na secção longitudinal. No nível infraclavicular, o transdutor é colocado em posição perpendicular, com sua borda superior tocando a clavícula **(Fig. 89.1a)**. Ele é movido ao longo do osso para visibilizar os vasos subclávios na junção dos terços médio e proximal da clavícula. A veia corre anterior à artéria e emerge como veia axilar **(117a)** na margem lateral da primeira costela. As veias braquiais e as veias do antebraço possuem calibres finos e são de importância clínica menor.

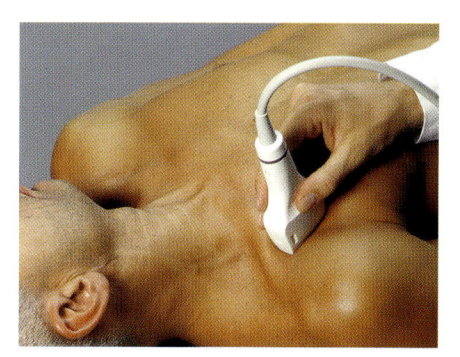

Fig. 89.1a

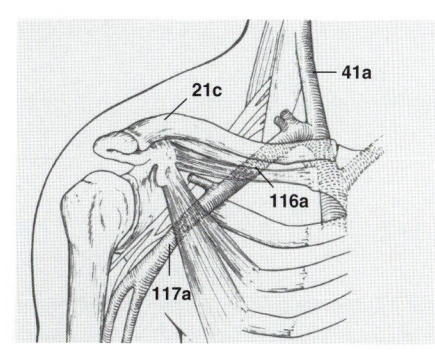

Fig. 89.1b

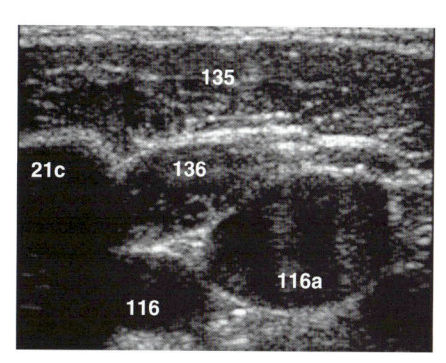

Fig. 89.1c

Técnica de exame e achados

Para o exame da extremidade superior, posicione o paciente em supino com a porção superior do corpo ligeiramente elevada. Coloque o braço do paciente em certa abdução e ajuste a posição conforme o necessário com sua mão esquerda. Comece no nível supraclavicular com um transdutor linear de média a alta frequência (5-10 MHz). A face do transdutor deve ser menor do que 4 cm de extensão para facilitar o posicionamento na fossa supraclavicular. Obtenha uma imagem de fluxo colorido da veia subclávia proximal. A seguir visibilize a veia jugular interna cranialmente na secção transversa, a partir de sua confluência com a veia subclávia, enquanto se aplica compressão intermitente; siga a veia tão distalmente, no sentido cefálico, quanto possível. Se os achados são normais (isto é, se a veia está completamente compressível), a imagem modo B é suficiente. Agora continue o exame abaixo da clavícula. As veias estão situadas profundamente quando varridas através da janela transpeitoral e, portanto, um transdutor de frequência variável deve ser ajustado para uma baixa frequência. Comece imediatamente abaixo da clavícula e veja os vasos até a prega axilar anterior. Então, continue varrendo através de uma abordagem axilar, assegurando-se de sobrepor a varredura axilar com a varredura transpeitoral, para evitar perder porções da veia axilar. Após examinar a axila, estenda o braço para baixo sobre a borda da mesa para melhorar o estudo das demais veias. Se desejado, você pode tentar a imagem da veia braquiocefálica a partir de uma abordagem supraclavicular utilizando um transdutor de alta frequência. Geralmente não é necessário examinar o antebraço.

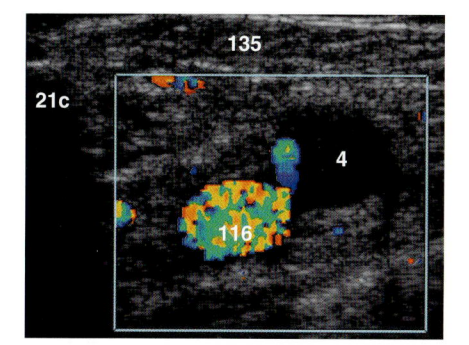

Fig. 89.2

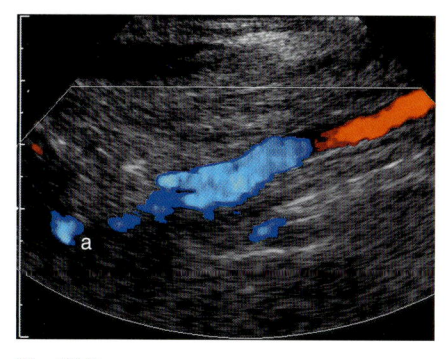

Fig. 89.3

A **Figura 89.2** mostra a recanalização precoce de uma trombose subclávia **(4)**. A varredura corresponde à da **Figura 89.1c**. A **Figura 89.3** mostra uma trombose subclávia antiga. A porção ocluída da veia **(a)** parece mesclar-se com os tecidos circunvizinhos devido à organização fibrosa.

A **Figura 89.4** mostra uma trombose recente da veia jugular interna **(41a)**. Observe como a veia está aumentada de volume em relação à artéria carótida, posteromedial **(40)**. Três semanas mais tarde **(Fig. 89.4b)**, a veia parece menos distendida.

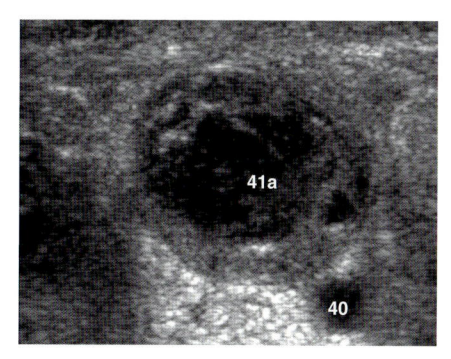

Fig. 89.4a

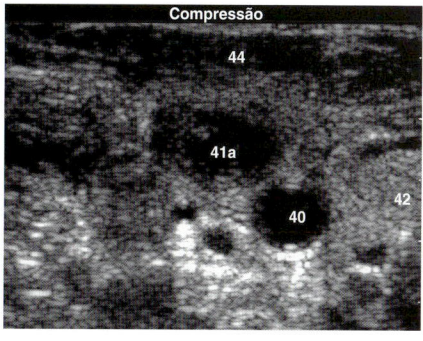

Fig. 89.4b

Veias periféricas

Avaliação crítica

Suspeita de trombose venosa profunda

A escolha do método diagnóstico depende da disponibilidade. O DOC (Doppler de onda contínua) é obsoleto se um dos 2 procedimentos-padrão – flebografia convencional e varredura dúplex colorida (IDC) – estão disponíveis. A IDC é preferida, à medida em que ela é não invasiva e geralmente não leva mais tempo para ser realizada do que a flebografia. Um examinador experiente pode completar um exame da extremidade inferior em aproximadamente 5-10 min. Este tempo pode ser significativamente prolongado sob condições de exame difíceis (cerca de 5-10% dos casos). As condições de exame são excelentes quando todas as veias profundas da extremidade inferior podem ser visibilizadas diretamente na imagem modo B. A TVP na perna também pode ser excluída nestes casos. Em uma população não selecionada (isto é, sob todas as condições de exame), existe uma taxa de aproximadamente 10% de achados falso-negativos no dúplex colorido de perna (infragenicular). Entretanto, em alguns casos, a flebografia ainda pode ser inferior à IDC na perna, se uma opacificação incompleta dos 3 sistemas venosos ocorre na perna devido à técnica da injeção. A visibilização de grupos venosos musculares em flebografias é casual e, portanto, o ultrassom é superior para diagnosticar trombose isolada de uma veia muscular.

Além da perna, a pelve é uma outra região difícil para a avaliação do ultrassom. A flebografia é superior para a imagem de veias pélvicas nos indivíduos saudáveis, embora possa ser difícil interpretar o "artefato de pseudotrombo" causado por sangue não opacificado da veia femoral profunda (↗), veia safena magna ou veia ilíaca interna (**Fig. 90.1**). A IDC pode proporcionar um adjunto valioso à flebografia nestes casos. Se existe trombose extensa na coxa e perna, a opacificação pelo contraste ao nível pélvico é geralmente muito fraca para confirmar ou excluir o envolvimento de veias pélvicas. Novamente, a IDC pode proporcionar uma contribuição valiosa. Se o ultrassom é também equívoco ou se o cirurgião vascular deseja um mapa abrangente, a varredura da pelve por TC pode definir a extensão proximal da trombose (↙ na **Fig. 90.2**). Pode ser extremamente difícil avaliar a trombose recorrente com o ultrassom nos casos de síndrome pós-trombótica. As modificações pós-trombóticas nos troncos venosos, as vias colaterais complexas e as dificuldades em distinguir modificações recentes em relação a antigas tornam a flebografia o procedimento-padrão para este tipo de investigação.

Suspeita de incompetência valvar

A extensão da varicosidade safena pode ser estimada com um pequeno transdutor de DOC. Em contraste ao Doppler contínuo, a IDC é melhor para a avaliação de insuficiência secundária ou pós-trombótica das veias profundas da extremidade inferior e para a demonstração de perfurantes incompetentes. A flebografia, entretanto, ainda é a modalidade de primeira escolha para a avaliação de insuficiência de veias perfurantes.

Suspeita de trombose em veias da extremidade superior

A IDC é o procedimento de escolha para determinar a causa de edema inexplicável do braço. O Doppler contínuo é obsoleto se estiverem disponíveis a IDC ou a flebografia. A flebografia é superior para o mapeamento dos canais colaterais. Porém, nos pacientes com edema agudo do braço e achados flebográficos de trombose subclávia antiga (**Fig. 90.3a**), a IDC pode identificar trombose (parcial) da circulação colateral (**23**) como sendo a causa do edema agudo (**Fig. 90.3b**). A imagem modo B é adequada para a detecção ou a exclusão de trombose de veia jugular.

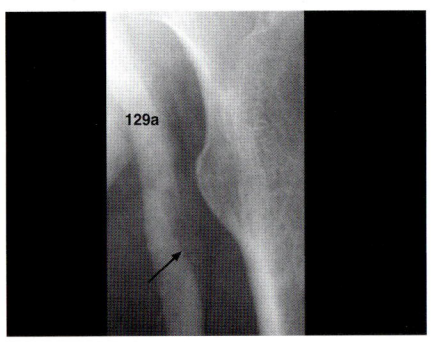

Fig. 90.1

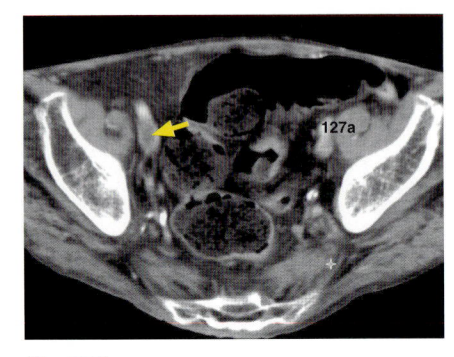

Fig. 90.2

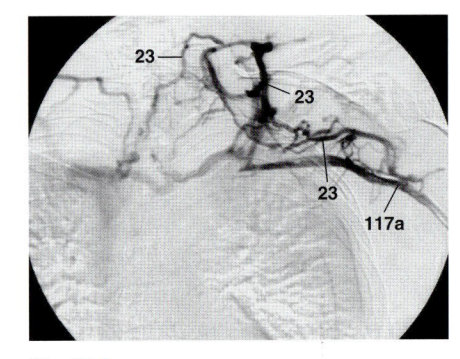

Fig. 90.3a

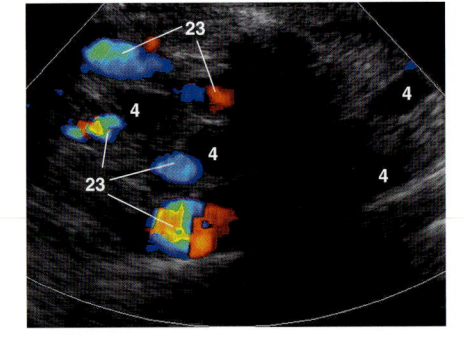

Fig. 90.3b

Desafio – Faça o seguinte desafio para testar o seu conhecimento:

1. Que questões principais devem ser respondidas no diagnóstico da trombose venosa?
2. Que imagens devem ser obtidas para a documentação mínima de TVP?
3. Como determinar a idade da TVP ao ultrassom?
4. Que questões principais devem ser respondidas no diagnóstico de veias varicosas?
5. Qual é o local de predileção para a trombose venosa da extremidade superior?

9 Ecocardiografia

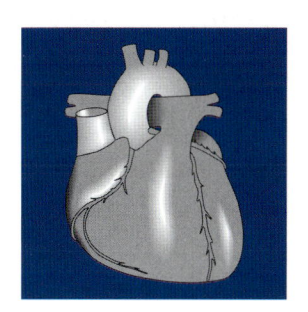

Otto N. Krogmann
Marco Pieper

Achados normais

Posições do transdutor, planos de corte	92
Eixo longo, ciclo cardíaco	93
Eixo curto	94
Visão apical 4 câmaras, visão de 5 câmaras	95
Ecocardiografia transesofágica	95
Ecocardiografia modo M	96
Doppler e ecocardiografia Doppler colorido: valvas AV	97
Aorta, artéria pulmonar	98

Patologia

Patologia geral	99
Análise de anormalidades do movimento da parede, doença valvar	100
Cardiopatias congênitas	101
Doppler tecidual	102

Avaliação crítica e desafio — 103

Introdução

A ecocardiografia tornou-se a ferramenta mais importante do cardiologista para o diagnóstico de anormalidades estruturais mais comuns ou funcionais do coração. Detalhes anatômicos são identificados com exatidão, estruturas cardíacas podem ser medidas e seus movimentos traçados através do ciclo cardíaco. A ecocardiografia sincronizada ao ECG (eletrocardiograma) adiciona, assim, um estímulo significativo para o investigador comparado com a imagem de ultrassonografia bidimensional comum de outros órgãos, uma vez que o movimento do coração e segmentos cardíacos ao longo do tempo proporcionam informações funcionais importantes. É claro, esta aplicação de ultrassom requer ajuste especial do equipamento que inclui resolução temporal muito alta (às vezes no custo da resolução espacial) e uma baixa persistência da imagem.

Além da ecocardiografia bidimensional, vários métodos estão disponíveis para avaliação do coração e sua função:

- Ecocardiografia unidimensional modo M para determinação das dimensões (diâmetros) e avaliação do movimento de estruturas cardíacas específicas (com alta resolução temporal).
- Doppler contínuo, ultrassom Doppler pulsado ou alta frequência de repetição de pulso (AFRP) para medir tanto a velocidade como a direção do fluxo sanguíneo no coração e vasos.
- Varredura dúplex colorida para imagem simultânea bidimensional e de fluxo colorido da direção e velocidade do fluxo sanguíneo.
- Estudos adicionais como ecocardiografia transesofágica, ecocardiografia de contraste e ecocardiografia tridimensional estão disponíveis para investigações anatômicas especiais e funcionais do coração.

Este capítulo não pode substituir um livro completo de ecocardiografia. Seu propósito, ao contrário, é introduzir o leitor aos mais importantes planos de imagem na ecocardiografia e demonstrar o valor da ecocardiografia com base em diversas condições patológicas clássicas.

Ecocardiografia

Posições do transdutor

Em virtude de o coração ser circundado pelas costelas e tecido pulmonar aerado, que bloqueia a transmissão das ondas de ultrassom, ele é mais bem visibilizado em expiração total a partir de poucos locais selecionados **(Fig. 92.1)**. Para tornar as janelas acústicas as mais largas possíveis, o paciente é colocado em uma posição de decúbito lateral esquerdo com a parte superior do corpo ligeiramente inclinada. Nesta posição o coração se projeta de encontro à parede anterolateral do tórax e é menos obscurecido pelo pulmão aerado, especialmente na expiração total. Por causa da janela acústica relativamente pequena, é melhor usar um transdutor de setor pequeno que produz uma varredura em formato de torta através do coração. As janelas acústicas padrão para a ecocardiografia transtorácica são as seguintes: paraesternal no 2º-4º espaço intercostal **(Fig. 92.2a)**, apical no 5º ou 6º espaço intercostal **(Fig. 92.2b)**, supraesternal na incisura supraesternal, e subcostal abaixo do processo xifoide.

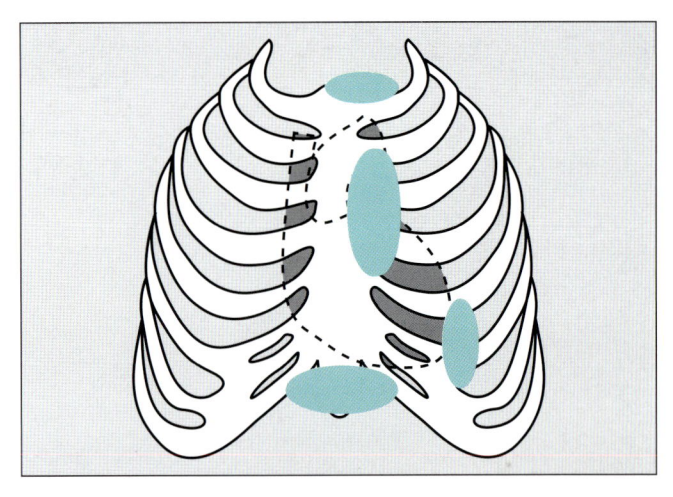

Fig. 92.1

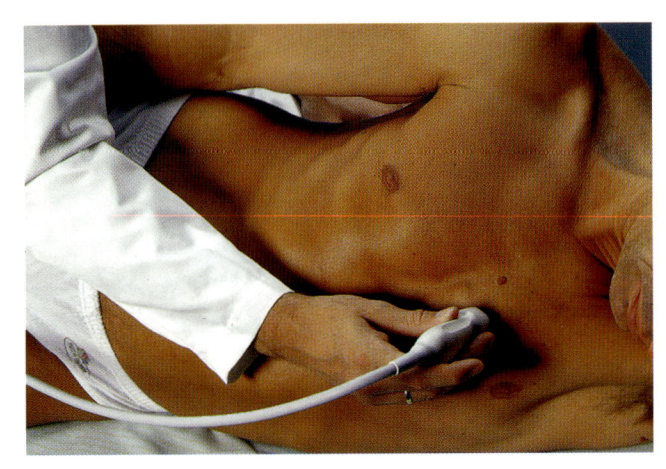

Fig. 92.2a

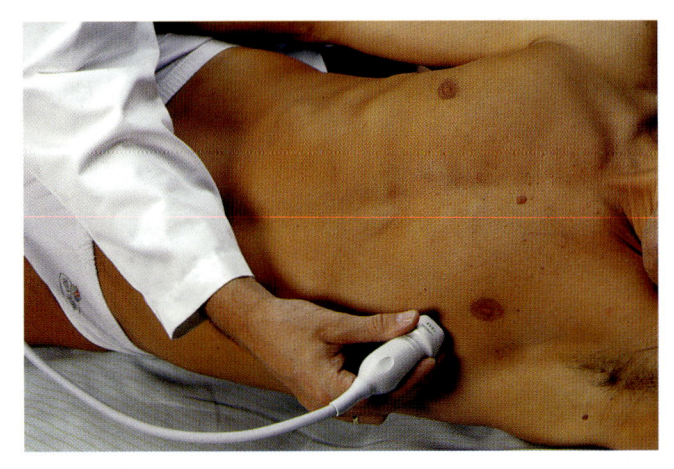

Fig. 92.2b

Planos de corte

Rodando e angulando o transdutor, o examinador pode utilizar todas as janelas acústicas para varrer o coração em múltiplos planos. Três planos de corte mutuamente perpendiculares foram definidos de acordo com as diretrizes da Sociedade Americana de Ecocardiografia: a visão do eixo longo, do eixo curto e das 4 câmaras. A posição do transdutor para esses cortes é baseada nos eixos do coração, ao invés dos eixos corporais.

O plano do eixo longo é paralelo ao eixo maior do coração, definido por uma linha a partir da valva aórtica ao ápice cardíaco **(Fig. 92.3a)**. O transdutor pode ser colocado na posição paraesternal, supraesternal ou apical para obter uma vista do eixo longo. O eixo curto é perpendicular ao eixo longo e, assim, representa uma visão seccional transversa **(Fig. 92.3b)**. O transdutor pode ser colocado em uma posição paraesternal ou subcostal. A varredura a partir da posição apical ou subcostal proporciona uma visão de 4 câmaras que exibe todas as 4 câmaras cardíacas em um plano **(Fig. 92.3c)**.

O transdutor pode ser angulado em ambas as direções para gerar imagens adicionais por movimentos relacionais do transdutor através do coração. Estas vistas especiais são particularmente úteis para avaliação anatômica de anomalias cardíacas. Para uma análise acurada da anatomia e função cardíaca, o coração deve sempre ser varrido em projeções múltiplas e a partir de diversas posições do transdutor. Desta forma, estruturas patológicas podem ser visibilizadas a partir de diversos ângulos, podem ser avaliadas em vários planos e podem ser confiavelmente distinguidas de artefatos.

As imagens que seguem são baseadas, principalmente, em 3 planos padrões de corte: visão paraesternal do eixo longo, do eixo curto e a visão apical de 4 câmaras.

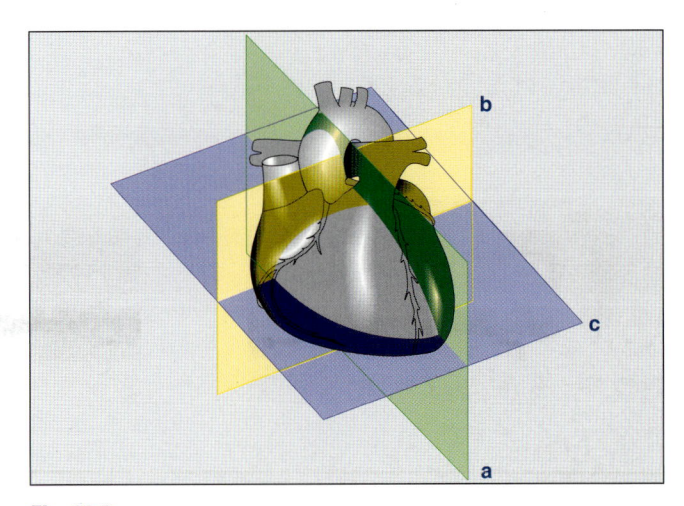

Fig. 92.3

9 | Ecocardiografia

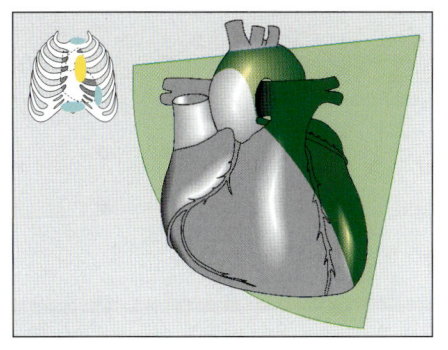

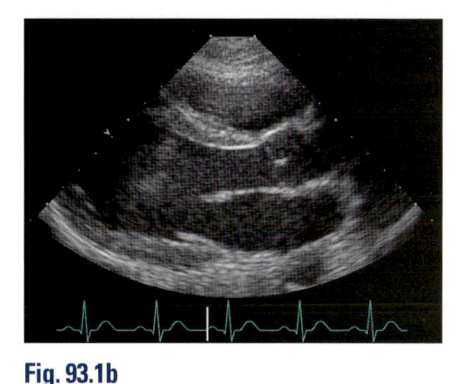

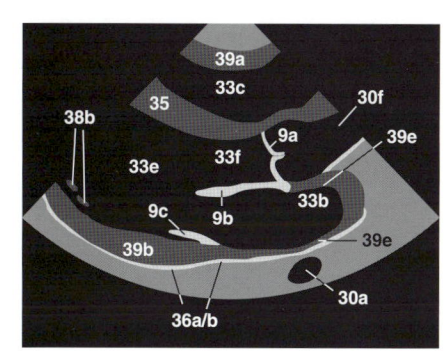

Fig. 93.1a

Fig. 93.1b

Fig. 93.1c

Visão paraesternal do eixo longo

Para obter a visão paraesternal do eixo longo, o transdutor é posicionado no 3º ou 4º espaço intercostal anterior ao coração **(Figs. 93.1a, 92.2a)**. O plano de varredura repousa aproximadamente ao longo de uma linha, passando a partir do ombro direito para a crista ilíaca esquerda. As seguintes estruturas são visibilizadas de anterior para posterior **(Fig. 93.1b, c)**: a parede anterior do ventrículo direito **(39a)**, o ventrículo direito (via de saída) **(33c)**, o septo interventricular **(35)**, o ventrículo esquerdo **(33e)** e a parede posterior do ventrículo esquerdo **(39b)**. Cranial ao ventrículo esquerdo está a valva aórtica **(9a)**, a aorta ascendente **(30f)**, a valva mitral **(9b, c)**, o átrio esquerdo **(33b)** e, posteriormente, a aorta descendente **(30a)**. A projeção-padrão correta é obtida apenas quando todas estas estruturas são exibidas simultaneamente e o septo interventricular está aproximadamente horizontal. Por convenção, estruturas próximas ao transdutor (ventrículo direito) são exibidas no topo da imagem e estruturas craniais (aorta) são exibidas à direita. Assim, a imagem é deslocada como se o observador estivesse vendo o coração a partir do lado esquerdo.

Ciclo cardíaco

Uma série de figuras ecocardiográficas na visão paraesternal eixo longo podem ser correlacionadas com o traçado do ECG para demonstrar os movimentos das estruturas do coração durante fases específicas do ciclo cardíaco **(Fig. 93.2a-f)**.

No início da diástole (fim da onda T), a valva mitral abre-se completamente e o fluxo sanguíneo desloca-se a partir do átrio esquerdo para o ventrículo esquerdo, que se expande. A valva aórtica está fechada **(Fig. 93.2a)**. No meio da diástole (entre as ondas T e P), a pressão é equalizada entre o átrio e o ventrículo. Existe pouco ou nenhum fluxo sanguíneo atrioventricular, e a valva mitral está em uma posição intermediária **(Fig. 93.2b)**. No fim da diástole, a contração atrial (onda P) novamente causa fluxo sanguíneo rápido para o ventrículo e a valva mitral está completamente aberta **(Fig. 93.2c)**. No início da sístole (pico da onda R), a contração do ventrículo causa o fechamento da valva mitral. A valva aórtica permanece fechada durante a contração isovolumétrica até que a pressão no ventrículo esquerdo alcance o nível aórtico **(Fig. 93.2d)**. À medida que a valva aórtica se abre, começa a fase de ejeção, e o ventrículo esquerdo torna-se menor **(Fig. 93.2e)**. No fim da fase de ejeção, a valva aórtica fecha-se e o ventrículo esquerdo alcança seu menor volume durante o ciclo cardíaco. A valva mitral permanece fechada até o fim do relaxamento isovolumétrico **(Fig. 93.2f)**.

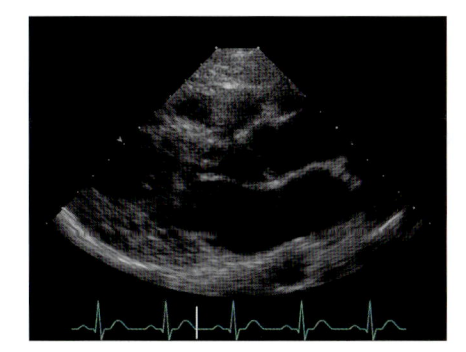

Fig. 93.2a

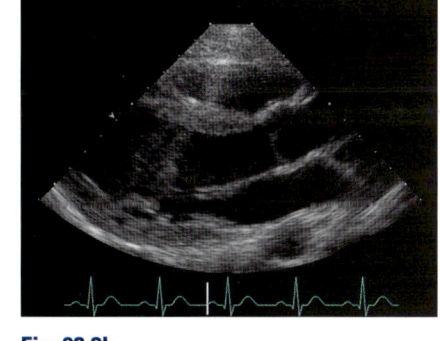

Fig. 93.2b

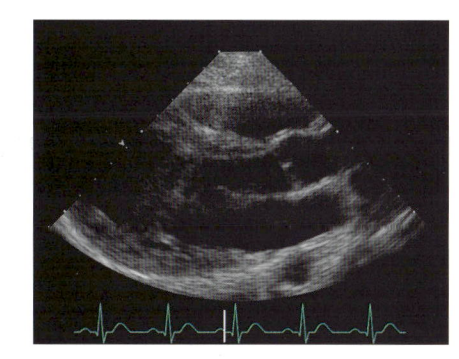

Fig. 93.2c

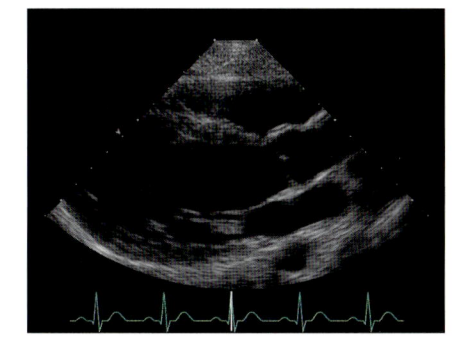

Fig. 93.2d

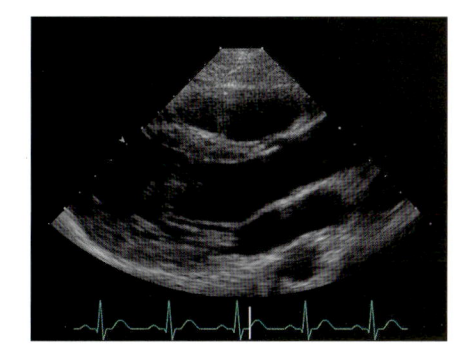

Fig. 93.2e

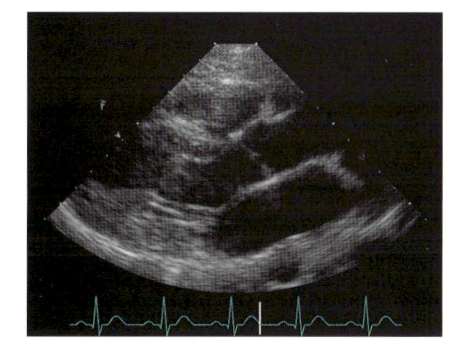

Fig. 93.2f

Ecocardiografia

Vista paraesternal do eixo curto

Para obter a vista paraesternal do eixo curto, o transdutor é novamente posicionado no 3º ou 4º espaço intercostal anterior ao coração (**Fig. 94.1**). O plano de varredura é perpendicular ao eixo longo e é deslocado como se visto de baixo. O transdutor pode ser inclinado (**Fig. 94.1b**) para demonstrar vários planos anatômicos. As linhas na visão do eixo longo na **Figura 94.1c** marcam a localização dos planos do eixo curto, que são descritos abaixo.

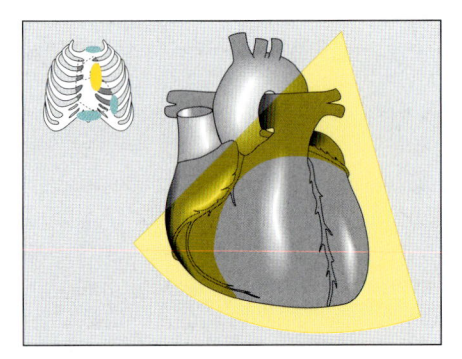

Fig. 94.1a 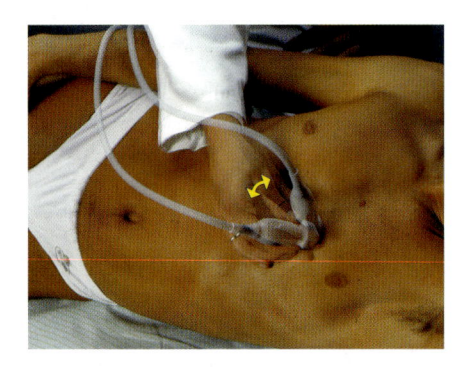   **Fig. 94.1b** 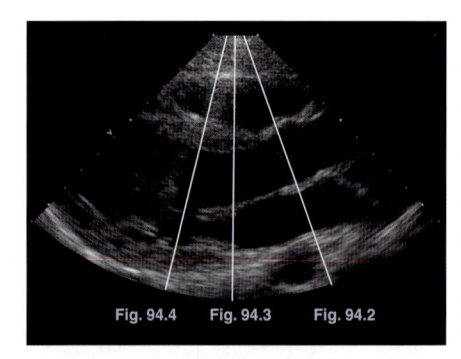   **Fig. 94.1c**

O plano vascular (**Fig. 94.2**) exibe a valva aórtica (**9a**) no centro da imagem, onde suas 3 cúspides formam um padrão estrelado. A área curva anterior à valva é o trato de saída do ventricular direito (TSVD) (**33d**), que conecta a via de entrada e a valva tricúspide (**9d, lado esquerdo da imagem**) com a valva pulmonar (**9e**) e o tronco pulmonar principal (**155, lado direito da imagem**). Abaixo da aorta está o átrio esquerdo (**33b**).

O plano da valva mitral (**Fig. 94.3**) exibe os folhetos valvulares mitrais anterior (**9b**) e posterior (**9c**) e o trato de saída do ventricular esquerdo (TSVE) (**33f**). Os folhetos da valva mitral exibem um movimento distinto em boca de peixe durante o ciclo cardíaco.

No plano do músculo papilar (**Fig. 94.4**), o ventrículo direito (**33c**) forma um espaço semelhante a uma concha na parte superior esquerda que é anterior ao ventrículo esquerdo quase circular (VE, **33e**) na parte inferior direita. Os 2 músculos papilares (**38a, b**) aparecem como estruturas posteriores nos lados direito e esquerdo.

A contração concêntrica do VE pode ser claramente observada no plano do músculo papilar durante o ciclo cardíaco. A imagem diastólica (**Fig. 94.4b**) mostra um VE arredondado com o septo interventricular (**35**) e a parede posterior (**39b**).

Durante a sístole (**Fig. 94.4a**), a cavidade do VE torna-se menor, acompanhada por um espessamento do septo e da parede posterior.

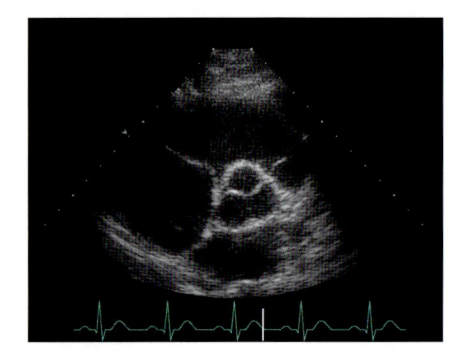

Fig. 94.2a 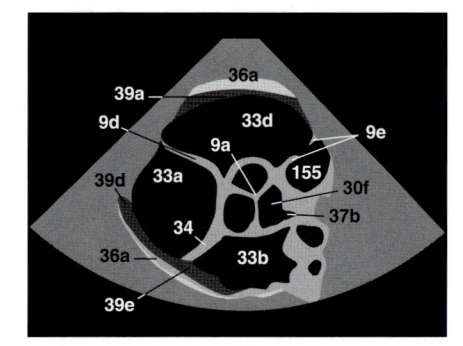   **Fig. 94.2b**

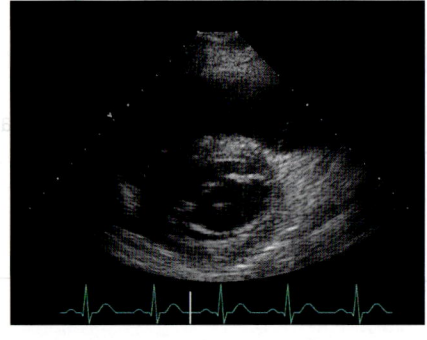

Fig. 94.3a 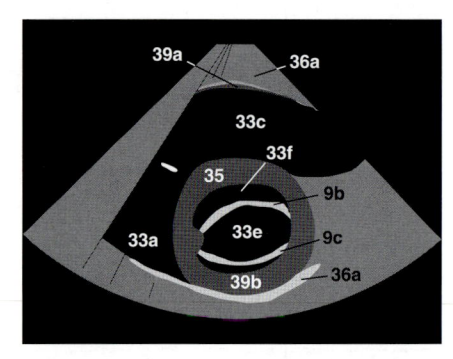   **Fig. 94.3b**

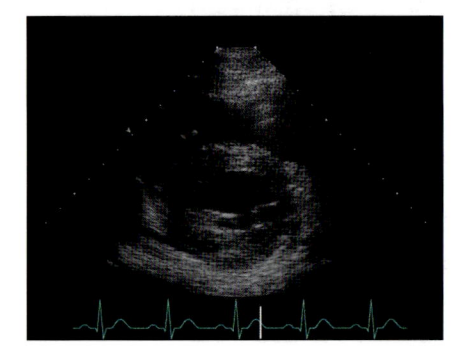

Fig. 94.4a 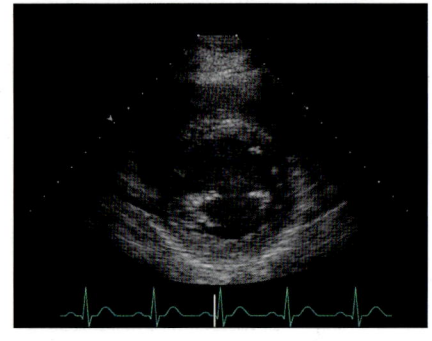   **Fig. 94.4b** 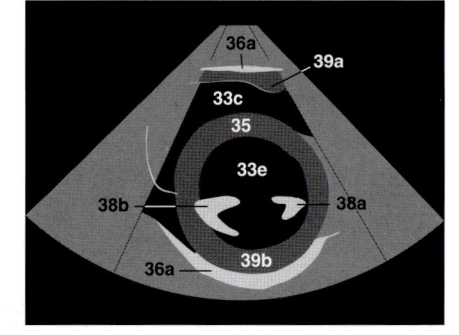   **Fig. 94.4c**

Ecocardiografia

Vista apical de 4 câmaras

Mesmo nos pacientes obesos com uma janela acústica pobre, a visão de 4 câmaras pode ser obtida a partir da posição apical do transdutor para varredura através do 5º ou 6º espaço intercostal na posição de decúbito lateral esquerdo (ver **Fig. 92.2b**). O feixe é direcionado para o ombro direito, transeccionando o coração do ápice à base **(Fig. 95.1)**. Prender a respiração na expiração total pode alargar a janela acústica afastando-a do pulmão aerado. O plano de 4 câmaras é perpendicular tanto aos planos de eixo longo como de eixo curto. O examinador visibiliza o coração a partir de baixo, e assim as posições dos lados esquerdo e direito do coração são reversíveis.

A imagem é exibida com o ápice cardíaco **(39c)** no topo (próxima ao transdutor). O átrio direito **(33a)** e o ventrículo direito **(33c)** estão à esquerda **(Fig. 95.2)**. Embora seja necessário esforço e paciência para obter esta vista padrão, ela exibe ambos os átrios e ventrículos além do septo interatrial **(34)**, septo interventricular **(35)** e ambas as valvas atrioventriculares **(9)**. O transdutor precisa ser posicionado exatamente sobre o ápice e, então, rodado e inclinado para obter uma secção precisa que exibe todas as 4 câmaras do coração. Esta vista é excelente para avaliação dos septos ventricular e atrial, as conexões atrioventriculares e o movimento das paredes das câmaras cardíacas.

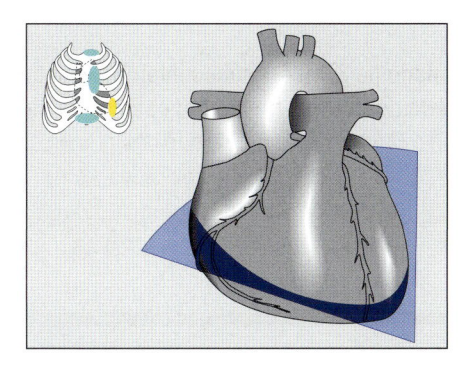

Fig. 95.1

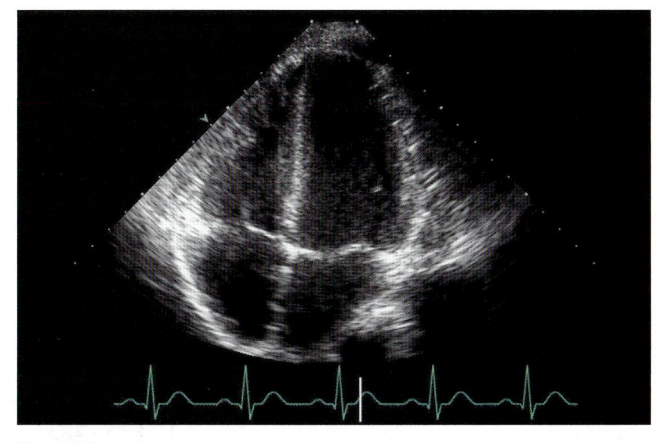

Fig. 95.2a

Visão apical de 5 câmaras

Esta vista é obtida pela inclinação do transdutor, anteriormente, e rotação no sentido dos ponteiros do relógio a partir do plano apical de 4 câmaras para exibir a via de saída do ventricular esquerdo e a valva aórtica **(Fig. 95.3)**. Não é sempre fácil definir todas as estruturas na metade direita do coração e mantê-las no plano. O plano de varredura paralelo ao fluxo sanguíneo para a aorta cria uma situação ótima para a imagem Doppler da via de saída e avaliação do fluxo ventricular esquerdo **(33f)**, valva aórtica **(9a)** e aorta ascendente **(30f)**.

Ecocardiografia transesofágica

Uma janela acústica pobre em virtude de obesidade ou enfisema pode não permitir visibilização adequada de todas as estruturas cardíacas na ecocardiografia transtorácica. A ecocardiografia transesofágica é uma boa opção nestes casos, proporcionando uma visão excelente dos átrios, ventrículos e

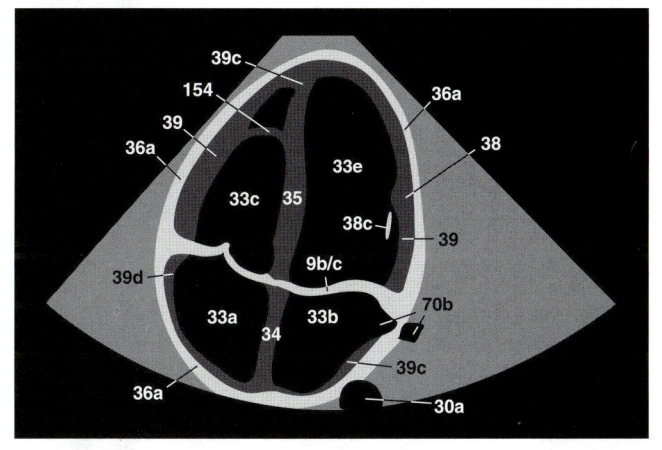

Fig. 95.2b

valvas AV. Ela é particularmente útil na sala de operação e na UTI durante o período pós-operatório precoce após procedimentos cardíacos. Um endoscópio especial com um transdutor biplano ou multiplano é introduzido na hipofaringe e avançando no esôfago até o coração ser visto por trás. A vista perfeita do átrio esquerdo adjacente à cabeça do transdutor permite a visibilização do trombos no átrio esquerdo ou apêndice atrial esquerdo, a valva mitral e quaisquer defeitos no septo interatrial.

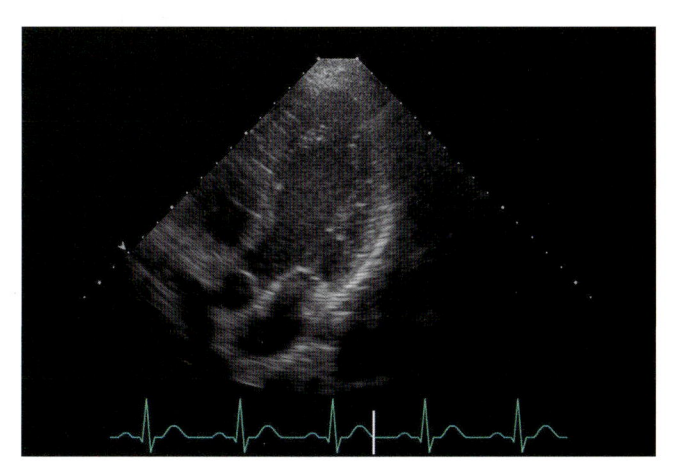

Fig. 95.3a

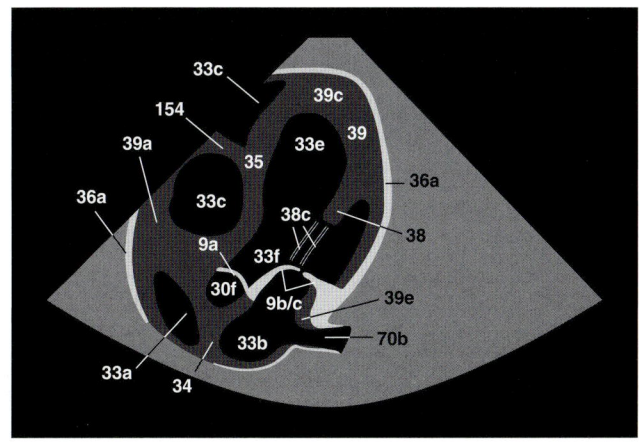

Fig. 95.3b

Ecocardiografia

Ecocardiografia modo M

A despeito dos tremendos avanços na tecnologia de imagem bidimensional, a ecocardiografia modo M (movimento) ainda é um método rápido e simples para obter uma impressão global das dimensões e função cardíaca. Ao contrário da imagem bidimensional, os sinais de ultrassom são transmitidos e recebidos ao longo de um feixe único para registrar o movimento de estruturas cardíacas. O feixe de ultrassom é colocado na posição desejada utilizando a imagem bidimensional simultaneamente exibida. Modificações na espessura da parede e tamanhos das câmaras, assim como nos padrões de movimento valvar podem ser exibidas e medidas com uma resolução temporal muito alta. Duas projeções estão ilustradas abaixo.

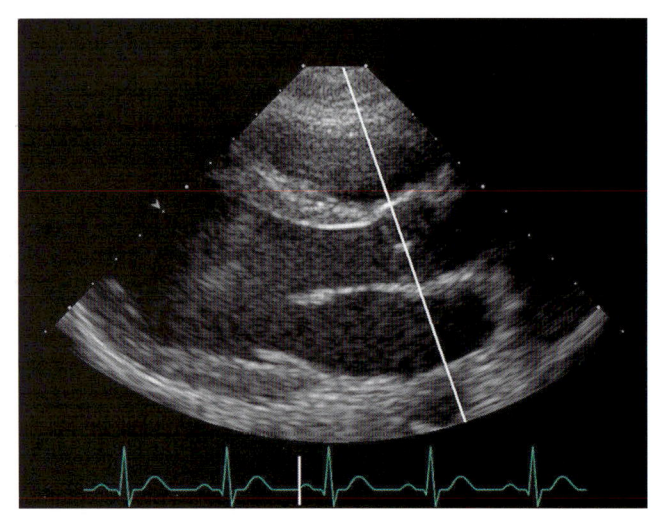

Fig. 96.1a

Fig. 96.1b

A primeira projeção está no plano de eixo longo. O feixe modo M é dirigido para a via de saída do ventrículo direito, aorta e átrio esquerdo no plano da valva aórtica (**Fig. 96.1a**). O padrão de movimento da valva aórtica (**9a**) aparece no centro do modo M exibido (**Fig. 96.1b**). Os traços abaixo do mesmo representam a modificação do tamanho do átrio esquerdo (**33b**). O ponto no qual a valva aórtica se abre (⇑) imediatamente após o complexo QRS está claramente exibido. Após uma fase de ejeção durando aproximadamente 0,2 segundos, a valva aórtica se fecha (⇓) e forma um eco valvar central. O átrio esquerdo abaixo dela mostra variações de tamanho clássicas durante o ciclo cardíaco, à medida que ele se torna maior durante a sístole ventricular e menor na diástole após o fechamento da valva aórtica. O tamanho da aorta (**30f**, ↕) é medido no fim da diástole. O átrio esquerdo (**33b**, ↕) é medido no fim da sístole no ponto de sua expansão máxima.

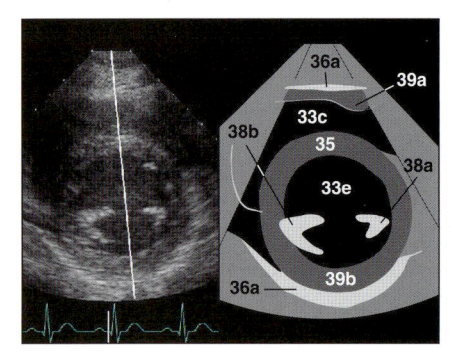

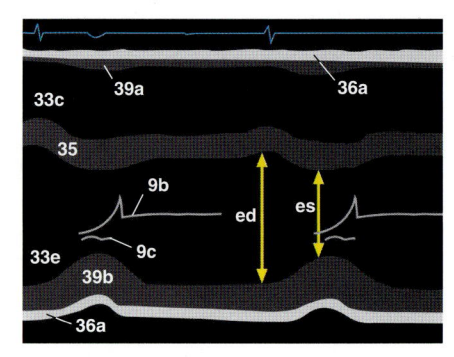

Fig. 96.2a

Fig. 94.2b

Fig. 96.2c

A segunda projeção modo M está em um segmento de eixo curto através do ventrículo esquerdo (**33e**) no plano das cordas da valva mitral (**Fig. 96.2a, b**). O feixe passa transversalmente através do VE entre os dois músculos papilares (**38**), exibindo a parede anterior do ventrículo direito (**39a**) no topo (**Fig. 96.2c, d**), o ventrículo direito (**33c**), o septo ventricular (**35**) a cavidade ventricular esquerda (**33e**) e a parede posterior do ventrículo esquerdo (**39b**). Esta visão demonstra claramente que durante a sístole o septo e a parede posterior ventricular esquerda tornam-se espessados e a cavidade do VE menor. O diâmetro interno do VE é medido no fim da diástole, no início do complexo QRS (↕ **Dd**) e no fim da sístole no pico descendente de deslocamento do septo (↕ **Ds**). A diferença entre estes diâmetros dividida pelo diâmetro diastólico final, expressa como uma porcentagem, é denominada encurtamento fracionário (EF) e é um parâmetro clínico importante da função sistólica do VE (**Tabela 96.3**).

Encurtamento fracionário

$$EF = \frac{(VE_{Dd} - VE_{Ds})}{VE_{Dd}} \times 100\%$$

VE_{Dd}, VE_{Ds} = diâmetro interno transversal de VE ao final da diástole e ao final da sístole. A faixa normal de encurtamento fracionário é de 28-35%

Tabela 96.3

Doppler e ecocardiograma Doppler colorido

A utilização do Doppler e o doppler colorido torna possível visibilizar e quantificar o fluxo sanguíneo no coração. Eles são particularmente úteis na identificação e quantificação das disfunções valvulares (insuficiência e/ou estenose). Adicionalmente, o débito cardíaco pode ser estimado medindo-se o fluxo nos principais vasos e identificando anormalidades de fluxo como aquelas associadas com defeitos cardíacos congênitos (ver p. 101). O ajuste correto da imagem bidimensional padrão é essencial para o uso efetivo do Doppler e Doppler colorido.

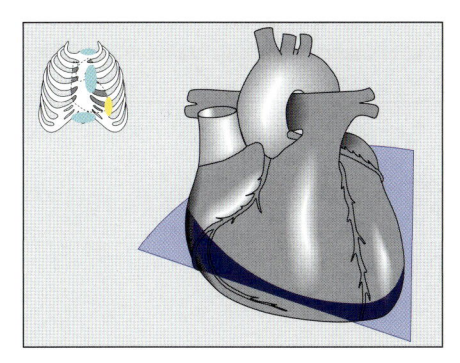

Fig. 97.1a

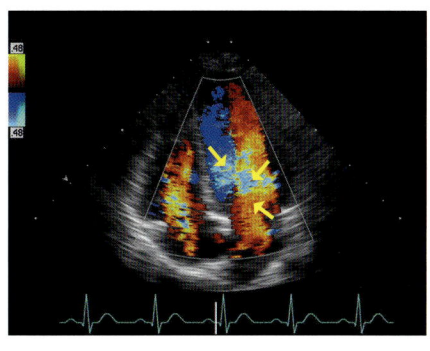

Fig. 97.1b

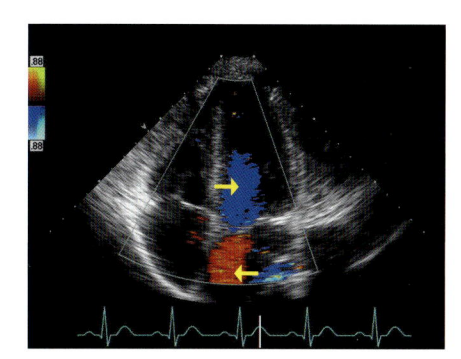

Fig. 97.1c

Valvas atrioventriculares

A janela acústica apical, especialmente a visão de 4 câmaras (Fig. 97.1a), é melhor para a visibilização do fluxo sanguíneo através das valvas AV. O fluxo normal possui a seguinte aparência na imagem de fluxo colorido: após o fechamento das valvas semilunares, as valvas AV abrem no início da diástole e o sangue flui ao longo do gradiente de pressão entre os átrios e os ventrículos relaxados, cobrindo a largura total dos orifícios da valva aberta à medida que penetra nos ventrículos (Fig. 97.1b). O influxo rápido de sangue através da valva mitral aparece como uma nuvem de *pixels* vermelhos (◥) com *aliasing* central (interface vermelho/azul ◣). Isto causa uma redistribuição do sangue no ventrículo esquerdo e à medida que o sangue na via de saída do ventrículo esquerdo flui lentamente em direção à valva aórtica (*pixels* azuis, ◢). A contração atrial produz, então, uma segunda fase de enchimento ventricular. Isto é acompanhado pelo fechamento das valvas AV e o começo da sístole. Se as valvas estão intactas, não deve ocorrer fluxo regurgitante através dos folhetos valvulares durante a sístole (Fig. 97.1c). Deve haver apenas fluxo codificado em azul na via de saída do VE dirigido à valva aórtica (⇨). A área vermelha (⇦) representa o sangue penetrando no átrio esquerdo a partir das veias pulmonares.

Análise Doppler espectral

Um espectro Doppler diastólico do fluxo através da valva AV é obtido posicionando-se o volume da amostra no centro da corrente sanguínea próximo às extremidades dos folhetos valvares (Fig. 97.2).

Se o volume da amostra for colocado muito distante do lado ventricular, o espectro mostrará um aumento no influxo diastólico inicial e uma diminuição no componente atrial.

O posicionamento correto do volume da amostra produzirá um espectro Doppler normal em "formato de M" das valvas AV (Fig. 97.3). O alto pico inicial caracteriza o início do influxo diastólico para o interior do ventrículo relaxado e é denominado onda E de enchimento precoce ("early"). O segundo pico menor é produzido pela contração atrial e é denominado onda A (de contração atrial).

As velocidades de pico nas ondas E e A são utilizadas para calcular a razão E/A (Tabela 98.5). Esta razão de velocidade é dependente da idade, sendo mais alta em pacientes jovens e diminuindo com a idade. Ela também depende da frequência e do débito cardíacos: à medida que a frequência cardíaca aumenta a diástole se encurta e, portanto, a contração atrial contribui mais para o enchimento ventricular. Isto é refletido no espectro Doppler através de um aumento da onda A, fazendo a razão E/A diminuir. Se a razão E/A é anormal com a valva atrioventricular intacta, isto geralmente indica função ventricular diastólica anormal, isto é, comprometimento do relaxamento diastólico inicial ou redução da complacência do ventrículo.

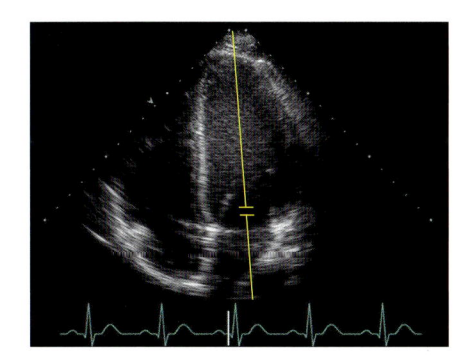

Fig. 97.2

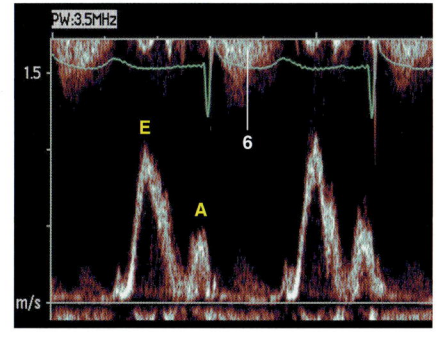

Fig. 97.3

Ecocardiografia

Fluxo na via de saída do ventrículo esquerdo e aorta

O fluxo sanguíneo na via de saída do VE e na valva aórtica é geralmente mais bem demonstrado na visão apical de 5 câmaras (ver p. 95). O transdutor deve ser posicionado de forma que o feixe esteja aproximadamente paralelo ao fluxo na via de saída do VE. Após uma imagem modo B ótima ter sido obtida, o fluxo colorido pode ser ativado para ganhar uma impressão das características do fluxo. Na sístole normal isto demonstrará fluxo laminar (📖) afastando-se do transdutor na via de saída do VE e através da valva aórtica (**Fig. 98.1**). A alta velocidade de fluxo pode causar *aliasing* se a mudança de frequência exceder o limite Nyquist (ver p. 12).

Para registrar um espectro Doppler, posicione o volume da amostra na aorta diretamente atrás da valva (**Fig. 96.2a**). O espectro aórtico normal mostra fluxo sistólico laminar para a aorta com um marcado aumento e queda na velocidade de fluxo (**Fig. 98.2b**). Na diástole não deve haver fluxo regurgitante através da valva, nem no espectro Doppler, nem na imagem de fluxo colorido.

Quando um espectro da valva aórtica tiver sido registrado, o volume de ejeção do ventrículo esquerdo pode ser calculado utilizando a fórmula mostrada abaixo (**Tabela 98.3**).

A velocidade de tempo integral (VTI) é a integral do traço espectral, ou a área sob o formato de onda. Ela pode ser determinada por análise planimétrica. A é a área perfundida da aorta; ela pode ser determinada medindo o diâmetro do ânulo da aorta e utilizando a fórmula para a área de um círculo ($2 \cdot \pi \cdot r^2$). Em virtude de o raio ser elevado ao quadrado, entretanto, mesmo um pequeno erro na medida do raio levará a um grande erro no resultado.

Fig. 98.1

Fig. 98.2a

Volume de ejeção do ventrículo esquerdo	
$VE = A \cdot VTI$	VE = Volume de ejeção (mL) A = Área de secção transversa da aorta (cm²) VTI = Velocidade de tempo integral (cm)

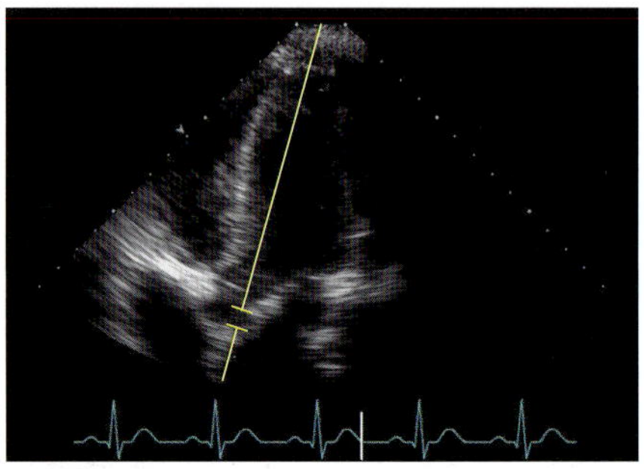

Tabela 98.3

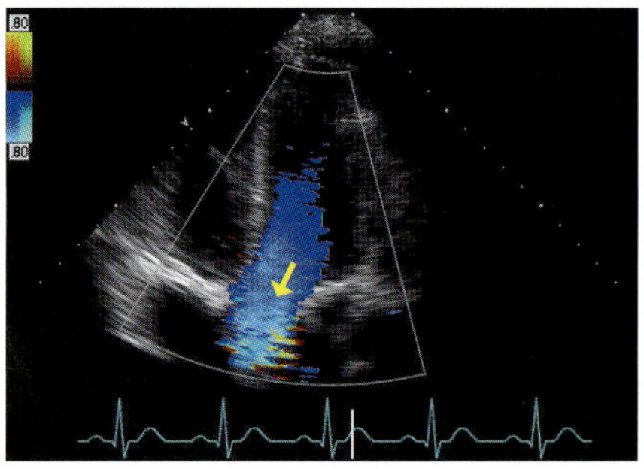

Fluxo na via de saída do ventrículo direito e artéria pulmonar

O fluxo sanguíneo via de saída do VD pode ser avaliado pela imagem do tronco pulmonar em uma visão do eixo curto paraesternal na região da raiz aórtica (**Fig. 98.4a**). O ângulo agudo do feixe relativo ao fluxo sanguíneo é excelente para registrar o espectro Doppler. Como na aorta, a orientação é estabelecida pelo fluxo colorido e o volume de amostragem Doppler pulsado é colocado no centro da corrente sanguínea, diretamente atrás da valva aberta (**Fig. 98.4b**). O espectro é similar àquele na aorta, porém com velocidade de pico mais baixa (**Fig. 98.4c**; **Tabela 98.5** [9.1]).

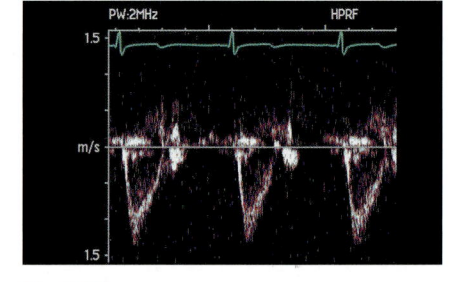

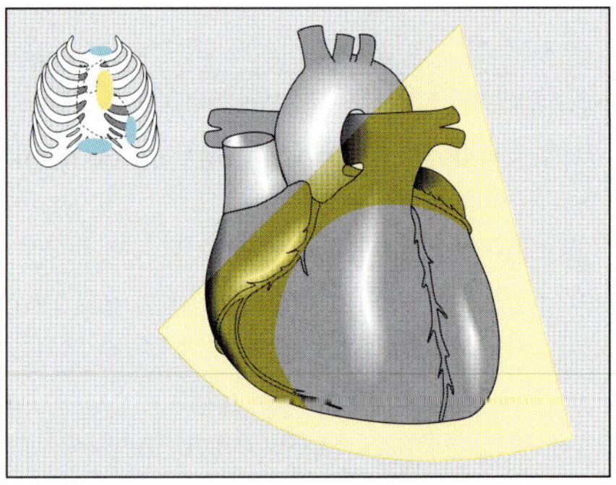

Fig. 98.2b

Fig. 98.4a 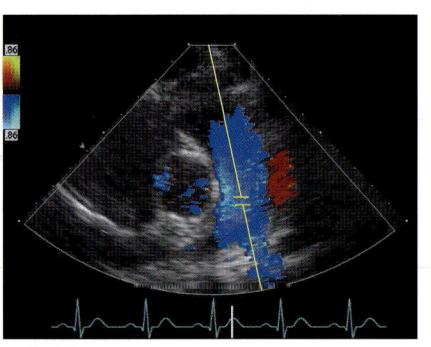 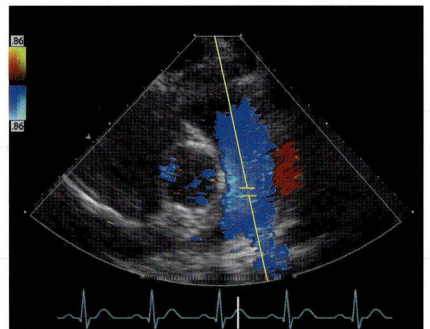 **Fig. 98.4b** 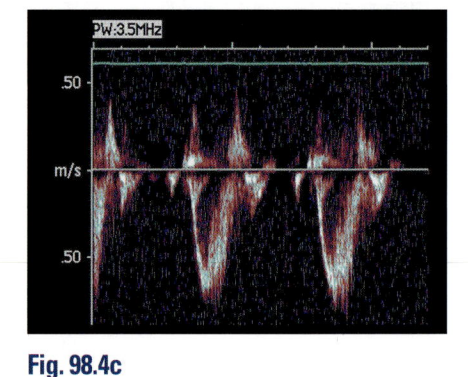 **Fig. 98.4c**

Velocidades normais de pico					
Aorta	1,35 m/s	1,0-1,7 m/s	**Artéria pulmonar**	0,75 m/s	0,6-0,9 m/s
Valva mitral			**Valva tricúspide**		
Onda E	0,72 m/s	± 0,14 m/s	Onda E	0,51 m/s	± 0,07 m/s
Onda A	0,40 m/s	± 0,10 m/s	Onda A	0,27 m/s	± 0,08 m/s
Razão I/A	1,9	± 0,6	Razão I/A	2,0	± 0,5

Tabela 98.5

Patologia

Derrame pericárdico

A **Figura 99.1** ilustra a aparência do derrame pericárdico em uma visão paraesternal de eixo longo. Observe o espaço livre de ecos **(32)** de aproximadamente 1-2 cm de largura envolvendo quase que todo o coração. Características típicas são o destaque acústico ao longo do epicárdio (↗), a pequena cavidade do ventrículo esquerdo e a sua aparente hipertrofia. Na imagem bidimensional em movimento, o coração parece nadar no interior da efusão.

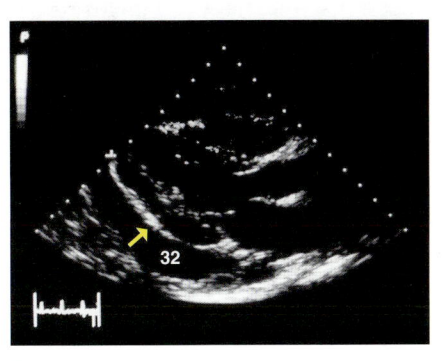

Fig. 99.1

Cardiomiopatia dilatada

A **Figura 99.2** mostra a aparência clássica da cardiomiopatia dilatada no corte apical de 4 câmaras. O ventrículo esquerdo possui um diâmetro interno aumentado e parece mais arredondado que o normal. A baixa velocidade do fluxo sanguíneo no interior do ventrículo cria um padrão eco mosqueado (alto-contrates) (↘) no interior da cavidade ventricular esquerda. O alargamento do anel da valva mitral **(9b, c)** frequentemente leva à insuficiência mitral secundária. Isto é evidenciado pelo fluxo regurgitante de alta velocidade **(15c)** através da valva mitral fechada em direção ao átrio esquerdo, aparecendo como um jato predominantemente azul abaixo da valva mitral.

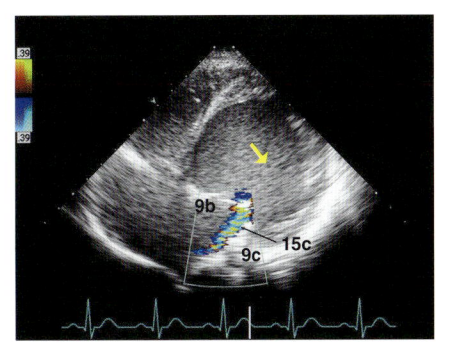

Fig. 99.2

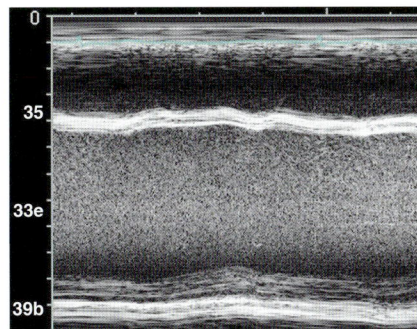

Fig. 99.3

O ecocardiograma modo M **(Fig. 99.3)** demonstra o diâmetro ventricular esquerdo diastólico final aumentado e a falta de movimento do septo **(35)** e parede posterior **(39b)**. O ventrículo esquerdo nesta menina de 10 anos de idade é de quase 6 cm de diâmetro e mostra apenas cerca de 15% de fração de encurtamento.

Cardiomiopatia hipertrófica obstrutiva

A vista de eixo curto na **Figura 99.4** demonstra hipertrofia ventricular esquerda grave em um paciente com cardiomiopatia hipertrófica. A cavidade ventricular esquerda **(33e)** é tipicamente pequena, enquanto a parede posterior do ventrículo esquerdo **(39b)** e especialmente o septo interventricular **(35)** estão gravemente hipertróficos. As modificações são mais conspícuas na vista de eixo longo **(Fig. 99.5)**, que demonstra a pequena cavidade ventricular esquerda na sístole. O septo hipertrófico **(35)** tem mais que 3 cm de espessura e se projeta em direção

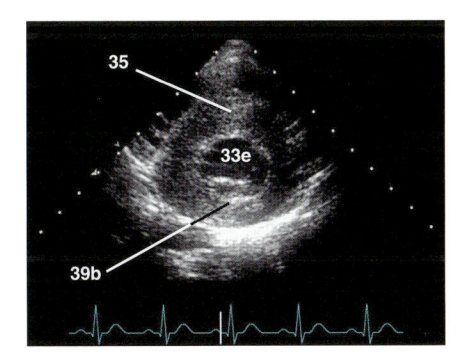

Fig. 99.4

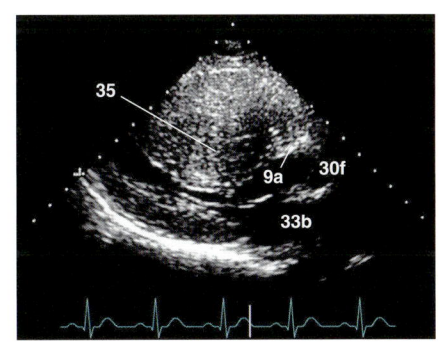

Fig. 99.5

à via de saída do ventrículo esquerdo, causando obstrução significativa. O anel da valva aórtica **(9a)** e a aorta **(30f)** são de tamanho normal.

Endocardite infecciosa

A imagem diastólica à esquerda **(Fig. 99.6)** é uma vista de eixo longo em um paciente com endocardite infecciosa. A valva mitral está aberta. Entre os folhetos anterior **(9b)** e posterior **(9c)** da valva está uma estrutura ecogênica flutuando livre **(4)** que está aderida à valva mitral. Essa estrutura representa uma grande vegetação valvar, que é a marca registrada de endocardite infecciosa. Por trás do ventrículo esquerdo identifica-se derrame pericárdico **(32)** refletindo pancardite neste paciente seriamente doente.

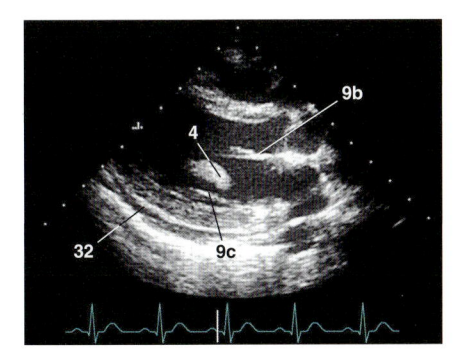

Fig. 99.6

Ecocardiografia

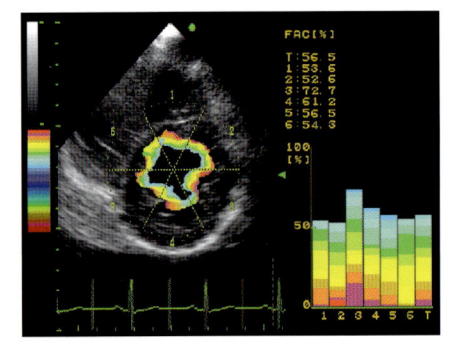

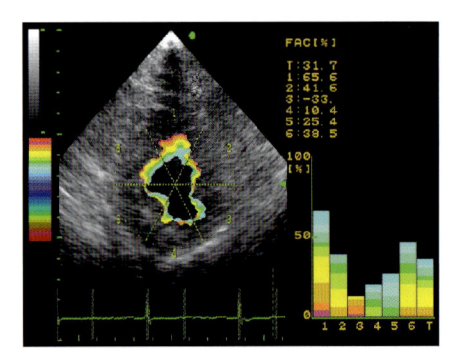

Fig. 100.1

Fig. 100.2

Fig. 100.3

Análise de anormalidades do movimento da parede

A análise do movimento segmentar automática é um método relativamente novo de avaliação segmentar de movimento das paredes no coração. Anormalidades segmentares da contração cardíaca são automaticamente detectadas e relacionadas a uma localização específica na parede do ventrículo. Com o auxílio de um conversor digital de alta resolução incluído no sistema, os contornos endocárdicos são registrados a cada 40 ms durante o ciclo cardíaco e são mapeados em uma tela colorida codificada em tempo real. Esta representação colorida do movimento segmentar da parede permanece no monitor para um ciclo cardíaco completo e é recomposta no início do próximo ciclo.

A **Figura 100.1** mostra uma visão paraesternal de eixo curto do ventrículo esquerdo no plano do músculo papilar de um indivíduo saudável. O final da diástole é codificado em vermelho, e o final da sístole é codificado em azul. A cavidade ventricular esquerda é subdividida em 6 segmentos de forma que o movimento contrátil de cada segmento pode ser exibido separadamente. As áreas segmentares diastólica final e sistólica final são utilizadas para calcular a variação fracional da área (**VFA**, **Tabela 100.4**; **Fig. 100.1**), que é comparada com a média para todos os segmentos **(T)**. Um gráfico de barras indica a contração homogênea de todos os segmentos da parede neste indivíduo normal. A **Figura 100.2** mostra um ventrículo esquerdo no qual o movimento da parede global e, especialmente regional, está significativamente reduzido. Os segmentos 3 e 4, representando a parede posterior do ventrículo esquerdo, são os mais afetados.

As modificações de área também são plotadas como um gráfico linear variando no tempo. Cada linha colorida na **Figura 100.3b** representa um segmento diferente em outro paciente com movimento anormal da parede. A função aumentada no segmento 1 (vermelho, VFA = 85%) contrasta com a função pobre no segmento 5 (verde, VFA = 17%), que mostra ausência de contração na sístole inicial e apenas uma contração muito fraca na sístole tardia e na diástole inicial.

Variação fracional da área (VFA) em ecocardiografia

$$VFA = \frac{A_{Df} - A_{Sf}}{A_{Df}} \times 100\%$$

VFA = Variação fracional da área
A_{Df} / A_{Sf} = Áreas no final da diástole e sístole

Tabela 100.4

Fig. 100.5

Doença valvar

Estenose aórtica

A vista apical de 5 câmaras na **Figura 100.5** demonstra o ventrículo esquerdo **(33e)**, TFVE e valva aórtica **(9a)**. A valva está espessada, muito ecogênica e mostra marcada limitação do movimento. A imagem sistólica mostra fluxo turbulento (↙) na aorta ascendente, além da valva aórtica. Existe um grau leve de insuficiência mitral concomitante, evidenciado por um jato colorido pequeno (↑) abaixo da valva mitral fechada. A imagem diastólica (**Fig. 100.6**) adicionalmente mostra fluxo regurgitante **(15c)** na VSVE como um sinal de insuficiência aórtica. A paciente é uma mulher idosa com estenose aórtica degenerativa grave. O gradiente transvalvar aórtico de pico aferido pelo Doppler contínuo é de 65 mmHg.

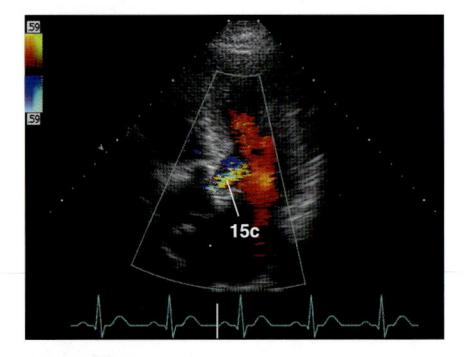

Fig. 100.6

Valva protética

A **Figura 100.7** mostra uma vista de 4 câmaras em uma mulher com uma prótese mecânica de disco de Björk-Shilley na topografia da valva mitral. Na imagem diastólica, as valvas AV estão abertas. A prótese metálica (→←) é fortemente ecogênica e produz um artefato de reverberação **(19)** no átrio subjacente e sombras acústicas adjacentes **(18)**. Um padrão de fluxo acelerado (↙) a partir do átrio para o ventrículo pode ser visto à esquerda e à direita do disco valvular obliquamente posicionado.

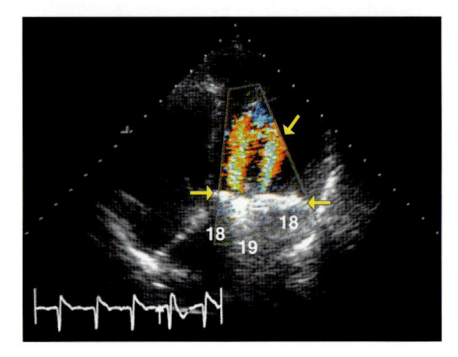

Fig. 100.7

Ecocardiografia

Cardiopatias congênitas

Defeito do septo interventricular

A **Figura 101.1** mostra uma vista subcostal de 5 câmaras em um menino de 3 meses com um defeito do septo interventricular. O defeito (↗↙) está localizado no septo interventricular perimembranoso **(35)** diretamente abaixo da valva aórtica **(9a)**. Esta imagem sistólica mostra um jato direcionado, codificado em vermelho do ventrículo esquerdo para o ventrículo direito. O septo interatrial também exibe um pequeno defeito **(34a)** através do qual é desviado o sangue do átrio esquerdo para o átrio direito.

Fig. 101.1

Tetralogia de Fallot

A visão do eixo longo na **Figura 101.2** ilustra as características típicas desta anomalia em uma menina de 13 anos de idade. O septo interventricular **(35)** entre o ventrículo direito **(33c)** e o ventrículo esquerdo **(33e)** termina imediatamente abaixo da valva aórtica fechada **(9a)**, deixando um defeito no septo de aproximadamente 1 cm. O anel da valva aórtica está marcadamente dilatado em quase 4 cm e a aorta sobrepõe-se à crista do septo. A valva mitral está aberta e o átrio esquerdo **(33b)** um pouco pequeno. A parede anterior do ventrículo direito **(39a)** é tão espessa quanto a parede posterior ventricular esquerda **(39b)** como um sinal de grave hipertrofia ventricular direita.

Fig. 101.2

Defeito do septo interatrial

A **Figura 101.3** mostra um defeito do septo interatrial visibilizado por ecocardiografia transesofágica (ETE) utilizando uma pequena sonda introduzida no esôfago. A vantagem da ETE sobre a ecocardiografia transtorácica repousa na estreita proximidade do esôfago com o coração. Isto permite o uso de um transdutor de alta frequência (5-10 MHz), que melhora significativamente a resolução espacial. Na ETE o coração é visto a partir do aspecto posterior, de forma que o átrio esquerdo **(33b)** é mostrado no topo da imagem e o átrio direito **(33a)** na parte de baixo. O plano intercepta transversalmente o septo interatrial **(34)**, que exibe um defeito central **(34a)**. O sangue que desvia a partir do átrio esquerdo para o átrio direito é codificado em azul uma vez que ele se dirige para longe do transdutor. Este defeito septal atrial tem aproximadamente 1 cm de diâmetro.

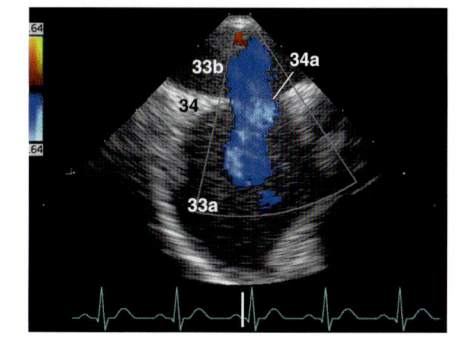

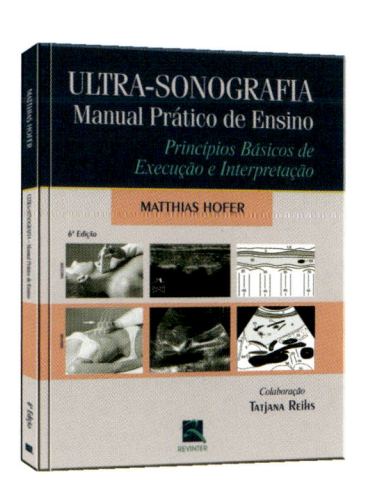

Fig. 101.3

ULTRA-SONOGRAFIA
Manual Prático de Ensino
Princípios Básicos de Execução e Interpretação
MATTHIAS HOFER
104 Páginas – Papel *Couché*
Formato 23 x 31 cm
Ricamente Ilustrado – Brochura
ISBN: 85-7309-668-3
Código de Barras: 9788573096682

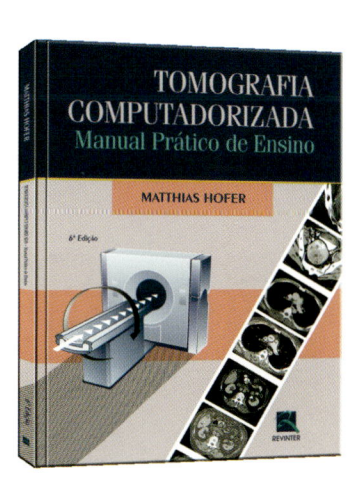

TOMOGRAFIA COMPUTADORIZADA
Manual Prático de Ensino
MATTHIAS HOFER
182 Páginas – Papel *Couché*
Formato 23 x 31 cm
Ricamente Ilustrado – Brochura
ISBN: 85-7309-855-4
Código de Barras: 9788573098556

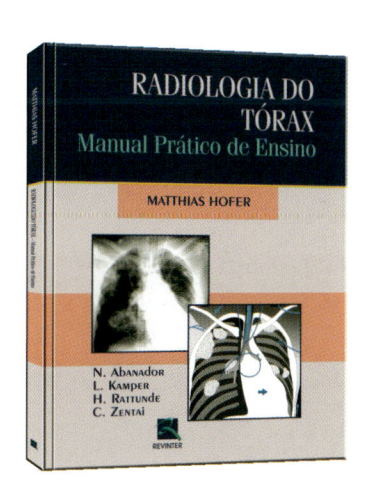

RADIOLOGIA DO TÓRAX
Manual Prático de Ensino
MATTHIAS HOFER
N. Abanador • L. Kamper
H. Rattunde • C. Zentai
224 Páginas – Papel *Couché*
Formato 23 x 31 cm
Ricamente Ilustrado – Brochura
ISBN: 978-85-372-0172-5

Doppler tecidual

Doppler tecidual é uma nova técnica capaz de mostrar o movimento da parede cardíaca pela codificação do tecido se movendo, afastando-se do transdutor em azul e o tecido se movendo em direção ao transdutor em vermelho. Isto é obtido através de diferentes dispositivos de filtro. Anormalidades do movimento da parede podem, assim, ser mais bem detectadas. Isto é muito útil na doença arterial coronária, onde as condições de estresse como exercício ou infusão de dobutamina levam a um fluxo coronário diminuído na artéria afetada e, consequentemente, à disfunção miocárdica regional. O movimento regional da parede pode ser comparado em repouso e durante estresse, mostrando, simultaneamente, o ciclo cardíaco durante diferentes estágios do estresse (isto é, taxas diferentes de infusão de dobutamina).

O Doppler tecidual também pode ser utilizado para analisar a função miocárdica longitudinal. Este é um marcador sensível para a disfunção miocárdica precoce. O encurtamento longitudinal pode ser mais bem estudado em uma visão apical de 4 câmaras colocando o volume da amostra na parede livre ventricular direita, esquerda e no septo. A **Figura 102.1a** mostra um traçado sistólico onde o encurtamento septal na sístole é codificado em vermelho como uma movimentação em direção ao transdutor. O alongamento diastólico septal é codificado em azul na **Figura 102.1b**.

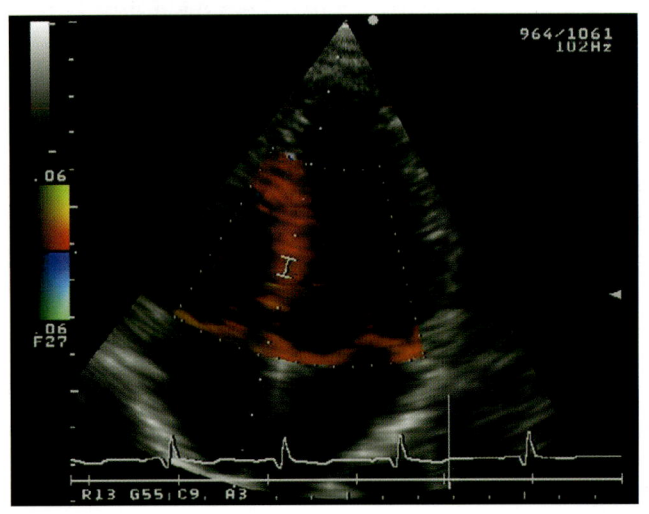

Fig. 102.1a

Fig. 102.1b

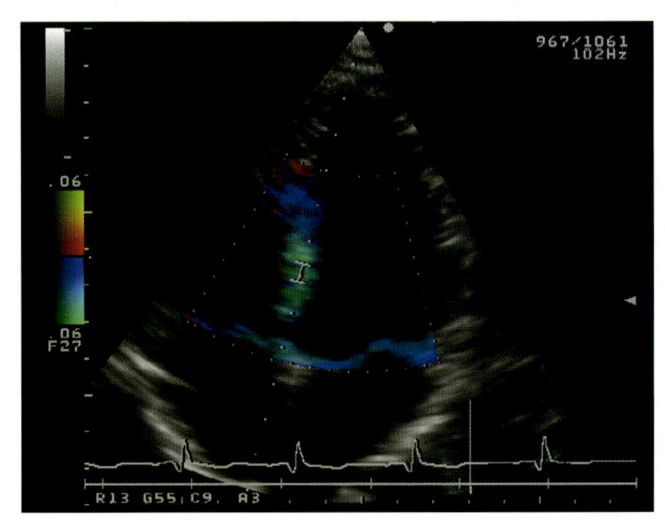

A movimentação tecidual miocárdica pode ser exibida como um gráfico de velocidade/tempo **(Fig. 102.2a)** com a movimentação sistólica normal em direção ao transdutor (onda S) e a movimentação diastólica a partir do transdutor com um pico inicial (onda E) e um tardio (onda A, atrial). Na **(Fig. 102.2b)** o gráfico mostra um movimento sistólico e diastólico muito menor devido à cardiomiopatia dilatada em uma mulher de 38 anos de idade. Observe que a onda E e a onda A possuem amplitudes iguais devido à função diastólica comprometida (provavelmente relaxamento retardado).

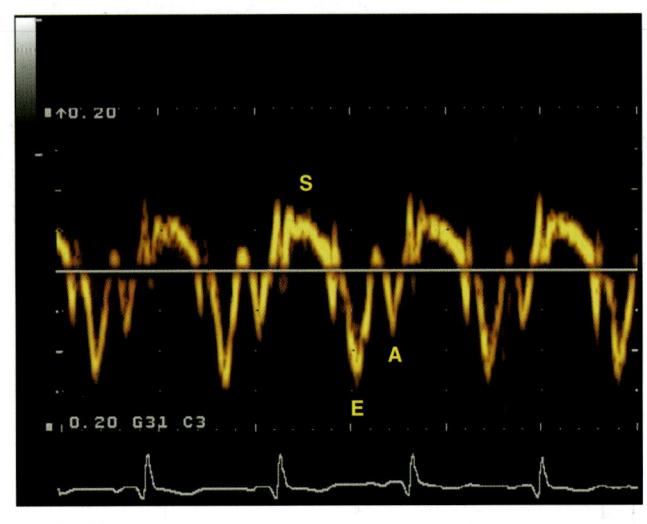

Fig. 102.2a

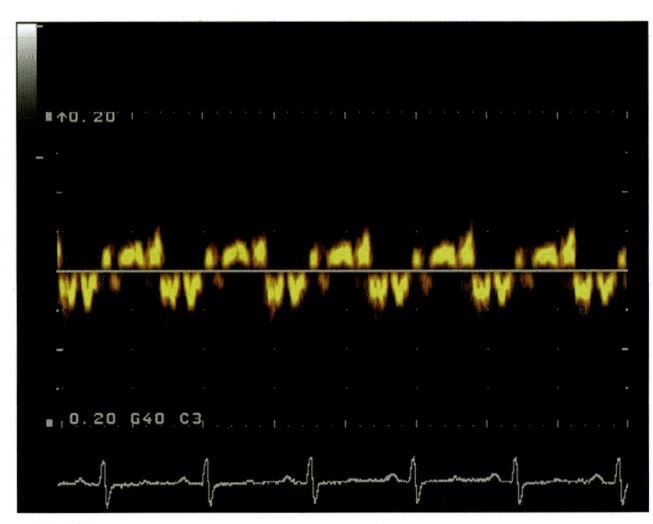

Fig. 102.2b

Avaliação crítica

O entusiasmo pela ecocardiografia é fundamentado na não invasividade do método, que pode ser utilizado a qualquer momento e repetido com a frequência desejada. Hoje ela pode proporcionar, virtualmente, todas as informações sobre a anatomia e função do coração. O método pode ser utilizado em pacientes ambulatoriais, salas de emergência, e até mesmo na sala de cirurgia ou laboratório de angiografia. Esta ampla gama de aplicações está apenas ligeiramente limitada pelo fato de que a ecocardiografia não pode ser utilizada em todos os pacientes, devido, por exemplo, a uma janela acústica inadequada, obesidade ou enfisema pulmonar. Com novos métodos, como a imagem harmônica tecidual, entretanto, a qualidade da imagem nestes pacientes pode ser substancialmente melhorada. Agentes de contraste do ultrassom também podem facilitar a detecção da parede. Na visão apical de 2 câmaras do ventrículo esquerdo e do átrio esquerdo na **Figura 103.1a**, o endocárdio lateral e o miocárdio não estão bem definidos e a região apical está obscurecida por artefato. Quando 0,2 mL de um agente de contraste do ultrassom são administrados e o contraste é melhorado pela imagem harmônica, a cavidade ventricular esquerda aparece branca e é facilmente distinguível do miocárdio escuro **(Fig. 103.1b)**. (As 2 lacunas representam porções do aparelho subvalvar mitral.)

Nem todas as estruturas cardíacas (p. ex., as artérias coronárias e as artérias pulmonares periféricas) podem ser adequadamente visibilizadas por ecocardiografia. A identificação desses vasos requer outras modalidades como angiografia, tomografia computadorizada ou imagem de ressonância magnética. Por outro lado, a ecocardiografia pode fornecer informações funcionais úteis nas investigações complexas, mesmo que seja frequentemente necessário utilizar técnicas adicionais um pouco mais invasivas como ecocardiografia de contraste, ecocardiografia de estresse (com dipiridamol ou dobutamina) ou ecocardiografia transesofágica.

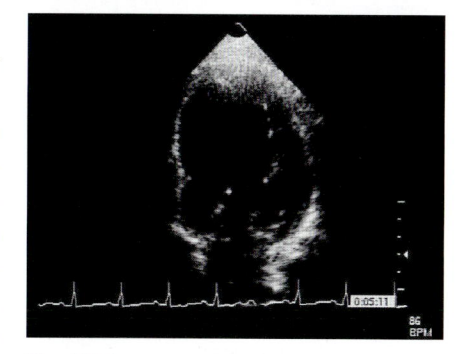

Fig. 103.1a

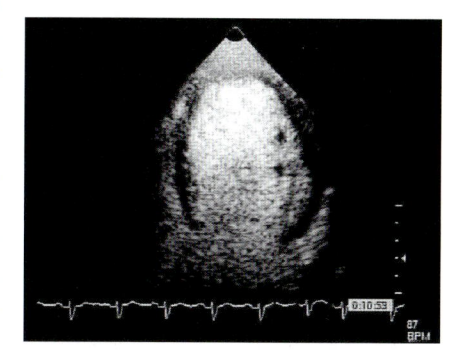

Fig. 103.1b

Avanços recentes na tecnologia ecocardiográfica

- O processamento tridimensional das imagens ecocardiográficas – anteriormente uma tarefa dispendiosa em termos de tempo e pós-processamento – está agora disponível como uma ferramenta de tempo real para a avaliação das estruturas cardíacas.
- O fluxo da artéria coronária pode ser visibilizado pela ecocardiografia *power* Doppler e não apenas nas artérias coronárias proximais direita e esquerda.
- Estudos de movimento da parede codificados em cor facilitam a rápida avaliação da função regional do miocárdio.
- A imagem de estiramento e a taxa de estiramento, na qual a deformação miocárdica (encurtamento sistólico miocárdico e alongamento diastólico miocárdico) é visibilizada independentemente da movimentação global do coração, proporciona informação confiável sobre a função global e regional miocárdica.
- É razoável esperar melhorias futuras nas aplicações potenciais da ecocardiografia, proporcionando-nos uma ferramenta poderosa para avaliação não invasiva da morfologia e função cardíaca.

Desafio – Faça o seguinte desafio para testar seu conhecimento:

Questão 1: ver a Figura 103.2
a. Que plano de corte é exibido?
b. As valvas cardíacas, as câmaras cardíacas e o miocárdio parecem normais?
c. Como você descreveria a modificação em termos de ecomorfologia?
d. Qual é o seu diagnóstico?

Questão 2: ver a Figura 103.3
a. Que plano de corte é exibido?
b. As imagens das estruturas cardíacas e do fluxo sanguíneo parecem normais?
c. Observe a fase do ciclo cardíaco no traçado eletrocardiográfico!
d. Qual é seu diagnóstico?

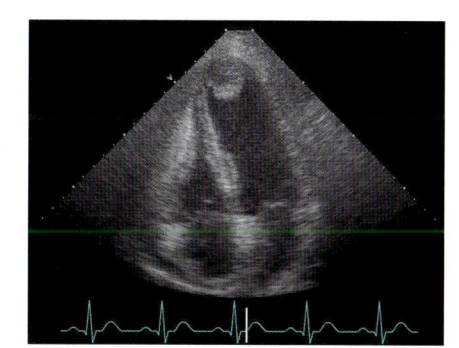

Fig. 103.2

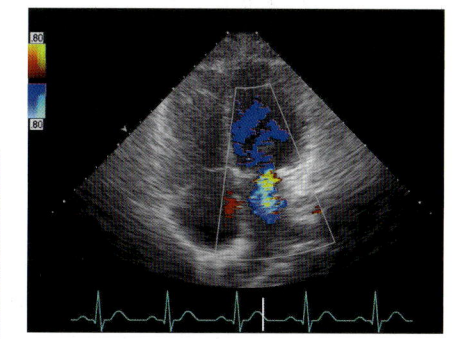

Fig. 103.3

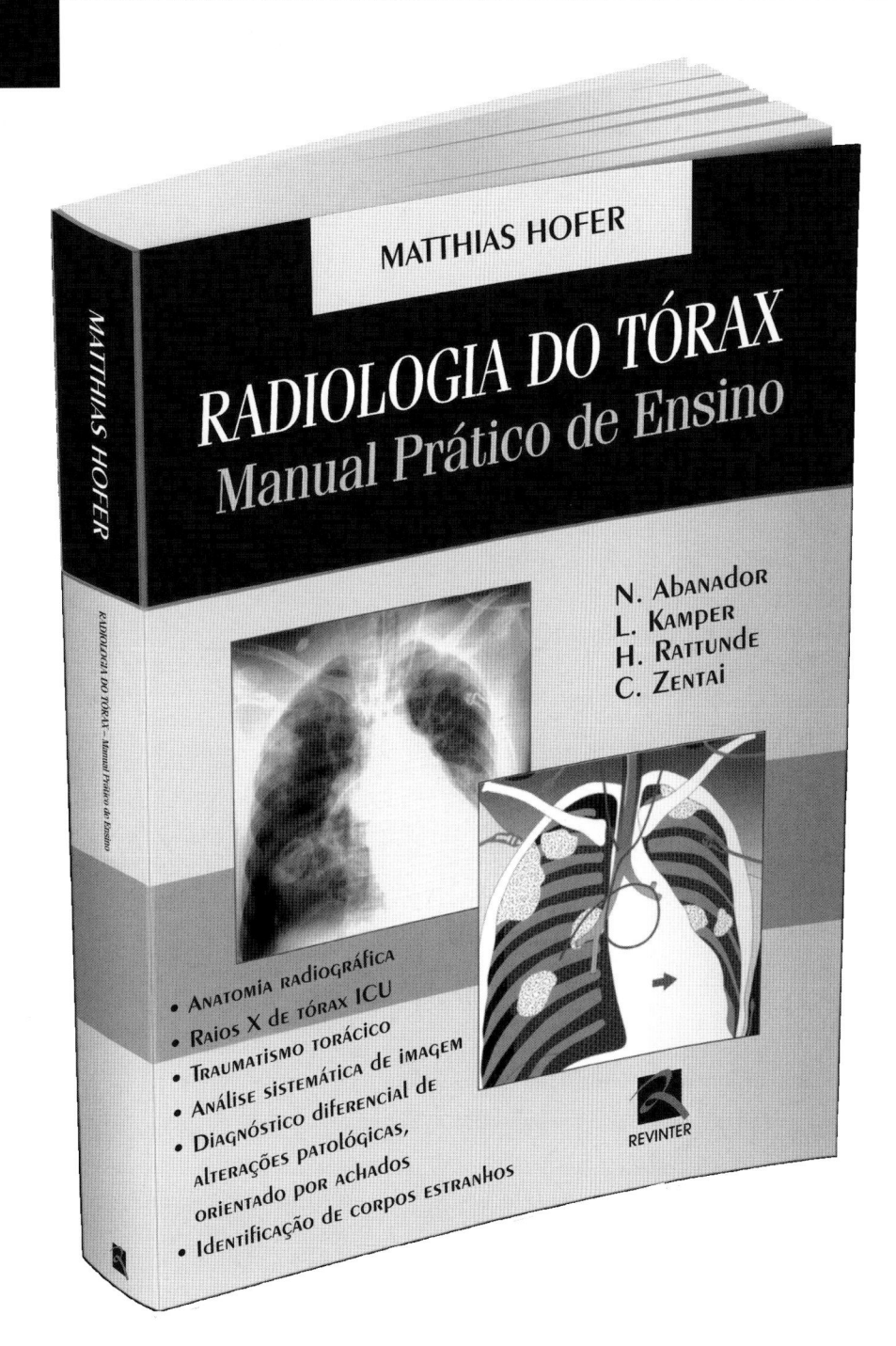

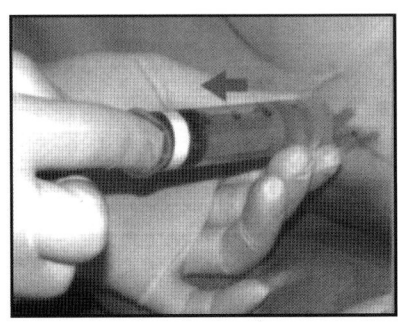

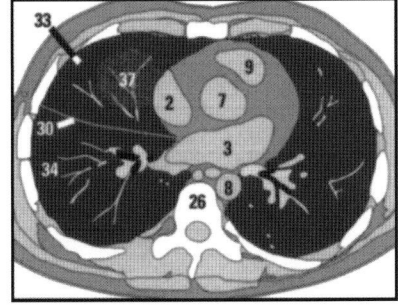

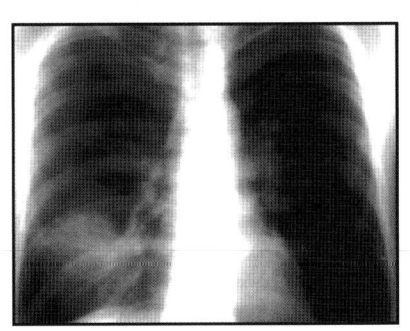

RADIOLOGIA DO TÓRAX
Manual Prático de Ensino

MATTHIAS HOFER

224 Páginas – Papel *Couché*
Formato 23 x 31 cm
Ricamente Ilustrado – Brochura
ISBN: 978-85-372-0172-5

Inovações Técnicas

Investigação harmônica de tecidos por imagem	106
Investigação por imagens com Doppler de potência (Power Doppler)	106
SieScape, investigação em imagens tridimensionais (3D)	106
Agentes de Contraste	107
Tecnologia Clarify® de realce vascular	107
Compressão de pulso, amostragem superior de precisão	108
Catéteres para diagnóstico por ultrassom	109
Espessura íntima-média (EIM) e rigidez da parede do vaso	110
Técnicas de Doppler colorido de alta resolução	111
Análise de distensão vascular (Rigidez arterial, traçado do eco, eTracking)	111

Avaliação crítica e questões   112

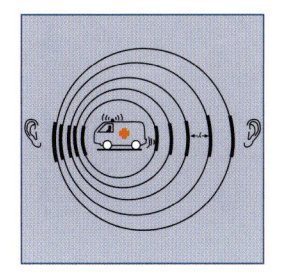

Mathias Hofer

Introdução

Este capítulo apresenta técnicas especiais, embora geralmente disponíveis, assim como as inovações mais recentes no campo da ultrassonografia diagnóstica, as quais contribuíram para a precisão diagnóstica e abriram uma ampla variedade de aplicações clínicas em potencial. A maioria das técnicas apresenta seu nome geral e o nome de seu produto, fornecido pelo primeiro fabricante, o qual introduziu seu uso em aplicações de ultrassom. Essas técnicas esclarecem a relevância crescente da ultrassonografia como ferramenta diagnóstica importante em nossos cuidados diários com os pacientes na atualidade.

Inovações técnicas

Diversas inovações técnicas nos anos recentes trouxeram avanços significativos na qualidade da imagem de ultrassom e novas aplicações potenciais para imagens vasculares.

Imagem harmônica tecidual (IHT)

Esta técnica não gera imagens a partir dos ecos que retornam para o transdutor dentro da banda de frequência originalmente transmitida, porém utiliza suas harmônicas – isto é, sobretons que são um múltiplo total da frequência fundamental (p. ex., 7.0 MHz para uma fonte de frequência de 3,5 MHz). Estas harmônicas emergem apenas após o feixe ter alcançado uma certa profundidade no tecido (Fig. 106.1), tornando-as imunes às principais causas de ruído na imagem e efeitos de dispersão que ocorrem em níveis mais superficiais [1.1]. A amplitude dos sinais de harmônicos é significativamente mais baixa do que a da banda de frequência fundamental e, portanto, as imagens fundamental e harmônica podem ser bem separadas [1.2] (Fig. 106.2a). O método de filtragem de 2ª harmônica separa as bandas de frequência utilizando bandas de pulsos estreitas, com resolução espacial mais baixa, para evitar superposição das frequências fundamental e 2ª harmônica. O método de inversão fase/pulso permite pulsos de banda larga com melhor resolução espacial. Embora os sinais fundamental e harmônico se sobreponham, eles podem ser separados através da combinação dos ecos de dois ou mais pulsos transmitidos que diferem apenas no ângulo de fase (inversão de 180°).

Quando esta condição é satisfeita, a imagem harmônica possui uma razão sinal-ruído muito melhor, o que proporciona um aumento significativo no contraste e resolução (Fig. 106.3b) comparando-se com a imagem convencional (Fig. 106.3a). No exemplo mostrado, imagens harmônicas tornam mais fácil a classificação da linha superior de um cisto como "bem definida" (↘), vendo bem sombras acústicas (↑) a partir de calcificações intrarrenais (Fig. 106.3b), que não teriam sido identificadas na imagem convencional (Fig. 106.3a). Em um outro exemplo, uma placa (↓) na bifurcação carótida (Fig. 106.4b) é claramente demonstrada através da imagem harmônica, porém poderia ter sido negligenciada na imagem convencional (Fig. 106.4a). Esta técnica é também denominada imagem de 2ª harmônica e pode ser combinada com agentes de contraste do ultrassom (ver p. 107). A Figura 107.4b mostra o efeito da combinação da imagem harmônica com a administração de contraste. Os estudos destacados por contraste revelam doença hepática metastática difusa sutil, que não teria sido visível nas imagens de ultrassom convencionais (Fig. 107.4a).

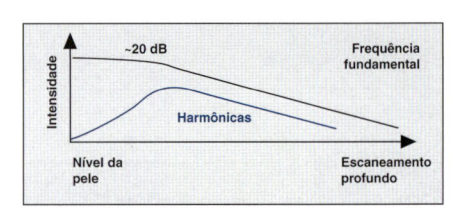

Fig. 106.1

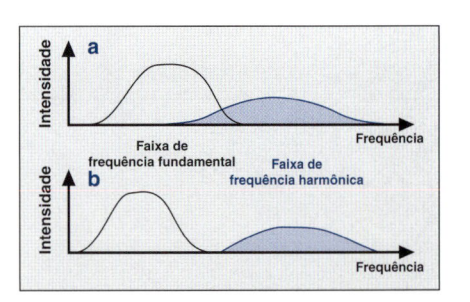

Fig. 106.2

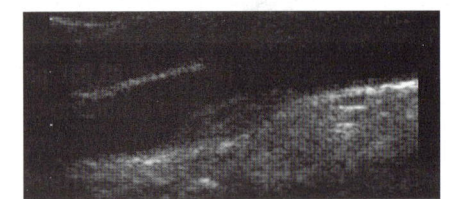

Fig. 106.4a

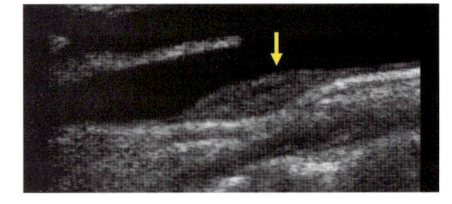

Fig. 106.4b

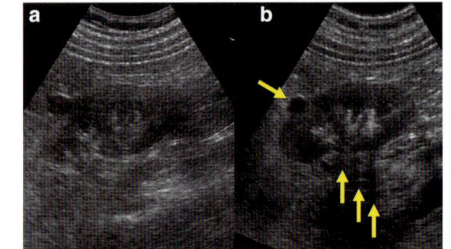

Fig. 106.3

"Power Doppler" ou modo angio (angioDoppler) ou Doppler de amplitude

Esta técnica é baseada na amplitude de energia do espectro de frequências refletido e desconsidera o ΔF. Assim, enquanto o "power Doppler" não proporciona informação a respeito do sentido ou da velocidade do fluxo, esta é uma técnica muito sensível para a imagem de fluxos lentos, lumens de pequenos vasos e perfusão parenquimal (Fig. 106.5). É menos dependente do ângulo do que o Doppler convencional, porém é menos acurada que o Doppler colorido convencional com DP na quantificação de estenoses.

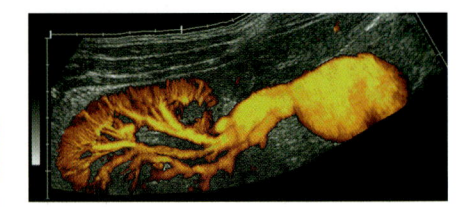

Fig. 106.5

Imagem SieScape® ou panorâmica

Novos processadores de imagem de alto desempenho tornaram possível gerar imagem de ultrassom em tempo real de até 60 cm de comprimento [1.3] varrendo com o transdutor lenta e firmemente sobre a região de interesse no corpo (Fig. 106.6). Com alguma prática, o examinador pode obter imagens panorâmicas livres de distorção mesmo em superfícies curvas da pele (Fig. 106.7). Medidas de distância em imagens SieScape® podem ser realizadas com uma acurácia de 1-3% [1.4]. A Figura 106.8 mostra uma hidrocele septada em sua dimensão maior. A SieScape® também é útil neste caso para comparar o lado afetado com o testículo direito normal.

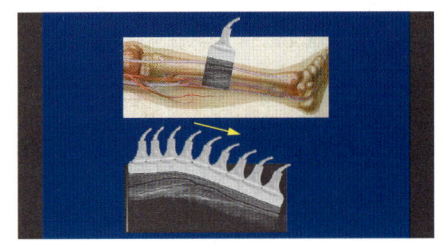

Fig. 106.6

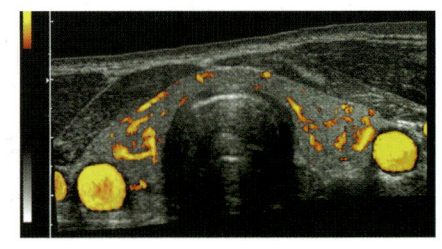

Fig. 106.7

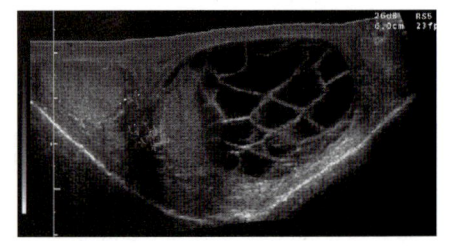

Fig. 106.8

Agentes de contraste do ultrassom

O uso de agentes de contraste para amplificação do sinal do ultrassom é fundamentado na introdução de microbolhas de aproximadamente 3-10 μm de diâmetro na corrente sanguínea. A impedância acústica das irregularidades na superfície das microbolhas amplifica enormemente a intensidade dos sinais de Doppler que retornam da corrente sanguínea (Fig. 107.1). Especialmente quando escaneando em grandes profundidades, em pacientes obesos ou quando escaneando o polígono de Willis através de um osso temporal espesso (Fig. 28.3), esta amplificação do sinal pode, frequentemente, permitir um diagnóstico, o que não seria possível em imagens sem contraste. Os melhores resultados são alcançados quando o eco amplificado é combinado com o *power Doppler* e a imagem harmônica (ver acima). Diversos agentes de contraste estão disponíveis:

O Levovist® pode sobreviver na circulação cardiopulmonar com injeção intravenosa fracionada e aumentará a intensidade do sinal do Doppler em 20-25 dB por aproximadamente 10 min. Este contraste consiste de microbolhas (*) estabilizadas com uma fina cobertura de ácido palmítico. As microbolhas têm, em média, 3 μm de diâmetro, e 95% são menores do que 10 μm. Inicialmente, elas estão contidas em micropartículas de galactose, que se dissolvem na corrente sanguínea e liberam as microesferas (Fig. 107.2). O Levovist é geralmente utilizado com um elevado índice mecânico (IM) acima de 1,0. A suspensão é agitada durante 10 s, deixada em repouso por 2 min e precisa ser utilizada dentro dos próximos 8 min.

Um outro agente, o Sonovue®, consiste de uma solução aquosa de microbolhas de hexafluorido sulfúrico estabilizado por um filme fosfolipídico [1.6] e é utilizado com valores de IM baixos (índice mecânico abaixo de 0,1). As microbolhas têm, em média, 2,5 μm de tamanho (90% < 8 μm) e possuem uma osmolalidade de 290 mosmol/kg (Fig. 107.3). A suspensão é conveniente para uso, uma vez que ela permanece estável por 6 horas. Suas propriedades de eco-destaque estão ilustradas na Figura 82.1.

Observe novamente o benefício da combinação da imagem harmônica tissular com agentes de contraste na detecção de doença hepática metastática sutil (Fig. 107.4).

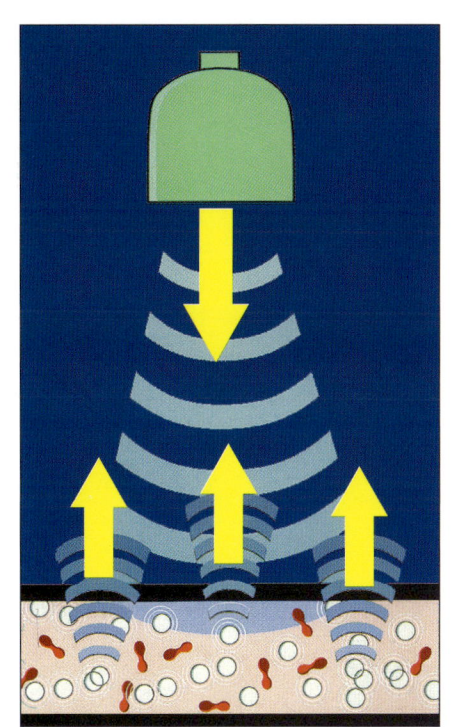

Fig. 107.1

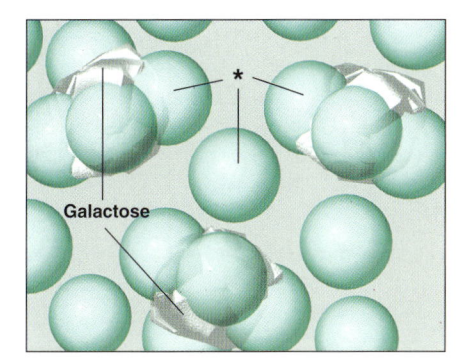

Fig. 107.2

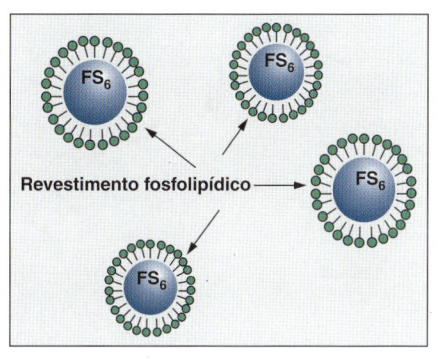

Fig. 107.3

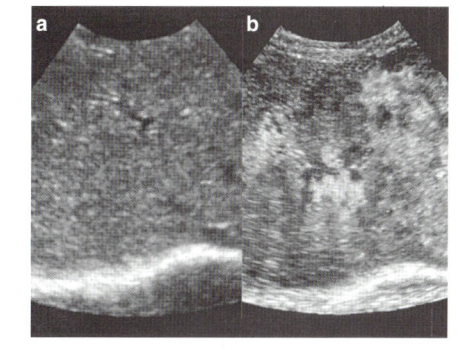

Fig. 107.4

Tecnologia Clarify® de realce vascular

Essa tecnologia baseia-se em um algoritmo que pode reduzir significativamente a falta de nitidez das imagens em modo B causada por efeitos de volume parcial e largura do feixe. Ela usa informações de fluxo derivadas do Doppler de potência (Mapeamento de amplitude por Doppler, ou Power Doppler) para realçar a resolução espacial de margens vasculares na exibição em modo B.

Essa tecnologia melhora nossa habilidade de detectar contornos de placas moles e duras nas artérias carótidas, por exemplo (Fig. 107.5b), em comparação com a exibição normal na Figura 107.5a. Em estudos da vascularidade periférica do fígado, Clarify® pode melhorar significativamente a definição luminar das veias hepáticas e dos ramos venosos da porta no parênquima hepático (Fig. 107.6).

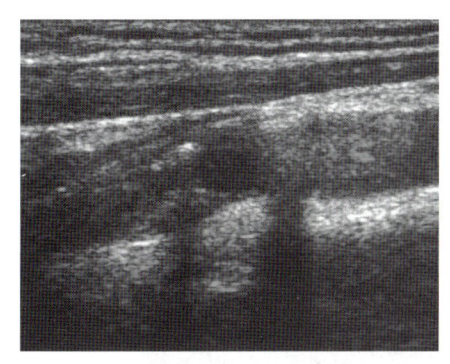

Fig. 107.5a Imagem convencional em modo B da artéria carótida.

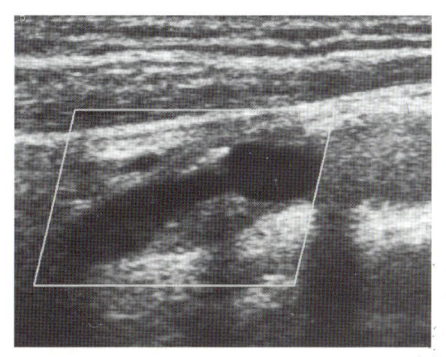

Fig. 107.5b Imagem com a tecnologia Clarify® de realce vascular.

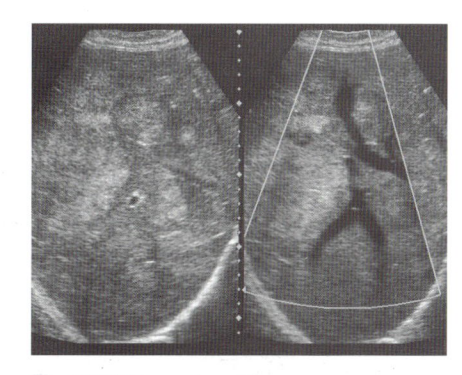

Fig. 107.6 Vasos hepáticos.

10 Inovações técnicas

Compressão de pulso

Este procedimento, derivado da tecnologia de radar, é usado primariamente para melhor visualização de estruturas profundas. Dado o potencial para danos térmicos e mecânicos, não é possível aumentar a penetração apenas aumentando a transmissão de pulso. Os pulsos transmitidos podem, porém, ser alongados, e sua frequência modulada de acordo com um certo padrão ("chirp coding", ou codificação de sinais modulados de frequência). Por isso, um único pulso transmitido contém mais energia, mantendo a mesma amplitude (Fig. 108.1a). Os ecos refletidos são, então, decodificados por um receptor desses sinais e convertidos em ecos menores com amplitude correspondentemente mais alta (Fig. 108.1b).

Isso aumenta a penetração sem a perda de detalhes que ocorre em frequências mais baixas e que resulta em resolução menos satisfatória. A **Figura 108.2c** mostra massa hipoecoica (29) atrás da tireoide (42), que teria passado despercebida sem a compressão de pulso (Fig. 108.2a).

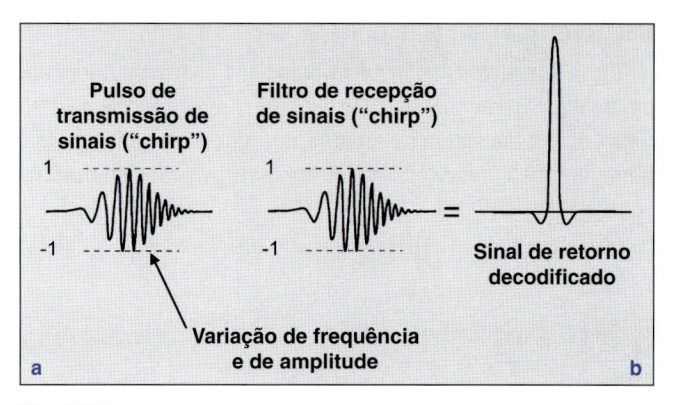

Fig. 108.1

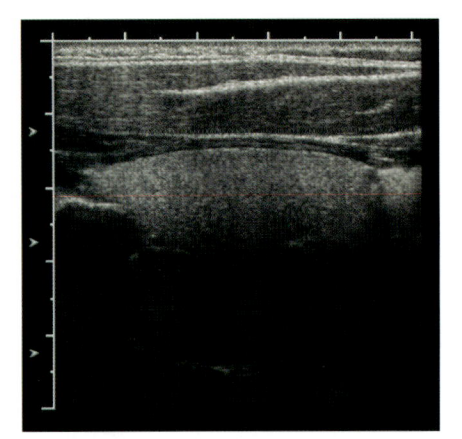

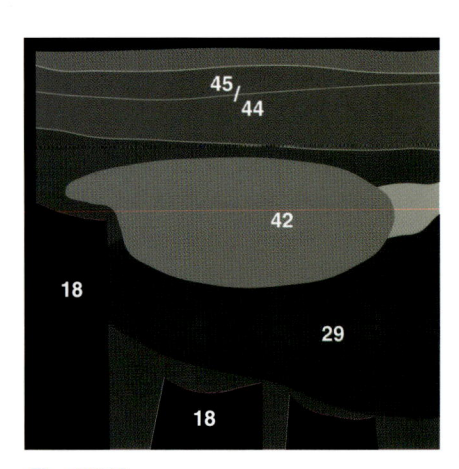

Fig. 108.2a

Fig. 108.2b

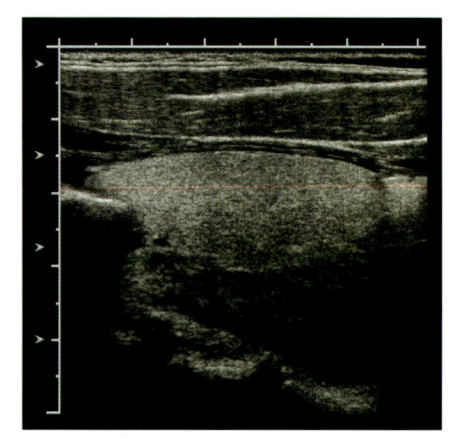

Fig. 108.2c

Aperfeiçoamento da precisão da amostragem

Com as técnicas convencionais de investigação digital por imagens, os transdutores de alta frequência recebem ecos refletidos somente 2 a 5 vezes mais rápidos que os componentes de frequência máxima do eco (grade ampla na Fig. 108.3a). Por isso, os ecos refletidos são geralmente gravados em poucos pontos, produzindo uma imagem que é mera aproximação do eco real (Fig. 108.4a). Algoritmos complexos de regressão podem ser usados para se obter uma exibição muito mais precisa do eco em termos de tempo e amplitude (grade mais estreita na Fig. 108.3b). Isso permite, por exemplo, a visualização mais nítida de um dos tendões radiais (⬆) (Fig. 108.4b).

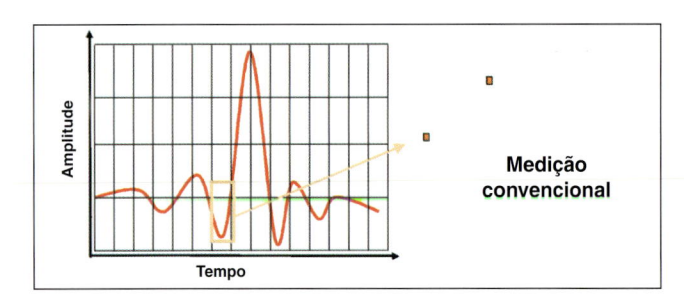

Fig. 108.3a

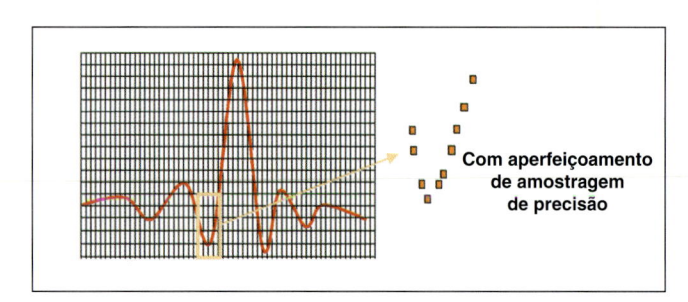

Fig. 108.3b

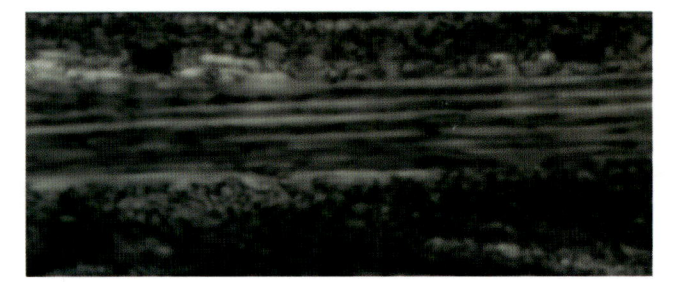

Fig. 108.4a

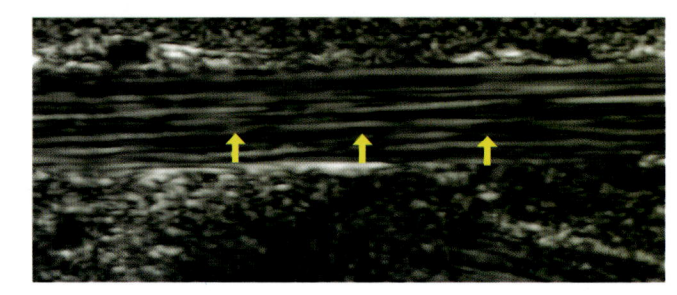

Fig. 108.4b

10 Inovações técnicas

Catéteres para diagnóstico por ultrassom

Outro dos novos desenvolvimentos são os transdutores em miniatura, hoje disponíveis em catéteres de 3 mm que podem ser girados em 160° em qualquer direção **(Fig. 109.1)**. A **Figura 109.2** mostra a comparação impressionante em tamanho entre a sonda AcuNav (= navegação precisa, Siemens) e uma sonda de ecocardiografia transesofágica (ETE), como as usadas no esôfago. A pequena expansão do catéter descartável também permite a colocação no coração através do sistema venoso.

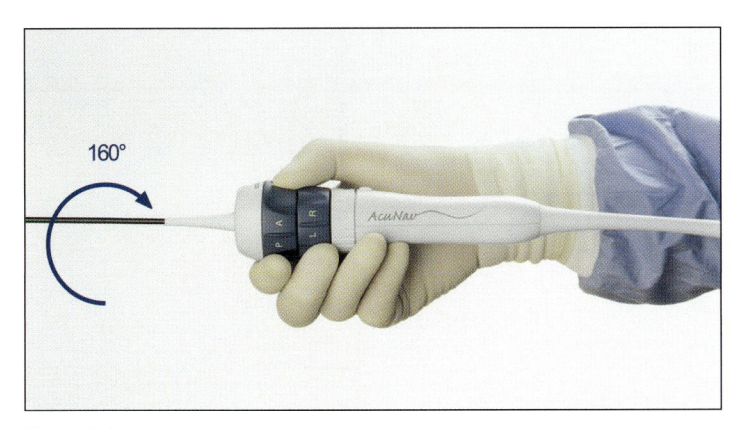

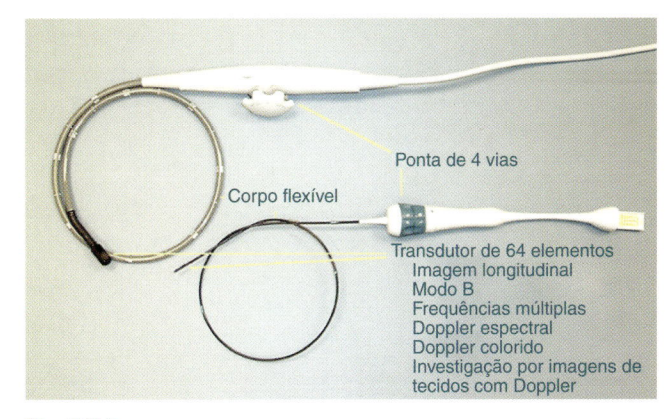

Fig. 109.1

Fig. 109.2

Um defeito septal atrial (⬇), antes difícil de ser acessado, pode agora ser demonstrado com muito mais precisão em modo B **(Fig. 109.3a)**, em frequências muito mais altas de, aproximadamente, 7,5 MHz. O influxo de desvio subsequente através do septo é também muito mais bem visualizado em uma imagem de fluxo colorido **(Fig. 109.3b)** em relação ao que era possível antigamente. O monitoramento do fechamento instrumental da ASD (⬇ na **Fig. 109.3c**) e a avaliação do sucesso do tratamento também são facilitados. Junto à qualidade superior da imagem, a principal vantagem sobre a ETE é a não necessidade de sedação ou anestesia, permitindo a cooperação do paciente durante o exame (segurar a respiração, teste de Valsalva etc.) e, no geral, facilitar o procedimento para o paciente.

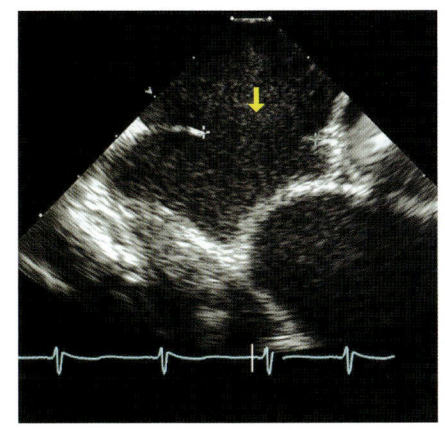

Fig. 109.3a

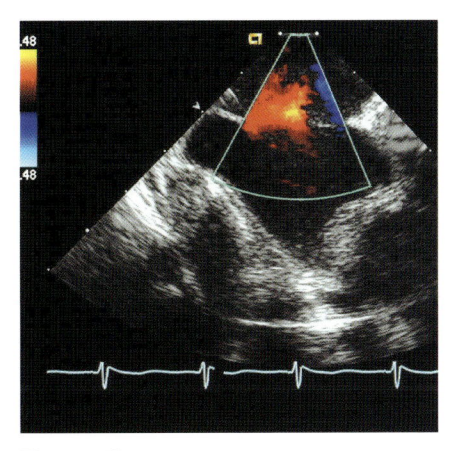

Fig. 109.3b

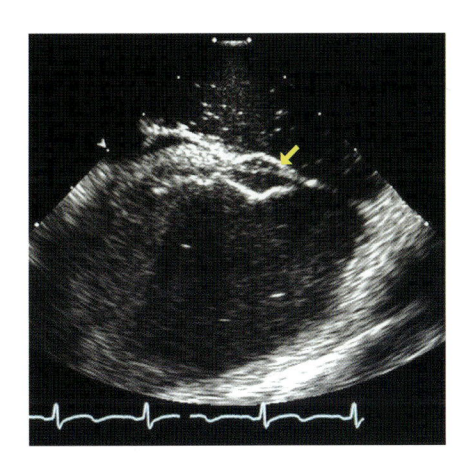

Fig. 109.3c

O catéter também pode ser avançado pelo coração direito para o interior da veia cava inferior (IVC), onde poderá ser usado para guiar o desvio direto portocaval intra-hepático (DIPS). A partir da IVC, varizes esofágicas adjacentes (⬇ na **Fig. 109.4**) e linfonodos retroperitoneais **(50)** são demonstrados com resolução local excelente (muito alta) **(Fig. 109.5)**. A imagem mostra o desenvolvimento de necrose **(109)**. Observe também a demonstração precisa das camadas da parede (➡) do duodeno vizinho **(80b)**.

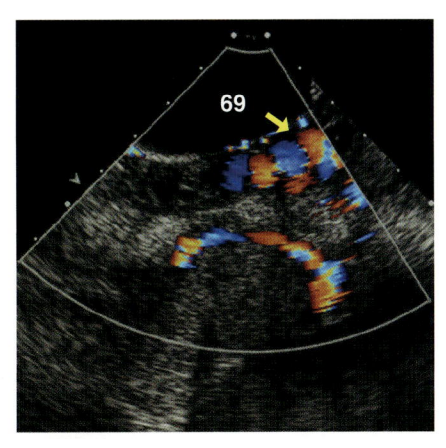

Fig. 109.4

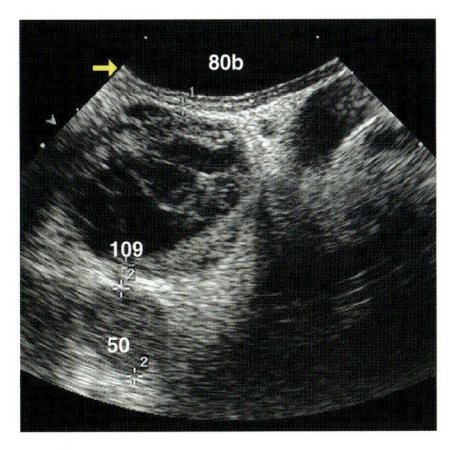

Fig. 109.5

Medições automatizadas de EIM e de rigidez da parede dos vasos

Vários estudos já demonstraram que a espessura da íntima-média (EIM, veja pp. 23, 24) está relacionada com o risco de eventos cardiovasculares (infartação do miocárdio, derrame). Como as paredes dos vasos arteriais sofrem acúmulo crescente de gordura e calcificação, elas se tornam mais rígidas em resposta às pressões flutuantes geradas pelas ondas de pulso arterial [1.8].

Quando comparamos a complacência de vasos sadios **(Fig. 110.1a)** com a dos vasos enrijecidos **(Fig. 110.1b)** descobrimos que para amplitudes iguais de ondas de pulso, os vasos mais rígidos sofrem aumento relativamente menor no diâmetro vascular durante a sístole **(Fig. 110.2)**. No exemplo mostrado na **Figura 110.1** o aumento relativo é de 8% em um vaso normal e inferior a 4% em um vaso enrijecido.

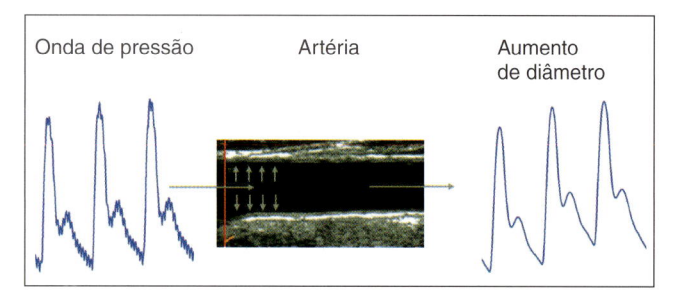

Fig. 110.1a Vaso normal.

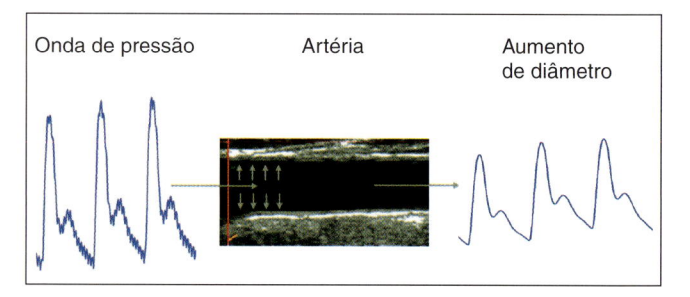

Fig. 110.1b Parede de vaso enrijecido.

Vários fabricantes oferecem programas de ultrassom automatizados que podem medir a posição das paredes dos vasos próximos e distantes com o tempo, com alta precisão para a determinação da complacência da parede do vaso e da velocidade da onda de pulso (VOP).

Os programas mais úteis são aqueles que exibem indicadores de qualidade durante a medição, permitindo que o examinador otimize a posição da sonda durante o estudo e defina um corte passando através do centro exato do lúmen do vaso **(Fig. 110.3)**.

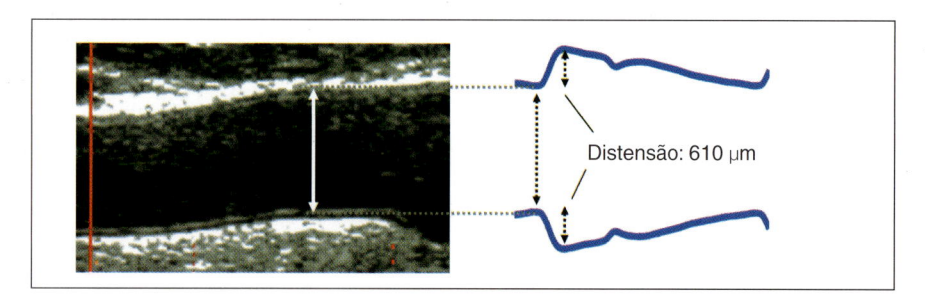

Fig. 110.2 Aumento no diâmetro de um vaso em µm durante a sístole.

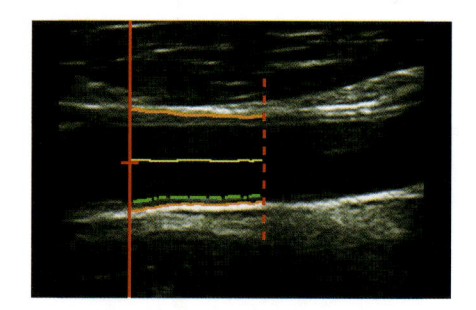

Fig. 110.3 Medição automática de complacência (rigidez).

Técnicas de Doppler colorido de alta resolução

A técnica Power Doppler (veja p. 106) foi mais aperfeiçoada ainda por vários fabricantes com o objetivo de visualizar os lumens vasculares reais com mais precisão (**Fig. 111.1**) e abranger uma área mais extensa (**Fig. 111.2**). Vários dispositivos modernos que empregam essa técnica atingem resolução espacial muito alta (< 3 mm). Vários sistemas proprietários introduzem essas técnicas sob nomes comerciais, como "eFLOW", "Dynamic Flow" e "Clarify Vascular Enhancement Technology" (ver p. 107). Elas são mais bem adequadas para visualizar a vascularização complexa de um órgão (**Fig. 111.3**). Essas técnicas são possíveis por geradores de pulso modernos (formadores de feixes) que otimizam pulsos, encurtando tempos transitórios e de decaimento. Os pulsos resultantes são extremamente curtos e permitem resolução espacial mais alta. Essa é uma grande vantagem na avaliação de estenose e de perfusão de órgãos.

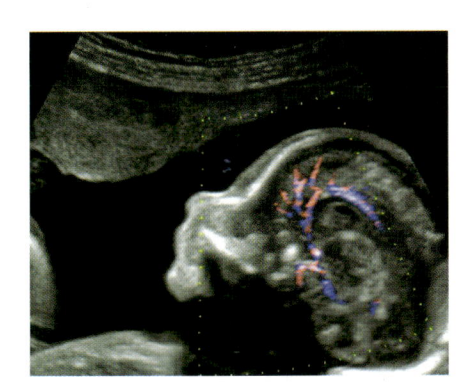

Fig. 111.1 Lumens vasculares pequenos.

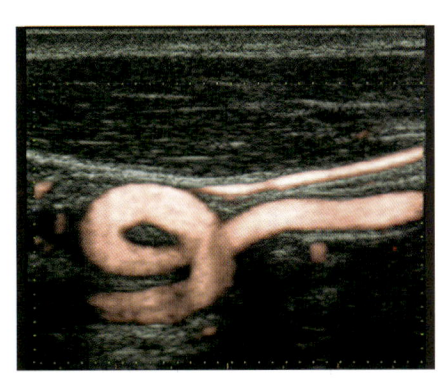

Fig. 111.2 Alça CCA em eFlow.

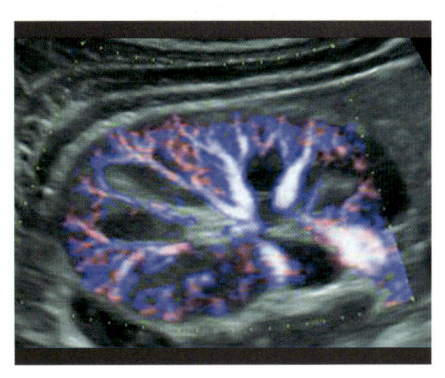

Fig. 111.3 Perfusão renal.

Análise de Distensão Vascular (Rigidez Arterial, Seguimento de Eco, eTracking)

A pesquisa sobre as causas possíveis da doença cardiovascular está cada vez mais focada na função vascular e na mecânica vascular como indicadores da progressão ou do prognóstico desses transtornos [10.1, 10.2]: As medições por ultrassom da distensão vascular podem ser usadas para calcular vários parâmetros relevantes, como a velocidade da onda de pulso (VOP), a elasticidade vascular (índice β), o índice de aumento (IA), o módulo elástico ou "de Young" (EP) e a função endotelial (DMF = dilatação mediada de fluxo; **Fig.111.4**). Um *software* especial pode capturar o movimento das estruturas do órgão acompanhando o movimento dos pontos definidos pelo usuário ao longo da linha da imagem (*eTracking*, **Fig. 111.5**). Hoje isso é possível em resolução temporal alta (1 KHz), assim como em resolução espacial alta (1/16 do λ do comprimento de onda).

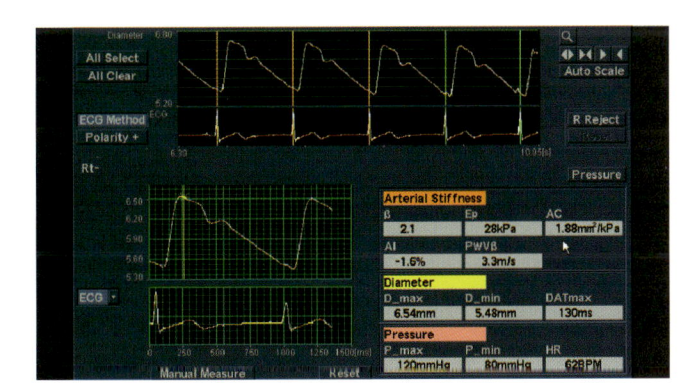

Fig. 111.4 Média dos ciclos de distensão múltipla (três neste caso) com o tempo.

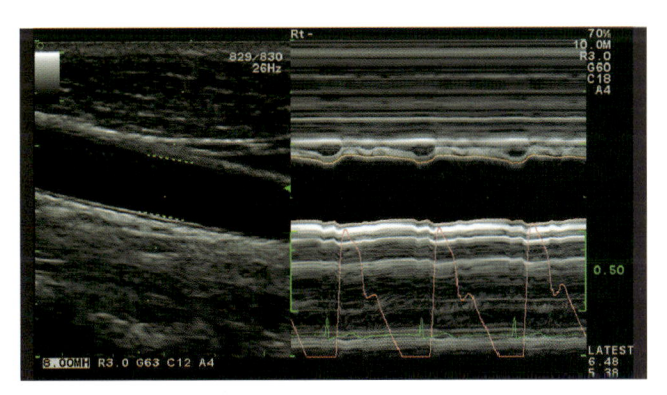

Fig. 111.5 *eTracking* da distensão de CCA no ultrassom (l) e modo M (r).

Uma extensão desse método analítico se baseia em medições Doppler simultâneas de velocidade de fluxo sanguíneo em um único sítio. Isso pode ser usado para calcular valores como propagação da onda de pulso ou intensidade de onda (dP*dU), que descrevem a ligação entre o coração e o sistema vascular descendente.

112 Inovações técnicas   10

Avaliação crítica

Já mencionamos várias armadilhas relacionadas com a dependência que o dúplex em cores tem do examinador. Resultados válidos exigem ajuste cuidadoso de todos os parâmetros do instrumento combinado com o melhor posicionamento possível do feixe do ultrassom em relação ao vaso de interesse. Essa dependência da diligência e da experiência do examinador é, provavelmente, a limitação mais grave do IDC.

Sugerimos, portanto, que o leitor revise o conteúdo deste capítulo de introdução antes de passar para o Capítulo 2 e que repita esse processo para todos os capítulos que se seguirão. As respostas às perguntas do desafio de autoavaliação podem ser encontradas nas páginas 8-18 anteriores ou nas chaves de resposta no verso do livro. Escreva suas respostas no espaço sombreado.

Desafio – Complete o jogo a seguir para testar seu conhecimento:

1. Defina os termos FRP e *aliasing*.

2. Qual é a sequência de passos recomendada para ajustar a imagem no modo B, o fluxo de cor e o espectro Doppler pulsado? Explique por que, por exemplo, você não ajustaria o FRP antes de ajustar o ângulo da caixa de cor.

3. Quais são as três causas principais de uma imagem de fluxo colorido ruim em uma artéria com fluxo normal?

4. Quais são as três causas principais de uma imagem de fluxo colorido ruim em veias com fluxo normal?

5. Como os agentes de contraste de ultrassom produzem o reforço do sinal em IDC? Qual técnica pode ser combinada com agentes de contraste para melhorar a qualidade da imagem?

Respostas do Desafio

Capítulo 1/10
Física básica e princípios técnicos/Inovações técnicas

Questão 1 (p. 112):
A frequência de repetição de pulso (FRP) é a taxa na qual os pulsos do ultrassom são emitidos a partir do transdutor por unidade de tempo. *Aliasing* é uma informação modificada do Doppler, que aparece como uma mistura de cores brilhantes na imagem de fluxo colorido ou como um corte na forma da onda espectral. Ele ocorre quando o DF excede o limite Nyquist da FRP/2 em altas velocidades. Formas para compensar o *aliasing* estão listadas na **Tabela 12.4**.

Questão 2 (p. 112):
Sequência dos passos:
Modo B
Passo 1: Angular a sonda em relação ao eixo do vaso
Passo 2: Posicionar apenas uma zona de foco no centro do lúmen do vaso
Passo 3: Definir o ganho em modo B em nível baixo

Fluxo colorido
Passo 4: Usar a orientação do feixe para melhorar o ângulo feixe-vaso (angulado para longe dos 90°, ver p. 8)
Passo 5: Ajustar a FRP à velocidade de fluxo prevalecente
Passo 6: Aumentar o ganho de cor até a ocorrência de fluorescência; baixar então o ganho até que os sinais de cores estejam confinados ao lúmen do vaso (sem pixels extravasculares de cor)

Espectro Doppler
Passo 7: Posicionar o volume de sondagem (VS) no centro do vaso e definir o tamanho de VS em 1/2 a 2/3 do diâmetro do lúmen
Passo 8: Ajustar o nível da linha de base para componentes do espectro acima e abaixo dessa linha de base para eliminar o atalho da formação de onda no topo ou embaixo
Passo 9: Ajustar a faixa de velocidade (FRP$_{DP}$). Se ainda houver distorção *(aliasing)*.
Traço Doppler muito curto => FRP$_{DP}$ ⬇ => para expansão vertical do traço
Traço Doppler muito alto FRP$_{DP}$ ⬆ => para compressão vertical do traço
Passo 10: Ajustar o ganho de DP para obter uma relação contraste-ruído satisfatória:
Tentar obter fundo escuro sem pixels de ruído, mas não definir o ganho baixo demais (para detecção automática da curva do envelope)
Passo 11: Lembre-se de inserir o ângulo de insonação!

Questão 3 (p. 112):
As causas mais comuns de uma imagem de fluxo colorido pobre nas artérias são as seguintes:
- Ajuste de ganho muito elevado para o modo B
- Insonação do vaso em um ângulo muito alto
- Ajuste muito baixo do ganho de cor

Questão 4 (p. 112):
As causas mais comuns de uma imagem de fluxo colorido pobre nas veias são as seguintes:
- Ajuste muito alto da FRP
- Ajuste muito alto do filtro de parede
- Insonação do vaso em um ângulo muito alto
- Usar o feixe direcionado! ("beam steering")

Questão 5 (p. 112):
Os agentes de contraste introduzem microbolhas na corrente sanguínea. Uma impedância elevada e imperfeita se desenvolve na superfície das microesferas, aumentando a intensidade do retorno do eco acima de 20 dB. Os agentes de contraste são mais efetivos quando combinados com Doppler de amplitude e imagem harmônica.

Capítulo 2 Imagem cerebrovascular

Questões 1 e 2 (p. 28):
Ver página 20.

Capítulo 3 Tireoide

Questão 1 (p. 34):
Ver as tabelas nas páginas 30 e 31.

Questão 2 (p. 34):
a. Bócio difusamente hipoecoico com hipervascularização difusa
b. Bócio difusamente hipoecoico com hipervascularização moderada
c. Áreas hipoecoicas irregulares com hipervascularização moderada
d. Massas nodulares de ecogenicidade variável, com ou sem um halo e geralmente mostrando vascularização periférica, ao invés de central

Questão 3 (p. 34):
Doença de Graves.

Questão 4 (p. 34):
Figura 34.3 ver Tabela 31.3
Figura 34.4 ver Tabela 31.1

Capítulo 4 Abdome

Questão 1 (p. 48 / Fig. 48.1):
1. Plano: secção transversa através do abdome superior
2. Órgãos e marcas anatômicas: aorta (**30b**), VCI (**76**), tronco celíaco (**71**), artéria hepática comum (**67a**), artéria esplênica (**71c**), fígado (**60**), corpo vertebral (**21b**)
3. Modos exibidos: fluxo colorido (à esquerda e no centro da imagem) e modo de amplitude (à direita, superior)
4. Ver a tabela abaixo
5. Fenômeno de fluxo: fluxo reverso no tronco celíaco, *aliasing*
6. Achados suspeitos: dilatação do tronco celíaco, *aliasing*
7. Diagnóstico: aneurisma do tronco celíaco devido à dilatação pós-estenótica

Sentido do fluxo	Vasos
Aproximando-se do transdutor	Aorta, tronco celíaco, AHC proximal, artéria esplênica proximal
Afastando-se do transdutor	VCI, artéria esplênica distal, AHC distal

Respostas do Desafio

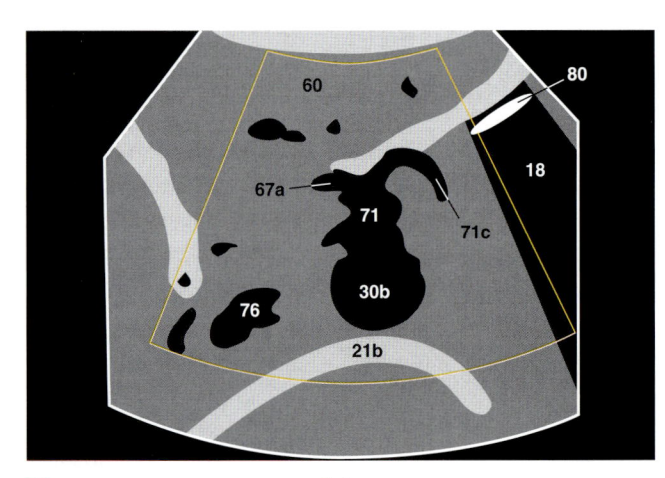

Diagrama para as respostas 1-4

Questão 2 (p. 48 / Fig. 48.2):
1. Plano: secção transversa imediatamente acima da bifurcação aórtica
2. Marca anatômica: aorta
3. Modo exibido: fluxo colorido
4. Vasos, sentido do fluxo: aorta
5. Medidas: diâmetros do lúmen total e lúmen perfundido
6. Achado suspeito: lúmen excêntrico com perfusão irregular
7. Diagnóstico: aneurisma de aorta abdominal parcialmente trombosado, com risco de ruptura

Capítulo 5 Nefrologia e urologia

Questão 1 (p. 62):
O IR nas artérias interlobares no rim pós-estenótico é > 0,05 mais baixo do que no lado oposto.

Questão 2 (p. 62):
Velocidades superiores a 200 cm/s são suspeitas de estenose da artéria renal.

Questão 3 (p. 62):
Existe um alto índice de suspeição para EAR bilateral, posto que 0,50 é bem abaixo da amplitude normal da idade; de 0,707-0,855 para um paciente de 80 anos de idade (ver Tabela 51.2b).

Questão 4 (p. 62):
A velocidade de fluxo proximal é normal (113 cm/s). O Doppler colorido mostra turbulência (seta) na porção média da artéria renal com uma velocidade de fluxo de 210 cm/s, indicando uma estenose do terço médio da artéria renal direita.

Questão 5 (p. 62):
A imagem demonstra a porção inferior do testículo (97) e a cauda do epidídimo (97a), que mostra perfusão marcadamente aumentada. O exame do lado assintomático neste paciente mostrou fluxo escasso no epidídimo. Diagnóstico: epididimite à esquerda.

Questão 6 (p. 62):
A varredura mostra um testículo de aparência normal (97) e um epidídimo não homogêneo de aparência anormal (97a) com componentes císticos (110). A perfusão escassa na imagem de fluxo colorido não sustenta o diagnóstico de um processo inflamatório agudo. O diagnóstico diferencial deve incluir inflamação crônica (específica ou não específica) e um tumor de epidídimo (raro!). O exame histológico do espécime cirúrgico revelou uma arterite granulomatosa crônica necrotizante do epidídimo (também rara!).

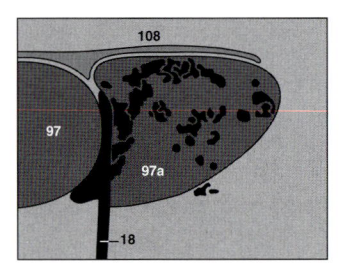

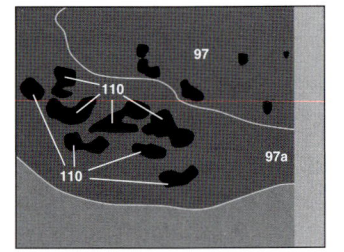

Diagrama para a resposta 5 **Diagrama para a resposta 6**

Capítulo 6 Obstetrícia e ginecologia

Questão 1 (p. 74):
Principais indicações: retardo do crescimento fetal, anomalia fetal, hipertensão induzida por gravidez, pré-eclâmpsia, diabetes melito, etc.

Questão 2 (p. 74):
A RCP descreve a relação entre os índices de resistência de artérias cerebrais médias e umbilicais (estas últimas se referem ao território placentário). Este parâmetro é muito sensível para a detecção de RCIU. O valor normal é > 1.

Questão 3 (p. 74):
A Figura 74.3 mostra uma massa sólido-cística, não homogênea (2 pontos), com uma margem interna irregular (2 pontos). A área sólida é homogênea (1 ponto). Isto proporciona um escore de 5 no ultrassom, que está na amplitude suspeitada. A varredura dúplex colorida não seria particularmente útil neste caso (leucocitose, segunda fase do ciclo menstrual). O diagnóstico diferencial deve incluir corpo lúteo, porém o diagnóstico mais provável é um abscesso tubovariano. Recomendação: terapia antibiótica, acompanhamento por uma semana.

Questão 4 (p. 74):
O oligo-hidrâmnio, o RCIU e o espectro anormal dos vasos placentários são consistentes com insuficiência placentária grave. O exame dúplex deve ser estendido para incluir a ACM, veia umbilical, ducto venoso e, possivelmente, a aorta para melhor avaliar a condição do feto. Nós também recomendaríamos uma avaliação de rastreamento detalhado para anomalias fetais (incluindo ecocardiografia fetal e o cariótipo).
O refluxo na artéria umbilical garante referência imediata para um centro perinatal. Importante: iniciar profilaxia de DSR (maturação pulmonar) imediatamente!

Respostas do Desafio

Capítulo 7 Artérias periféricas

Questão 1 (p. 82):

A varredura demonstra uma oclusão da artéria femoral superficial com fluxo residual filiforme. A "estenose" é o início de um circuito colateral. O aumento intraestenótico na VSP de > 250% (b) é típico. O espectro pós-estenótico (c) mostra fluxo diastólico anterógrado contínuo com uma pequena VSP devido à diminuição da resistência periférica distalmente a estenose. Doença em múltiplos níveis com outras estenoses proximais contribui para a diminuição na VSP pré-estenótica (a).

As escalas diferentes utilizadas para os espectros proporcionam uma pista para a solução correta.

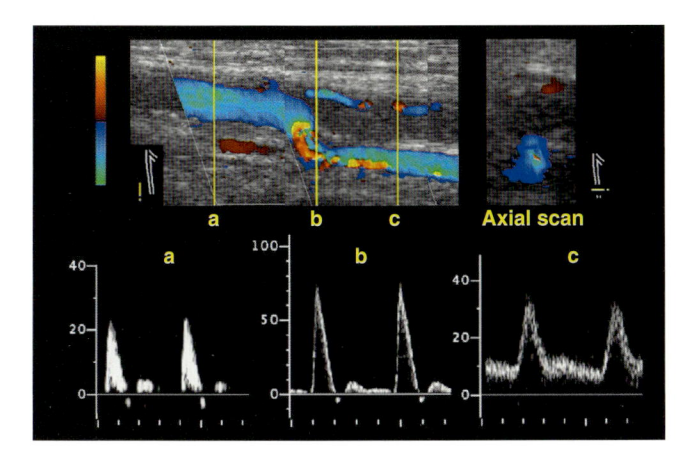

Capítulo 8 Veias periféricas

Questão 1 (p. 90):
a. Existe trombose?
b. Qual é a extensão da trombose?
c. Qual é a idade da trombose?
d. O trombo está aderente à parede do vaso?
e. A trombose tem uma causa detectável?

Questão 2 (p. 90):

Imagens de fluxo colorido transversais e longitudinais devem ser obtidas para documentar a extremidade cranial do trombo. As imagens modo B são adequadas para comparar o tamanho da veia trombosada e a artéria acompanhante na secção transversa.

Questão 3 (p. 90):

Em uma trombose recente da extremidade inferior (< 10 dias de idade), o diâmetro transverso da veia trombosada é mais de 2 vezes o diâmetro da artéria acompanhante.

Questão 4 (p. 90):
a. Existe insuficiência venosa?
b. Quais são os limites proximal e distal da insuficiência venosa?
c. Existem variantes anatômicas na junção safeno-poplítea?
d. O sistema venoso profundo está patente e competente?

Questão 5 (p. 90):

A veia subclávia.

Capítulo 9 Ecocardiografia

Questão 1 (p. 103):

A **Figura 103.2** mostra um corte apical de 4 câmaras durante a sístole (ECG: início da onda T, valvas AV fechadas). Os átrios **(33a, b)**, as valvas AV **(9b–d)** e o ventrículo direito **(33c)** parecem normais. O ventrículo esquerdo **(33e)** aparece dilatado, particularmente na sua porção apical e parede livre (setas). A imagem em movimento indicou hipocinesia. A estrutura arredondada, bem definida, homogênea, hiperecoica **(4)** no ápice do VE é um trombo que se formou devido à movimentação anormal da parede ventricular esquerda (p. ex. após infarto do miocárdio). O trombo deve ser visibilizado em múltiplos planos. Trombos grandes, ecogênicos, móveis são mais fáceis de detectar do que os trombos murais que mostram apenas ecogenicidade ligeiramente aumentada. Estes trombos são, às vezes, difíceis de distinguir de artefatos.

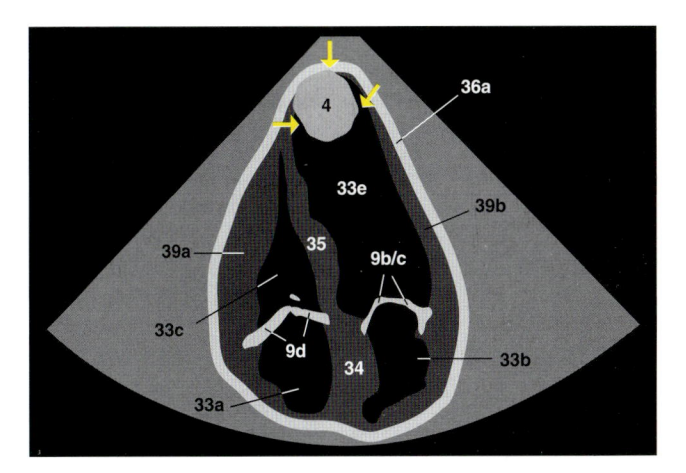

Fig. 103.2b Diagrama para a resposta 1

Questão 2 (p. 103):

A **Figura 103.3** é uma vista apical de 4 câmaras. Os átrios e ventrículos direito e esquerdo exibem características morfológicas normais. O mapeamento de fluxo colorido mostra fluxo rápido, turbulento, através da valva mitral fechada. Este fluxo é predominantemente azul e, portanto, é dirigido do ventrículo esquerdo para o átrio esquerdo. O traço sincrônico do ECG mostra que a imagem foi obtida durante a sístole (ao final da onda T), quando não deveria haver fluxo através dos folhetos fechados. Isto justifica um diagnóstico de insuficiência mitral. A etiologia do defeito valvar deve ser determinada com informações clínicas associadas ao ecocardiograma. A cor azul escura no ventrículo esquerdo próximo ao septo representa fluxo sanguíneo sistólico na VSVE voltado em direção à aorta.

Índice Remissivo

Adenoma(s) autônomo(s) 33
Adenoma(s) hepático(s) 44
Agentes de contraste, ultrassom 44-47, 107
Alça do atlas 25
Aliasing 12
Aloenxerto renal 54
   Estenose de enxerto arterial 54
   Fístula arteriovenosa 55
   Rejeição 55
   Trombose venosa 54
Amostragem de precisão 108
Anastomose de Bühler 39
Anatomia
   Abdome 36
   Artérias periféricas 76
   Glândula tireoide 32
   Linfonodos 30
   Pênis 56, 57
   Planos cardíacos 92
   Rins 50
   SNC 19, 20
   Veias periféricas 83-90
Anemia 27
Ancurismas 37
   ACM 27
   Aneurisma dissecante 37, 79
   Aneurisma falso 79
   Aneurisma verdadeiro 79
   Aorta 37
   Artéria poplítea 79
Aneurismose 79
Angiografia por RM 28
Angioplastia 80
Angioplastia transluminal percutânea (ATP) 62, 80
Anormalidades de movimento das paredes 100
Anulações de sinal 9
Aorta abdominal 36
Apendicite 47
Arritmia 53
Artéria esplênica 39
Artéria hepática comum 39
Artéria mesentérica inferior (AMI) 38
Artéria mesentérica superior (AMS) 36, 38, 47
Artéria renal 50-53
   Acessória 50
   Estenose 53
   Valores normais 51
   Visualização 50
Artéria tireóidea inferior 32
Artéria tireóidea superior 32
Artéria umbilical 65
Artéria, artérias
   Artéria hepática comum (AHC) 36
   Axilar 77
   Braquial 77
   Cremastérica 59
   Deferente 59
   Esplâncnica 38
   Femoral comum 76, 77
   Femoral superficial 76
   Ilíaca externa 76
   Mesentérica inferior (AMI) 38
   Mesentérica superior (AMS) 36, 38, 47
   Pediosa dorsal 76
   Peniana dorsal 56, 57
   Peniana profunda 56 f.
   Poplítea 76
   Profunda do fêmur 76
   Radial 77
   Subclávia 77
   Testicular 59
   Tibial anterior 76
   Tibial posterior 76
   Tireóidea inferior 32
   Tireóidea superior 32
   Ulnar 77
   Umbilical 65
   Uterina 72
Artérias carótidas 19-25
Artérias interlobares 51
Artérias periféricas 75 f.
Artérias vertebrais 25, 26
ATP 62, 80
Avaliação de fístulas de hemodiálise 81
Cabeça de Medusa 43
Carcinoma da tireoide 33
Carcinoma hepatocelular 45, 46
Cardiomiopatia 99
Cardiomiopatia dilatada 99
Cardiomiopatia obstrutiva hipertrófica 99
Cardiopatias congênitas 101
Catéter para diagnóstico por ultrassom 109
Cavernosografia 58
Chirp 108
Ciclo cardíaco 93
Cine loop 18
Círculo de Willis 19
Cisto de Baker 86
Classificação de Crawford 37
Classificação de De Bakey 37
Classificação de Stanford 37
Codificação de cores 16
Colecistite 47
Compressão de pulso 108
Corte subcostal oblíquo 40
Critérios de estenose
   Para artérias em geral 11, 78
   Para estenose aórtica 100
   Para tronco celíaco e AMS 39
Defeito septal atrial 101
Defeito septal ventricular 101
Derivação (artérias periféricas) 80
Derivação com *stent* portossistêmico intra-hepático transjugular (TIPSS) 43
Derrame pericárdico 99
Desafios 28, 48, 62, 74, 82, 90, 103, 112
Desvio esplenorrenal espontâneo 43
Dilatação mediada por fluxo (DMF) 111
Disfunção erétil 56, 58
Dissecção da parede do vaso 21
Doença valvar 100
Doença de Crohn 47
Doença de Graves 33
Doppler pulsado 9
Doppler tecidual 102
Ecocardiografia modo M 96
Ecocardiografia por Doppler 97f.
   Patologia 99 f.
   Posições do transdutor 92
Ecocardiografia transesofágica (ETE) 109
Ecos espontâneos 87
Efeito do ângulo feixe-vaso 8
Efeito piezoelétrico 8
eFlow 111
Eixo curto (coração) 94, 96
Eixo longo (coração) 93, 96
Elasticidade 111
Encurtamento fracionário 96
Endocardite 99
Enxerto Gore-Tex 81
Epididimite 60
Ereção 56
Erros de medição 8

Índice Remissivo

Escroto 59
Espectros bifásicos 10
Espectros trifásicos 11
Espessura íntima-média (EIM) 23, 24, 110
eTracking 111
Filtro da veia cava 41
Fístula arteriovenosa 55
Fístula de hemodiálise de Cimino 81
Fístulas de hemodiálise 81
Fluxo colorido 16
Fluxo de volume 81
Fontes de erro 18
Formador de feixe 111
Frequência de repetição de pulso (FRP) 9, 12, 15-17
Função endotelial (DMF) 111
Ganho 15-17
Gradiente de pressão tornozelo-braço (GPTB) 76
Gravidez ectópica 73
Hemangioma 45
Hidrocele 60, 61
Hilo 30, 31
Hiperplasia nodular focal (HNF) 44
Hipertensão porta 42
Hipertensão renovascular 53
Índice de aumento (IA) 111
Índice de pulsatilidade 12
Índice de resistência (IR) 12, 55
Índice tornozelo-braço (ITB) 76
Índice β 111
Infertilidade 73
Insuficiência cardíaca do lado direito 40
Insuficiência da valva aórtica 52
Insuficiência mitral secundária 99
Insuficiência venosa 83, 87
Insuficiência venosa crônica (IVC) 83
Investigação por imagens harmônicas 106
Investigação por imagens harmônicas teciduais 106
Investigação por imagens SieScape® 106
Investigação secundária por imagens harmônicas 106
IP 12
Isquemia intestinal não oclusiva 39
IVC 83
Limite de Nyquist 12
Malformação arteriovenosa (MAV) 79
Manobra de Valsalva 20, 61
Metástases hepáticas 46
Modo "Power Doppler" 106
Nódulo da tireoide 34
Onda A 97, 102
Onda E 97, 102
Ovários 71
Parâmetros de pulsatilidade 30
Pênis 56
Perfusão renal 52
Placenta 65-70
Plano intercostal estendido 42
Ponto de refluxo distal 87
Ponto de refluxo proximal (veias) 87
Power Doppler 106
Proporção VSP 37
Prótese vascular 39
Pseudo-oclusão (ACI) 22, 28
Quantificação de estenose 20, 78
Questões 113-115

Razão M/T 30
Realce vascular por Clarify® 107, 111
Redução de área transversal (RAT) 22
Retalho da íntima 37
Rigidez arterial 111
Segmentos hepáticos 41
Seguimento do eco 111
Separação de fluxo (ACC) 20
Sinal do telescópio 87
Síndrome de Budd-Chiari 45
Síndrome de compressão do ligamento arqueado 39
Síndrome de Leriche 35, 78
Síndrome de Paget-von-Schroetter 83, 89
Síndrome do aprisionamento poplíteo 79
Síndrome pós-trombótica 83
Síndromes de compressão arterial 79
Sistema venoso portal 41
Tempo de aceleração 53
Terminação distal anômala 87
Teste "see-saw" 84
Teste de compressão (veias) 84
Testículo 59
Tetralogia de Fallot 101
Tireoidite de de Quervain 33
Tireoidite de Hashimoto 33
Torção hidática 60
Torção testicular 59
Triângulo cervical anterior 29
Triângulo cervical lateral 29
Trígono submandibular 29
Trígono submentoniano 29
Trombo flutuante 86
Tromboflebite 83
Trombose 84
Trombose da veia muscular 86
Trombose da veia jugular 89
Trombose da veia porta 42
Trombose de seios durais 28
Trombose venosa profunda (TVP) 83
Tronco celíaco 38
Tubas uterinas 73
Tumores testiculares 61
Urologia 56 f.
Útero 72
Valva aórtica 92, 96, 100
Valva atrioventricular direita (tricúspide) 93-95
Valva atrioventricular esquerda (mitral) 93-95
Valva protética 100
Valva pulmonar 94
Valvas AV 95, 97
Variação fracional da área (VFA) 100
Varicocele 61
Veia cava inferior (VCI) 40
Veia esplênica 42
Veia porta 41
Veias periféricas 84-90
Velocidade da onda de pulso (VOP) 111
Vias colaterais (cérebro) 19, 20
Visão de 4 câmaras 95
Visão de 5 câmaras 95
Volume de amostragem 9, 10, 17
Volume de ejeção 98
Volume de fluxo dúplex 81
Zona de foco 15

Referências Bibliográficas

Capítulo 1/10 Física básica e princípios técnicos/Inovações técnicas

[1.1] **Haberkorn U, Rudat V, Leier G et al:** Der Einfluß von Bauchwandzusammensetzung und Bauchwanddicke auf das Ultraschall B-Bild. Röfo 155 (1991): 327-331

[1.2] **Schoelgens C:** Verbesserung der B-Bild-Diagnostik mit Harmonic Imaging. Ultraschall in Med 5 (1998)

[1.3] **von Behren P, Gustafson D, Haerten R et al:** Neue Entwicklungen in der Ultraschall-Bildgebung mit schneller Multimedia-Technik. Ultrasch in Med 17 (1996): 9

[1.4] **Rosenthal SJ, Lowery CM, Wetzel LH:** Klinische Ultraschallbildtechnik mit SieScape. Electromedica 65 (1997): 15-19

[1.5] **Kempf C.:** The safety of Albumin SRK in terms of virus transmission. Haemo (1997); Haemo Central Laboratory Blood Transfusion Service Swiss Red Cross April 1997

[1.6] **Schneider M, Arditi M, Barrau MB et al:** A new ultrasonographic contrast agent based on sulfur hexafluoride-filledmicrobubbles. Invest Radiol 30 (1995): 451-457

[1.7] **Elsmann BHP, Legemate DA, van der Heyden FWHM et al:** The use of Color-Duplex Scanning in the selection of patients with lower extremity arterial Disease for percutaneous transluminal angioplasty: A prospective study. Cardiovasc Intervent Radiol 19 (1996): 313-316

[1.8] **Laurent S, Cockroft J, Van Bortel L et al.** Expert consensus document on arterial stiffness: methodological issues and clinical applications. Eur Heart J (2006) 27:2588-2605

Capítulo 2 Imagem cerebrovascular

[2.1] **Hofer M:** Sonographie Grundkurs. Georg Thieme Verlag, Stuttgart, 3. Aufl. (1999): 102

[2.2] **North American Symptomatic Carotid Endarterectomy Trial (NASCEI) Steering Comittee. North American Symptomatic Carotid Surgery Trial:** Methods, patients, characteristics and progress. Stroke 22 (1991): 711-720

[2.3] **Barthels E:** Farbduplexsonographie der hirnversorgenden Gefäße. Atlas und Handbuch. Schattauer Verlag, Stuttgart, New York 194 (1999): 68

[2.4] **Widder B:** Doppler- und Duplexsonographie der hirnversorgenden Arterien. Springer-Verlag, Berlin, Heidelberg, 4. Aufl. (1995): 259-261

[2.5] **Fürst G, Saleh A, Wenserski F et al:** Reliability and validity of noninvasive imaging of internal carotid pseudo-occlusion. Stroke 30 (1999): 1444-1449

[2.6] **Sitzer M, Fürst G, Siebler M et al:** Usefulness of an intravenous contrast medium in the characterization of high-grade internal carotid stenosis with colour Doppler assisted duplex imaging. Stroke 25 (1994a): 385-389

[2.7] **Strandness DE, Eikelboom BC:** Carotid artery stenosis – where do we go from here? Eur J Ultrasound 7, Suppl 3 (1998): 17-26

[2.8] **Barthels E:** Duplexsonographie der Vertebralarterien, 1. Teil: Praktische Durchführung, Möglichkeiten und Grenzen der Methode, 2: Klinische Anwendungen. Ultraschall in Med 12 (1991): 54-69

[2.9] **Pignoli P, Tremoli E, Poli A, et al:** Intimal plus medial thickness of the arterial wall: a direct measurement with ultrasound imaging. Circulation 74 (1986): 1399-406.

[2.10] **Hodis HN, Mack WJ, LaBree L et al:** The role of carotid intima-media-thickness in predicting clinical coronary events. Ann Intern Med 128 (1998): 262-269.

[2.11] **Bots ML, Hoes AW, Koudstaal PJ et al:** Common carotid intima-media-thickness and risk of stroke and myocardial infarction. Circulation 96 (1997): 1432-1437.

[2.12] **Simon A, Gariepy J, Chironi G et al:** Intima-media thickness: a new tool for diagnosis and treatment of cardiovascular risk. J Hypertens 20 (2002): 159-169.

[2.13] **O'Leary DH, Polack JF, Kronmal RA, Manolio TA, Gregory LB, Wolfson SK:** Carotid-artery intima and media thickness as a risk factor for myocardial infarction and stroke in older adults. N Engl J Med 340 (1999): 14-22.

[2.14] **Sitzer M, Markus H, Medall M et al:** C-reactive protein and carotid intima-media-thickness in a community population. J Cardiovasc Risk 2002; 9: 97-108

[2.15] **Hua Y, Meng XF, Jia LY et al.** Color Doppler imaging evaluation of proximal vertebral artery stenosis. American Journal of Radiology 193 (2009): 1434-1438

Capítulo 3 Linfonodos cervicais e tireoide

[3.1] **Castagnone D, Rivolta R, Rescalli S et al:** Color Doppler sonography in Graves disease: Value in assessing activity of disease and predicting outcome. ARJ 166 (1996): 203-207

[3.2] **Mende U, Zierhut D, Ewerbeck V et al:** Sonographische Kriterien für Staging und Verlaufskontrolle bei malignen Lymphonmen. Radiologie 37 (1997): 19-26

[3.3] **Na DG, Lim HK, Byun HS et al:** Differential diagnosis of cervical lymphdenopathy: Usefulness of color doppler sonography. ARJ 168 (1997): 1311-1316

[3.4] **Saleh A, Santen R, Malms J et al:** B-Mode-Sonographie und moderne dopplersonographische Methoden bei Krankheiten der Schilddrüse und der Nebenschilddrüsen. Radiologe 38 (1998): 344-354

[3.5] **Steinkamp HJ, Cornehl M, Hosten N et al:** Cervical lymphadenopathy. Ratio of long-to-short-axsis diameter as a predictor of malignancy. Br J Radiol 68 (1995): 266-270

[3.6] **Steinkamp HJ, Müffelmann M, Böck JC et al:** Differential diagnosis of lymph node lesions: a semiquantitative approach with colour doppler ultrasound. Br J Radiol 71 (1998): 823-833

Capítulo 4 Abdome

[4.1] **Geelkerken RH, Lamers BHW et al:** Duodenal mea' stimulation leads to coeliac artery vasoconstriction and superior mesenteric artery vasodilatation: an intraabdominal ultrasound study. Ultrasound in Med. 24, 9 (1998): 1351-56

[4.2] **Mirko P, Palazzoni A et al:** Sonographic and doppler assessment of the inrerior mesenteric artery: normal morphologic and hemodynamic features. Abdominal Imaging 23 (1998): 364-9

[4.3] **Geelkerken RH, Delahunt TA et al:** Pitfalls in the diagnosis of origin stenosis of the coeliac and superior mesenteric arteries with transabdominal color duplex examination. Ultrasound Med Biol 22, 6 (1996): 695-700

[4.4] **Perko MJ, Just S, Schroeder TV:** Importance of diastolic velocities in the detection of celiac and mesenteric artery disease by duplex ultrasound. J Vasc Surgery 26, 2 (1997): 288-93

[4.5] **Schuler A, Dirks K et al:** Das Ligamentum arcuatum-syndrom: Farbdopplersonographische Diagnose bei unklaren abdominalbeschwerden junger Patienten. Ultraschall in Med. 19 (1998): 157-163

[4.6] **Colli A, Coccioli M et al:** Abnormalities of Doppler waveform of the hepatic veins inpatients with chronic liver disease: Correlation with histological findings. AJR 162 (1994): 833-7

[4.7] **Helmberger T, Helmberger R et al:** Vena-Cava-Filter: Indikation, Komplikationen, Klinische Wertigkeit. Radiologe 38 (1998): 614-23

[4.8] **Hanisch E, Hebgen SO et al:** Zur Segmentanatomie der Leber — Eine sonomor-phologische Sicht. Der Chirurg 70 (1990): 0169-73

[4.9] **Gallix BP, Taourel P et al:** Flow pulsatility in the portal venous system: a study of doppler sonography in healthy adults. AJR 169 (1997):141-4

[4.10] **Fürst G, Malms J et al:** Transjugular intrahepatic portosystemic shunts: Improved evaluation with echo-enhanced color doppler sonography and spectral duplex sonography. AJR 170 (1998): 1047-54

[4.11] **Shapiro RS, Stancato-Pasik A et al:** Color doppler applications in hepatic imaging. Clinical Imaging 22 (1998): 272-9

[4.12] **Hosten N, Pils R et al:** Focal liver lesions: Doppler Ultrasound. Eur. Radiol. 9 (1999): 428-35

[4.13] **Gonzales-Anon M, Cervera-Dehal J et al:** Characterization of solid liver lesions with color and pulsed doppler imaging. Abdominal Imaging 24 (1999): 137-43

[4.14] **Leen E, Anderson JR et al:** Doppler index perfusion in the detection of herpatic metastases secondary to gastric carcinoma. Am. J. Surg. 173, 2 (1997): 99-102

[4.15] **Erden A, Cumhur T et al:** Superior mesenteric artery doppler waveform changes in response to inflammation of the ileocecal region. Abdominal Imaging 22 (1997): 483-6

[4.16] **Bunk A, Stoelben E et al:** Farbdopplerchirugie in der Leberchirurgie. Ultraschall in Med. 19 (1998): 202-12

[4.17] **Kok T, Slooff MJH et al:** Routine doppler ultrasound for the detection of clinically unsuspected vascular complications in the early postoperative phase after orthotopic liver transplantation. Transpl. Int. 11 (1998): 272-6

[4.18] **Leen E:** The role of contrast-enhanced ultrasound in the characterization of focal liver lesions. Eur Radiol. 2001;11 Suppl 3: E27-34

[4.19] **Strobel D, Krodel U, Martus P et al.:** Clinical Evaluation of Contrast-Enhanced Color Doppler Sonography in the Differential Diagnosis of Liver Tumors. J Clin Ultrasound. 2000 Jan; 28 (1): 1-13

[4.20] **Von Herbay A, Vogt C, Häussinger D:** Late-Phase Pulse-Inversion Sonography using the Contrast Agent Levovist: Differentiation beween benign and malignant focal lesions of the liver. MR Am J Roentgenol. 2002 Nov; 179 (5): 1273-9

[4.21] **Albrecht T, Blomley MJK, Burns PN et al.:** Improved Detection of Hepatic Metastases with Pulse-Inversion US during the Liver-Specific Phase of SHU 508A: A Multicenter Study. Radiology. 2003 May; 227 (2): 361-70. Epub 2003 Mar 20

[4.22] **Hosten N, Puls R, Bechstein WO et al.:** Focal liver lesions: Doppler Ultrasound. Eur Radiol. 1999; 9 (3): 428-35

[4.23] **Quaia E, Bertolotto M, Calderan L et al.** (2003): US characterization of focal hepatic lesions with intermittent high-acoustic-power Mode and Contrast Material. Acad Radiol 2003 Jul; 10 (7): 739-50

[4.24] **Krix M, Kiessling F, Hof H, Essig M** (2003): Liver Metastases show an homogenous arterial enhancement in intermittent low MI sonography using SonoVue. Abstract

Capítulo 5 Nefrologia e urologia

[5.1] **Krumme B, Kirschner T, Gondolf et al:** Altersabhänigkeit des intrarentalen Resistance Index (RI) bei essentiellen Hypertonikern. Bildgebung/Imaging (1994) Suppl. 2: 55

[5.2] **Krumme B, Blum U, Schwertfeger E et al:** Diagnosis of renovascular disease by intra- and extrarental Doppler scanning. Kidney int. 1996; 50: 1288-1292

[5.3] **Hollenbeck M, Kutkuhn B, Grabensee B:** Colour Dopler ultrasound in the diagnosis of transplant renal artery stenosis. Bildgebung/Imaging (1994) 61: 248-254

[5.4] **Rademacher J and Brunkhorst R:** Diagnosis and treatment of renovascular stenosis — a cost-benefit analysis. Nephrol DialTransplant 1998 13: 2761-2767

[5.5] **Pickard RS, Dates CP, Sethia K et al:** The Role Colour Duplex Ultrasonography in the Diagnosis of Vasculogenic Impotence. Br J Urol 68 (1991): 537-540

[5.6] **Chiou RK, Pomeroy BD, Chen WS et al:** Hermodynamic patterns of pharmacologically induced erection: Evaluation by color doppler sonography. J Urol 159 (1998): 109-112

[5.7] **Meulemann EJH, Bemelmans BLH, van Asten WN et al:** Assement of penile blood flow by duplex ultrasonography in 44 men with normal erectile potency in different phases of erection. J Urol 147 (1992): 51-55

[5.8] **Kadioglu A, Erdogru T, Karsidag K et al:** Evaluation of Penile Arterial System with Color Doppler Ultrasonography in Nondiabetic and Diabetic Males. Euro Urol 27 (1995): 311-314

[5.9] **Schwartz AN, Wang KY, Mach LA et al:** Evaluation of normal erectiel function with color flow doppler sonography. ARJ 153 (1989): 1155-1160

[5.10] **Porst H:** Die Duplexsonographie des Penis. Urologie [A] 32 (1993): 242-249

[5.11] **Fürst G, Müller-Mattheis V, Cohnen M et al:** Venous incompetence in erectile dysfunction: Evaluation with color-coded duplex sonography and cavernosometry/-graphy. Eur. Radiology 9 (1999): 35-41

[5.12] **Chiou RK, Anderson JC, Chen WS et al:** Hemodynamic evaluation of erectile dysfunction and Peyronie's Diseases using color doppler ultrasound. J.US Med. 16 (1997): 20-24

[5.13] **Sanders LM, Haber S, Dembner A et al:** Significance of reversal of diastolic flow in the acute scrotum. J.US Med. 16 (1997): 20-24

[5.14] **Luker GD, Siegel MJ:** Color Doppler Sonography of the Scrotum in Children. AJR 163 (1994): 649-655

[5.15] **Berman JM, Beidle TR, Kunberger LE et al:** Sonographic Evaluation of Acute Intrascrotal Pathology. AJA. 166 (1996): 857-861

[5.16] **Herbener TE:** Ultrasound in the Assessment of the Acute Scrotum. J. Clin Ultrasound 24 (1996): 405-421

[5.17] **Becker D, Bürst M, Wehler M et al:** Differnetialdiagnose des Hodenschmerzes mit der farbkodierten Duplexsonographie. Dtsch. Med Wschr. 122 (1997): 1405-1409

[5.18] **Özcan H, Aytac S, Yagi C et al:** Color Doppler Ultrasonographic Findings in Intratesticular Varicocele. Clin Ultrasound 25 (1997): 325-329

[5.19] **Lehmann K, Kacl G, Hagspiel K et al:** Die Wertigkeit der farbkodierten Duplexsonographie als Standardabklärung bei erektiler Dysfunktion. Urologe [A] 35 (1996): 456-462

[5.20] **Radermacher J, Chavan A, Bleck J, et al.:** Use of Doppler ultrasonography to predict the outcome of therapy for renal-artery stenosis. N Engl J Med. 2001; 344: 410-417

[5.21] **Sands J, Miranda C:** Prolongation of hemodialysis access survival with elective revision. Clin-Nephrol. 44 (1995): 329-333

[5.22] **Stavros AT, Parker SH, Yakes WF et al:** Segmental stenosis of the renal artery: pattern recognition of tardus and parvus abnormalities with duplex sonography. Radiology 184 (1992): 487-492

Capítulo 6 Obstetrícia e ginecologia

[6.1] **AIUM Bioeffects commitee:** Bioeffects considerations for safety in ultrasound. J. Ultrasound Med. Suppl. 7 (1988): 1-38

[6.2] **Maulik D:** Doppler Ultrasound in Obstetrics & Gynacology. Springer Verlag New York, Berlin, Heidelberg. (1977)

[6.3] **Sohn C, Holzgreve W:** Ultraschall in Gynäkologie und Geburtshilfe.Georg Thieme Verlag Stuttgart, London. (1995): 501-540

[6.5] **Carter J, Perrone T, Carson LF et al:** Uterine malignancy predictid by transvaginal sonography and color flow doppler ultrasonography. J Clin Ultrasound 21 (1993): 405-408

[6.6] **Steer CV, Millis CL, Campbell S:** Vaginal color doppler assement on the day of embryo transfer (ET) accuratly predicts patients in an in-vitro fertilisation programme with suboptimal uterine perfusion who fail to become pregnant. Ultrasound Obstet Gynecol 1 (1991): 79

[6.7] **Vetter K:** Dopplersonographie in der Schwangerschaft. VHC, Weinheim (1991)

[6.8] **Kurjak A, Zalud I, Alfirevic Z:** Evaluation of adnexal masses with transvaginal color ultrasound. J Ultrasound Med 10 (1991): 295-299.

[6.9] **Laurin J, Marschal K, Persson PH et al:** Ultrasound measurement of the fetal blood flow in predicting fetal outcome. Br J Obstet Gynecol 94 (1987): 940-948

[6.10] **Indik JH, Chen V, Reed KL:** Assosiation of umbilical veneras with inferior vena cava blood Flow velocities. Obstet Gynecol 77 (1991): 551-557

[6.11] **Hucke J:** Extrauteringravidität klinisches Bild, Diagnostik, Therapie und spätere Fertilität. Wiss. Verl.-Ges., Stuttgart (1997)

[6.12] **Taylor KJW, Ramos IM, Feyock A et al:** Ectopic Pregnancy: duplex Doppler evaluation. Radiology 173 (1998): 93-96

[6.13] **Lindner C, Hünecke B, Schlotfeld T et al:** Vaginale Kontrastmittelsonographie zur Prüfung der Tubendurchgängigkeh. Fertilität 5 (1989): 173-178

[6.14] Alle Normkurven aus PIA-Fetal Database (1998)

Capítulo 7 Artérias periféricas

[7.1] **Wolf KJ, Fobbe F:** Farbkodierte Duplexsonographie. Grundlagen und klinische Anwendung. Georg Thieme Verlag, Stuttgart, New York (1993): 125

[7.2] **Reimer P, Landwehr P:** Non-invasive vascular imaging of peripheral vessels, Eur. Radiology 8; 6 (1998): 858-872

[7.3] **Heintzen HP, Strauer BE:** Periphere arterielle Komplikationen nach Herzkatheteruntersuchungen. Herz 23 (1998): 4-20

[7.4] **Ugurluoglu A, Katzenschlager R et al:** Ultrasound guided compression therapy in 134 patients with iatrogenic pseudo-aneurysms: advantage of routine duplex ultrasound control of the punkture site following transfemoral catheterization. VASA 26 (1997): 110-116

[7.5] **Beissert M, Jenett M, Keliner M et al:** Panoramabildverfahren SieScape in der radiologischen Diagnostik. Radiologe 38 (1998): 410-416

[7.6] **Sacks D, Robinson ML, Marinelli DL et al:** Peripheral arterial Doppler ultrasonography: diagnostic criteria. J.US. Med 11; 3 (1992): 95-103

[7.7] **Treiman GS, Lawrence PF, Galt SW et al:** Revision of revesed infrainguinal bypass grafts without preoperativ arteriography. J.Vasc.Surg 26; 6 (1997): 1020-8

[7.8] **Chatterjee T, Do DD, Mahler F et al:** Pseudoaneurysm of femoral artery after catheterisation: treatment by a mechanical compression device guided by colour Doppler ultrasound. Heart 79; 5 (1998): 502-4

[7.9] **Sands J, Miranda C:** Prolongation of hemodialysis acces survival with elective revision. Clin-Nephrol. 44 (1995): 329-33

[7.10] **Sands JJ, Kapsick B, Brinckman M:** Assessment of hemodialysis access performance by color-flow Doppler ultrasound. J Biometer Appl 13 (1999): 224-237

Capítulo 8 Veias periféricas

[8.1] **Bernardi E, Camporese G, Büller HR et al.** Serial 2-Point Ultrasonography plus D-Dimer vs. whleleg Color-Coced Doppler Ultrasonography for diagnosing suspected symptomatic deep vein thrombosis. JAMA 2008; 300 (14): 1653-1659

[8.2] **Dauzat M, Laroche JP, Deklunder G et al:** Diagnosis of acute limb deep venous thrombosis with ultrasound: trends and controversies. J.Clin. Ultrasound 25 (1997): 343-358

[8.3] **Fraser JD, Anderson DR:** Deep venous thrombosis: recent advances and optimal investigation with US. Radiology 211 (1999): 9-24

Capítulo 9 Ecocardiografia

[9.1] **Feigenbaum, Harvey:** Echocardiography, 5th ed., Lea & Febiger, Philadelphia (1994)

[9.2] **Köhler, Eckehard:** Klinische Echokardiographie, Enke, Stuttgart, (1996)

[9.3] **Hatle, Liv:** Doppler ultrasound in cardiology, 2nd ed., Lea & Febiger, Philadelphia (1985)

[9.4] **Kruck I, Biamino G:** Quantitative Methoden der M-Mode-, 2D- und Doppler-Echokardiographie, Böhringer, Mannheim (1988)

[9.5] **Moltzahn S, Zeydabadinejad M:** Doppler-Echokardiographie Thieme, Stuttgard (1995)

[9.6] **Moltzahn S:** Fin- und Zweidimensionale Echokardiographie, Thieme, Stuttgart (1992)

Capítulo 10 / Inovações Técnicas

[10.1] **Baulmann J, Nürnberger J, Slany J et al.** Arterial stiffness and pulse wave analysis: consensus paper on basics, methods and clinical applications. Dtsch Med Wochenschr 2010; 135: 4-14

[10.2] **Laurent S, Cockroft J, Van Bortel L et al.** Expert consensus document on arterial stiffness: methodological issues and clinical applications. European Heart Journal 2006; 27: 2588-2605

Notas